"十三五"卫生高等职业教育校院合作"双元"规划教材

供临床医学类及相关专业用

全科医学导论

第 2 版

主　　编　林斌松　代爱英

副 主 编　乌建平　郑代坤　李　斐　刘明哲

编　　委　（按姓名汉语拼音排序）

崔琳林（菏泽医学专科学校）　　　　　　刘明哲（菏泽医学专科学校）
代爱英（菏泽医学专科学校）　　　　　　孟　松（漯河医学高等专科学校）
付桂华（哈尔滨医科大学附属第五医院）　乌建平（江西医学高等专科学校）
李　斐（南阳医学高等专科学校）　　　　杨信莲（遵义医药高等专科学校）
李佳蔓（重庆三峡医药高等专科学校）　　张　岳（南阳医学高等专科学校）
林斌松（漳州卫生职业学院）　　　　　　郑代坤（重庆三峡医药高等专科学校）

北京大学医学出版社

QUANKE YIXUE DAOLUN

图书在版编目（CIP）数据

全科医学导论 / 林斌松，代爱英主编. —2版. —北京：北京大学医学出版社，2020.7（2022.7重印）
ISBN 978-7-5659-2113-1

Ⅰ. ①全… Ⅱ. ①林… ②代… Ⅲ. ①家庭医学-高等职业教育-教材 Ⅳ. ①R499

中国版本图书馆CIP数据核字（2019）第253303号

全科医学导论（第2版）

主　　编： 林斌松　代爱英
出版发行： 北京大学医学出版社
地　　址： （100191）北京市海淀区学院路38号　北京大学医学部院内
电　　话： 发行部 010-82802230；图书邮购 010-82802495
网　　址： http://www.pumpress.com.cn
E-mail： booksale@bjmu.edu.cn
印　　刷： 中煤（北京）印务有限公司
经　　销： 新华书店
责任编辑： 王孟通　　**责任校对：** 靳新强　　**责任印制：** 李　啸
开　　本： 850 mm×1168 mm　1/16　印张：16.75　字数：480千字
版　　次： 2020年7月第2版　2022年7月第4次印刷
书　　号： ISBN 978-7-5659-2113-1
定　　价： 39.00元

版权所有，违者必究

（凡属质量问题请与本社发行部联系退换）

修订说明

《国务院办公厅关于深化医教协同进一步推进医学教育改革与发展的意见》要求加快构建标准化、规范化医学人才培养体系，全面提升人才培养质量。《国家职业教育改革实施方案》指出要促进产教融合育人，建设一大批校企"双元"合作开发的国家规划教材。新时期的卫生职业教育面临前所未有的发展机遇和挑战。

本套教材历经4轮建设，不断更新完善、与时俱进，为全国高职临床医学类人才培养做出了贡献。第3轮教材入选教育部普通高等教育"十一五"国家级规划教材15种，第4轮教材入选"十二五"职业教育国家规划教材29种。

高质量的教材是实施教育改革、提升人才培养质量的重要支撑。为深入贯彻《国家职业教育改革实施方案》，服务于新时期高职临床医学类人才培养改革发展需求，北京大学医学出版社经过前期广泛调研、系统规划，启动了第5轮"双元"数字融合高职临床医学教材建设。指导思想是：坚持"三基、五性"，符合最新的国家高职临床医学类专业教学标准，结合高职教学诊改和专业评估精神，突出职业教育特色和专业特色，重视人文关怀，与执业助理医师资格考试大纲要求、岗位需求对接。强化技能训练，既满足多数院校教学实际，又适度引领教学。实践产教融合、校院合作，打造深度数字融合的精品教材。

教材的主要特点如下：

1. 全国专家荟萃

遴选各地高职院校具有丰富教学经验的骨干教师参与建设，力求使教材的内容和深浅度具有全国普适性。

2. 产教融合共建

吸纳附属医院或教学医院的临床双师型教师参与教材编写、审稿，学校教师与行业专家"双元"共建，使教材内容符合行业发展、符合多数医院实际和人才培养需求。

3. 知名专家审定

聘请知名临床专家审定教材内容，保证教材的科学性、先进性。

4. 教材体系优化

针对各地院校课程设置的差异，部分教材实行"双轨制"。如既有《人体解剖学与组织胚胎学》，又有《人体解剖学》《组织学与胚胎学》，便于各地院校灵活选用。按照专业教学标准调整规范教材名称，如《医护心理学》更名为《医学心理学》，《诊断学基础》更名为《诊断学》。

5. 职教特色鲜明

结合最新的执业助理医师资格考试大纲，教材内容体现"必需、够用、针对性、适用性"。以职业技能和岗位胜任力培养为根本，以学生为中心，贴近高职学生认知，夯实基础知识，培养实践技能。

6. 纸质数字融合

利用信息技术、网络技术和平台技术支撑融合教材立体化建设。利用二维码技术打造融媒体教材，提供拓展阅读资料、音视频学习资料等，给予学生自主学习和探索的空间及资源。

本套教材的组织、编写得到了多方面大力支持。很多院校教学管理部门提出了很好的建议，职教专家对编写过程精心指导、把关，行业医院的临床专家热心审稿，为锤炼精品教材、服务教学改革、提高人才培养质量而无私奉献。在此一并致以衷心的感谢！

希望广大师生多提宝贵意见，反馈使用信息，以臻完善教材内容，为新时期我国高职临床医学教育发展和人才培养做出贡献！

"十三五"卫生高等职业教育
校院合作"双元"规划教材审定委员会

顾　　问　　王德炳（北京大学医学部）

　　　　　　文历阳（卫生职业教育教学指导委员会）

主任委员　　刘玉村（北京大学医学部）

副主任委员　（按姓名汉语拼音排序）

　　　　　　陈地龙（重庆三峡医药高等专科学校）　　潘岳生（岳阳职业技术学院）

　　　　　　范　真（南阳医学高等专科学校）　　　　沈国星（漳州卫生职业学院）

　　　　　　蒋继国（菏泽医学专科学校）　　　　　　周争道（江西医学高等专科学校）

秘 书 长　　王凤廷（北京大学医学出版社）

委　　员　　（按姓名汉语拼音排序）

　　　　　　陈袅袅（贵阳护理职业学院）　　　　　　邱志军（岳阳职业技术学院）

　　　　　　郭家林（遵义医药高等专科学校）　　　　宋印利（哈尔滨医科大学大庆校区）

　　　　　　黎　梅（毕节医学高等专科学校）　　　　孙建勋（洛阳职业技术学院）

　　　　　　李金成（邵阳学院）　　　　　　　　　　孙　萍（重庆三峡医药高等专科学校）

　　　　　　李　玲（南阳医学高等专科学校）　　　　吴　勇（黔东南民族职业技术学院）

　　　　　　林建兴（漳州卫生职业学院）　　　　　　闫　宫（乌兰察布医学高等专科学校）

　　　　　　刘　军（宜春职业技术学院）　　　　　　杨　翀（广州卫生职业技术学院）

　　　　　　刘其礼（肇庆医学高等专科学校）　　　　赵其辉（湖南环境生物职业技术学院）

　　　　　　宁国强（江西医学高等专科学校）　　　　周恒忠（淄博职业学院）

前　言

全科医学理念和全科医生制度自20世纪80年代末引入我国后发展迅速，尤其是在1997年《中共中央、国务院关于卫生改革与发展的决定》中明确提出要"加快发展全科医学，培养全科医师"，更加推进了我国全科医学事业的快速发展。之后，卫生部组织专家编写了《全科医生岗位培训大纲》，并在全国范围内对基层医生开展了全科医生岗位培训工作。2006年，《国务院关于发展城市社区卫生服务的指导意见》及9个配套文件中对主管部门和医学院校再次提出了加强全科医学教育和学科建设的要求。2009年，我国医药卫生体制改革全面推进后，我国全科医生队伍建设又被推向了新的高度，国家出台了《以全科医生为重点的基层医疗卫生队伍建设规划》，把全科医生队伍发展作为基层医疗卫生队伍建设的重中之重进行规划，从为城市社区培养全科医生延伸到为农村基层培养全科医生，强调了全科医学的学科建设，对医学院校全科医学教育提出了更高要求，启动了面向农村定向免费培养医学生项目。

当前，我国已经形成了由医学院校全科医学知识教育、毕业后培训（全科医师规范化培训、全科医学住院医师规范化培训）、全科医学继续教育三部分组成的全科医学教育培训体系。全国大多数医学院校普遍都开设了全科医学概论等相关课程，一些高等医学院校在社区卫生服务机构建立了医学生见习和实习基地。

以全科医学学科为基础的全科医疗已成为世界各国提供基本卫生保健服务的最佳服务模式。加强全科医生队伍建设已成为我国深化医药卫生体制改革的关键环节。为适应当前改革新形势的需要，针对高职层次临床医学专业学生的全科医学教育，我们在2016年2月编写出版发行了第1版《全科医学导论》教材，至今已经使用了4年。在这4年中，我国的社区卫生服务和全科医学事业又深化了，改革有了进一步发展。为建立乡村全科执业助理医师制度，做好乡村医生队伍建设和全科医生队伍建设的衔接，从2016年起，在国家执业助理医师资格考试中增设乡村全科执业助理医师资格考试。在部分省份进行考试试点后，2018年全国全面开展乡村全科执业助理医师资格考试。2017年3月，为进一步规范国家基本公共卫生服务项目管理，国家卫生计生委在《国家基本公共卫生服务规范（2011年版）》基础上，组织专家对规范内容进行了修订和完善，颁布实施《国家基本公共卫生服务规范（第三版）》（以下简称《规范》）。这些都对全科医学教育和全科医生在承担国家基本公共卫生服务规范方面的使命任务提出了更高的要求。因此，有必要对第1版《全科医学导论》教材进行修订。

考虑到全科医生是承担社区基本公共卫生服务的主力军，因此，本次教材的修订更加紧扣《规范》的具体要求，将第1版教材中的第七章生命周期保健调整为社区重点人群保健，第八章社区慢性病管理的具体编写内容更加紧扣《规范》的要求，重点编写了社区原发性高血压、2型糖尿病、严重精神障碍患者的健康管理。考虑到第1版教材第一章绪论过于庞杂，这次修订将其拆分为绪论、全科医疗与全科医生这两章。同时，结合2020年突然暴发的新型冠状病毒肺炎疫情的全球大流行引起的全球对突发公共卫生事件和传染病防治的关注和应对，增加了第九章突发公共卫生事件和传染病的报告与处置。同时，对全书各个章节的编写内容都有所吐故纳新，进一步修订完善。总体上使修订后的教材更好地满足临床医学专业学生对全科医学基础理论和全科医疗工作实践的学习需要。

本次修订的最大亮点就是加强建设书网融合教材，学生可以通过扫描二维码，获得每个章节的课件、案例解析、复习题的参考答案和解析，以及各章节的自测题，以供学生学完后进行自我检测。通过利用这些融合教材资源，可以帮助老师提高教学效果，帮助学生更好地自学、理解掌握知识、自我检测知识掌握情况。

本次修订对原有教材内容做了较大的改动。第1版教材部分编委因个人工作繁忙等原因，退出了本次的修订编写。本次编写补充了部分新的优秀教师参与，各章节的编写任务安排重新进行调整。本教材由林斌松编写第一章、第二章前三节及课后部分复习题、自测题，并负责全书统稿；杨信莲编写第二章后三节；李斐编写第三章；张岳编写第四章；孟松编写第五章；代爱英编写第六章；郑代坤编写第七章；付桂华编写第八章；乌建平编写第九章；刘明哲编写第十章；李佳蔓编写第十一章；崔琳林编写第十二章。各章节的网上融合数字资源和课件，均由本章节的编者负责制作。

本次教材的修订编写过程中，我们借鉴并吸收了国内外有关教材和文献，在此谨向有关作者表示敬意和衷心的谢意。对于所有编者的辛苦付出以及其他主编、副主编的帮忙审阅，我在此也一并致谢。

限于编写人员的水平和经验，本教材中难免有疏漏与不足之处，恳请读者不吝指正，提出宝贵意见，以便今后修订完善。

林斌松

目 录

第一章 绪论 1

第一节 全科医学的基本概念 2
第二节 全科医学发展简史 5
第三节 全科医学的方法论和学习意义 12

第二章 全科医疗与全科医生 18

第一节 全科医疗 18
第二节 全科医疗服务的基本特征 20
第三节 全科医疗与专科医疗的区别与联系 24
第四节 全科医生的定义、角色和任务 26
第五节 全科医生的综合素质要求及与其他专科医生的关系 31
第六节 全科医生的教育培训 34

第三章 以人为中心的健康照顾 40

第一节 两种不同的照顾模式 40
第二节 全人照顾模式 44
第三节 以患者为中心的应诊任务 47
第四节 全科医生的临床思维 55

第四章 以家庭为单位的健康照顾 65

第一节 家庭概述 66
第二节 家庭与健康 71
第三节 家庭生活周期及其照顾 75
第四节 家庭的健康评估工具 78
第五节 家庭医疗照顾 82

第五章 以社区为范围的健康照顾 86

第一节 社区与健康 86
第二节 社区卫生诊断 89
第三节 社区卫生服务与COPC 93

第六章 以预防为导向的健康服务 101

第一节 全科医生的预防医学优势 101
第二节 全科医生的临床预防服务 103
第三节 健康教育与健康促进 109

第七章 社区重点人群保健 121

第一节 社区儿童保健 121
第二节 社区妇女保健 132
第三节 社区老年保健 140

第八章 社区慢性病管理 150

第一节 概述 150
第二节 社区原发性高血压患者的健康管理 154
第三节 社区2型糖尿病患者的健康管理 162

第四节 社区严重精神障碍患者的
　　　　健康管理　168

第九章　突发公共卫生事件和传染病的报告与处置　175

第一节　突发公共卫生事件报告与
　　　　处置　176
第二节　传染病的防治　179
第三节　常见传染病的防治　188

第十章　人际关系和医患沟通　194

第一节　人际关系与沟通　194
第二节　医患沟通　201

第十一章　居民健康档案的建立与管理　210

第一节　概述　210
第二节　居民健康档案的内容及
　　　　记录方式　212

第三节　居民健康档案的信息化
　　　　管理　226
第四节　居民健康档案管理服务
　　　　规范　230

第十二章　实训指导　235

实习一　全科医疗服务模式与服务
　　　　内容——以人为中心问诊
　　　　技能训练　235
实习二　医患沟通技巧训练　236
实习三　家庭访视与家庭评估　238
实习四　社区健康教育案例讨论
　　　　240
实习五　社区慢性病的管理　242
实习六　社区居民健康档案的
　　　　建立　248

中英文专业词汇索引　254

主要参考文献　257

第一章 绪 论

第一章数字资源

学习目标

通过本章内容的学习,学生应能够:
1. 说出全科医学、医学模式、系统、科学假说的概念。
2. 阐述全科医学的学科特点、全科医学产生与发展的历史背景。
3. 概述全科医学的研究对象、学习全科医学的意义。
4. 初步学会运用系统论、归纳与演绎、类比推理、科学假说、分析与综合等方法论指导临床思维方式的训练。

伴随着世界各国人口老龄化进程的加快、疾病谱和死亡谱的改变以及居民医疗卫生服务需求的转变,医疗卫生服务的提供方(供给侧)也逐步产生了明显的变化,基于社区的医疗卫生服务得到了各国的普遍重视和加强。指导基层医疗卫生服务的全科医学学科也应运而生,并逐步形成了自身独特的知识与技能体系,成为一个全新的临床医学二级学科。全科医生制度也在许多国家逐步确立。

全科医学(general practice)又称家庭医学(family medicine),是 20 世纪 60 年代在一些发达国家逐步发展起来的一种新的医学理念与医学服务模式。它是在西方国家通科医生长期临床实践经验的基础上,综合了现代生物医学、行为科学、心理学、社会科学等学科的研究成果,用以指导全科医生从事基层医疗卫生服务的知识和技能服务体系。经过 50 多年的发展与完善,全科医学已经逐步形成了自己独特的医学观、方法论以及系统的学科理论,完善了各国医疗卫生服务体系,有效地克服了医学高度专科化的弊端,真正实现了医学模式的转变。全科医学的兴起与发展,符合医学发展的需要,有利于提高基层医务人员的基本素质,改善医德医风、医患关系以及提高医疗服务的水平和质量,有利于合理利用卫生资源,降低医疗费用,充分满足社区全体居民的卫生服务需求,有利于实现"人人享有卫生保健"的战略目标。因此,全科医学的发展受到各国医学界和政府的高度重视。

我国在 20 世纪 80 年代后期开始引入全科医学理念和知识体系,经过 30 多年的研究与实践,目前全科医学学科的地位在我国逐步建立,由全科医生提供的以患者为中心、家庭为保健单位的基层医疗服务逐渐得到政府、社会和社区居民的认可。多年来,我国卫生行政部门、教育部门给予该学科高度重视与扶持。1997 年 1 月 15 日,《中共中央、国务院关于卫生改革与发展的决定》中明确指出,要加快发展全科医学,大力培养全科医生;2011 年 7 月 7 日,国务院颁布的《国务院关于建立全科医生制度的指导意见》〔国发(2011)23 号〕,明确提出在我国建立和实施全科医生制度。目前,我国十多个部门已经相继颁发了一系列相应的重要文件,制定了许多扶持政策,有力地推动了我国全科医学的发展和全科医生队伍的建设。

第一节　全科医学的基本概念

案例 1-1

王先生定居澳大利亚已经20多年，他对澳大利亚的全科医师赞许有加。平时偶有头痛、发热等小毛病时，他经常去找他的全科医师，全科医师常能给他提供好的建议。来澳大利亚后在全科医师帮助下他戒了烟，也很少饮酒了，有空常进行快步走锻炼，但近期膝关节有时疼痛，医师建议他要改成慢速游泳。全科医师诊所就在他家附近，步行10多分钟就到了。王先生已经70多岁，看上去仍然精神矍铄，但是1个月前的一次突发上腹痛把他吓坏了。当时王先生肚脐以上部位突发持续疼痛，夜间痛醒后，他立即联系全科医师怀特。怀特与他是20多年的老朋友，深知王先生平时体质不错，便详细询问起病情况，仔细检查腹部，并引导他回忆。原来昨天晚上王先生与老同学在中餐馆聚会时喝了很多酒，又吃了多年没吃的红烧肉，回家时带着醉意很快入睡，半夜痛醒。怀特医师为他做了心电图，排除了心脏问题，考虑他是急腹痛，不能排除急性胰腺炎，立即帮他联系了一家公立医院的胃肠外科专家，并写了转诊单给上级医院，经转诊医师检查，王先生确实得了急性胰腺炎，安排住院治疗。5天后王先生顺利出院，继续由怀特医师照顾他的健康状况。定期随访1个月后王先生完全康复了。王先生的老伴、儿子、儿媳、孙子等都常去怀特医师处就诊，他们说怀特医师就是他们的家庭医师。

问题：
通过本案例，能看出全科医师制度有哪些明显优势？

一、全科医学的定义

全科医学在许多国家和地区普遍被称为家庭医学。因为在全科医学有关理论引入我国之前，家庭医学这个术语在我国已有其他含义，泛指家庭范围内的医学自我保健领域。因此，在我国如用家庭医学这个术语容易在概念和理解上造成混乱，用全科医学更有助于确立其独特学科的地位。不同国家及地区对全科医学有不同的理解和定义。1986年，美国家庭医师学会（American Academy of Family Physicians，AAFP）对家庭医学定义为："家庭医学是整合了生物学、临床医学和行为科学的知识和技能为一体的、为患者个体及其家庭提供连续性、综合性健康照顾的医学专业学科。家庭医学的服务范围涵盖了所有年龄、性别，每一个器官系统和每一种疾病。"澳大利亚皇家全科医师协会（Royal Australian College of General Practitioners，RACGP）的定义是："全科医学是卫生服务系统的一个组成部分，它整合了现代生物医学、心理学、社会学对健康的理解，向个体、家庭和社区提供最初、连续、综合、协调的医疗照顾。"世界家庭医师组织欧洲分会在2011年将其定义为："全科医学/家庭医学是一门专业、科学学科，是具有特有的教育内容、研究领域、以证据为基础的临床实践活动，是面向基层医疗保健的临床专业。"

我国的全科医学并不完全等同于国外的家庭医学，全科医学是中国的医学专家和基层医学工作者在吸取国外家庭医学精华的基础上，结合我国国情重新组织、创造而来的一门医学学科，具有鲜明的中国特色。目前我国学术界普遍将全科医学定义为：全科医学是面向个人、家庭与社区，整合临床医学、预防医学、康复医学以及人文社会科学相关内容于一体的新型综合性临床二级专业学科，其研究范围涵盖了各种年龄、性别、各个器官系统以及各类健康问题和

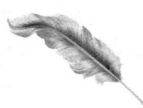

疾病，其宗旨是强调以人为中心、以家庭为单位、以整体健康的维护和促进为方向的长期负责式照顾，并将个体与群体健康照顾，防与治有机地融为一体。

全科医学是全科医生在社区中为个人及其家庭提供连续性、综合性、协调性、个体化和人性化的医疗保健服务时所运用的知识、技能和态度体系。它主要研究各种类型社区中的常见健康问题以及综合性地解决这些健康问题所需要的观念、方法和技术。全科医学学科体系建立的基础一般包括3个方面：一是通过长期的通科医疗实践而积累起来的经验；二是从其他医学学科中移植过来的知识、方法和技能；三是通过全科医学的专业研究而发展起来的属于自己的独特观念、方法、知识和技术，以满足现在和未来的需要。

> 考点：全科医学的概念。

二、全科医学的研究对象与学科特点

（一）全科医学的研究对象

1. **完整的人及其健康问题** 全科医学强调以人为本，以健康为中心，从生物、心理、社会等多层次全面了解患者作为一个完整的人的特征和需要；研究患者各种常见临床症状、疾病和健康问题的诊断、治疗、康复、预防和管理。

2. **家庭的健康问题** 即以家庭为单位，理解家庭与个人之间的关系和家庭对健康的影响，按照家庭周期各个阶段有针对性地为家庭成员提供相应服务。

3. **以社区为范围的健康照顾** 即面向社区内一定的各类居民，无论是健康的、高危的或患病的居民，均应为其提供适宜的卫生服务与照顾，着重于常见健康问题的医疗、康复和预防。有效利用社区的各种健康资源，开展社区健康教育与健康促进，营造有利于居民健康的社区环境与文化氛围。

4. **其他** 对全科医疗提供者的培养教育、全科医疗服务机构内部（或工作团队）的组织与管理、服务运营管理、服务质量管理等。

（二）全科医学的学科特点

1. **全科医学是一门综合性的临床医学学科** 全科医学是一门独立的跨学科、跨领域的综合性临床医学二级学科，不仅涉及内、外、妇、儿等临床医学学科，而且还涉及社会医学、社区医学、行为医学、预防医学、流行病学、心理学、医学伦理学、哲学及卫生法学等学科。但是全科医学并不只是上述学科碎片知识和技能的集合，而是根据服务对象的实际需要和需求，将各门相关知识和技能有机地整合在一起，并结合全科医学自己独特的价值观、方法论发展创造出新的知识与技能，其理论基础在于整体医学观、系统论和由此产生的基本原则。

2. **全科医学是一门广度上的医学专科** 其他临床医学专科都是在一定的领域或范围内不断朝纵深方向发展，是一种深度上的医学专科；而全科医学的知识和技术则是在一定的深度上朝着横向发展，是一门独特的范围宽广的临床医学专科，成为多学科连接的纽带。跨学科、跨领域的综合性服务是全科医学与其他临床专科的显著区别。一定的深度是指全科医学所需要的是处理社区常见的健康问题的知识和技能，而不是为了处理疑难病症的专科化知识和技能。全科医学朝着广度方面横向发展的结果是能解决的问题的范围越来越广，服务的内容越来越丰富、全面，患者的需要能得到越来越充分的满足。全科医学面向社区全体居民，凡是可能影响患者健康的问题都会过问，服务内容、形式丰富、灵活多样，可在医院、诊所、患者家中或社区中的其他各种服务场所提供服务。全科医学是基层医疗、初级卫生保健、社区卫生服务所依据的主要理论和方法学基础。

3. **全科医学定位于基层卫生保健领域，是以家庭为保健单位的医学学科** 其他临床医学

专科的主要服务场所是在医院，处理的多是已经高度分化的疾病。全科医学则定位于基层卫生保健领域，以家庭为保健单位、社区为背景，主要处理常见的健康问题，且大多是处于发病早期的还未分化的疾病。全科医学强调要对患者及其家庭成员、进而扩大到为社区全体居民的健康负责，对疾病预防、服务质量、患者满意度、卫生资源的有效利用和伦理问题等全面负责。因此，全科医学是专门适用于基层医疗保健、社区卫生服务、初级卫生保健领域的医学专科。

重视"家庭"要素的作用是全科医学最鲜明的专业特征，也是许多国家和地区将其称为"家庭医学"的重要原因。将家庭这一要素引入医学和医疗服务之中，同时兼顾个人和社区，这是全科医学与其他医学学科相区别的重要基础。全科医学的核心内容是"以家庭为单位的保健服务"，包括兼顾家庭与健康之间的互动关系，考虑到家庭对维护个人健康的作用，通过维护家庭健康，进而更深入地维护个人的健康。

4．全科医学体现了医学模式和医学目标转变的现代医学服务模式　全科医疗服务充分体现了现代医学模式和医学目标转变的要求，采取了以患者为中心（不是以疾病为中心）的全面照顾模式。全科医生重视与患者及其家庭发展持久稳定的合作伙伴关系，向患者提供全面一体化的综合性、协调性、连续性、可及性的卫生保健服务，负责解决患者绝大部分的个体卫生保健需求（包括各种急、慢性疾病的治疗与预防），同时通过适宜和有效的干预，积极维护、促进社区居民的健康和家庭的完好状态，避免过早死亡和残疾，努力提高社区居民的生存质量。全科医学注重防治结合，开展以预防为导向的临床服务，将个体患者的疾病防治与社区整体人群的防治工作结合起来，为此，全科医学将以社区为导向的基层医疗（community oriented primary care，COPC）的理念纳入其中，并由全科医生贯彻在临床医疗实践中，采取以预防为导向的全科医疗照顾，弥合了公共卫生与临床医学之间的服务鸿沟。

5．全科医学是一门注重艺术胜于技术的医学学科　其他临床医学专科都很重视技术的先进性和高水平，因为它们往往注重于解决疑难杂症。而全科医生虽然也强调技术水平的重要性，但更注重服务艺术水平的重要性。这是因为全科医生只解决常见的、一般的健康问题，有一定的技术水平就可以了，而且，全科医生还可以将一些疑难的问题转诊给其他专科医生处理。全科医学研究的对象是作为活生生的、完整的人的患者及其需要的整体性的医疗保健服务，是一门专门研究患者、理解患者、服务于患者、着重于满足患者需要的学科。全科医疗服务强调以人为本，注重"高情感性服务"，以维护患者长远的总体健康为目标，注重人胜于疾病，注重伦理胜于病理，注重满足患者的需要胜于疾病的诊疗。全科医学在强调技术水平的同时，高度重视将诊疗技术与服务艺术有机地结合成为一个整体，使医学成为真正服务于人的科学。

6．采用整体医学观的临床思维方法　系统论、控制论和信息论是现代科学与哲学的最新研究成果，它们彻底改变了人们思考问题的方式，拓宽了思维的范围，提供了较为理想的认识问题、解决问题的方法。全科医学也吸取了系统论、控制论和信息论的思维方式，形成了独特的整体医学观的临床思维方法来理解和解决人群和患者的健康问题，提供整体性照顾。全科医学主要研究作为一个不可分割的整体的人的特性及其健康问题和全方位的干预措施。在处理患者健康问题时，应从患者的生理、心理、社会、文化、家庭等多维度考虑。全科医学将医学看成一个整体，同时注重将循证医学的研究成果应用于临床诊疗实践，为满足患者及其家庭和社区的需要，经常要协调有关部门提供整体性的多学科服务。

7．全科医学具有地域和民族特点　由于各个国家和地区的文化背景、社会经济发展水平、医疗保健体系及医疗保障制度的不同，各国的全科医学发展及全科医疗服务存在着明显的地域和民族特点，因此我们在学习、借鉴其他国家的经验时切忌生搬硬套。全科医生在接诊患者时要注意结合地方风土人情全面地了解患者的有关背景信息，理解患者、服务于患者、满足患者的需要，才能处理好医患关系，取得较好的服务效果。

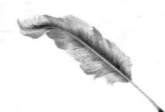

> 考点：全科医学的学科特点。

三、全科医学与其他医学学科的关系

近年来，我国政府把建设和发展城市社区卫生服务体系作为医药卫生改革、解决群众看病难和看病贵问题的重要措施。全科医学是为社区卫生服务队伍培养技术业务骨干和管理骨干的医学专业学科，经过全科医学培养的合格全科医生，是社区卫生服务发展的主力军。由全科医生提供的全科医疗服务模式代表了社区卫生服务发展的最佳服务模式。在服务过程中，全科医生需要对社区和家庭中各类服务对象的基本卫生服务需求有着全面而透彻的研究与把握，注意患者的个性、家庭、生活方式和社会环境对健康的影响，从宽广的背景上考察健康和疾病的演变，做出恰当的评价和干预。

全科医学是在通科医生长期临床实践经验的基础上，综合了现代生物医学、行为科学和社会科学的最新研究成果，用以指导全科医生为患者个人、家庭及社区人群提供连续、综合、协调、可用、全程的人性化医疗保健服务的知识技能体系。全科医学的范围广泛、内容丰富，与其他医学学科相互交叉、相互补充，但又不只是各医学专科的简单叠加。全科医学不仅有自己独特的哲学基础，而且有自己独特的研究领域、知识技能和态度。

从整体医学照顾出发，全科医学涵盖了各个临床学科并与预防医学、康复医学紧密结合，又涉及与患者健康有关的心理和社会问题，在建立良好医患关系，实施以患者为中心的服务和重点人群保健过程中，还涉及社会医学、社区医学、传统医学、替代医学（alternative medicine）等学科领域，需要充分利用中医、中药等传统医学资源。通过与上级综合性医院或专科医院、妇幼保健、疾控中心等机构的双向转诊等途径，实现各司其职、优势互补、接棒衔接、长期负责任式的健康管理与健康照顾。

第二节 全科医学发展简史

一、国外全科医学发展的历史

回顾西方医学的发展史我们可以看出，全科医学起源于通科医疗，后来由于临床医学的专科化和专科医生队伍的崛起，使得全科医学的形成过程经历了先衰落后崛起的"马鞍形"发展过程。在国外，全科医学发展过程大概经历了通科医疗阶段、专科医学发展阶段、全科医学兴起并与专科医学共同发展的3个阶段。

（一）通科医疗阶段（19世纪末以前）

在古代，医生的工作基本上不分科，他们根据人们的医疗需求来提供其力所能及的医疗服务。当时的医生在中国被称为"郎中"，在国外被称为医治者（healer），中外医生的本意都是"医治者"，即能够解除患者痛苦并给予合理解释的人。他们用古代朴素的自然哲学医学理论，根据对患者的了解与观察、自己的经验及书本上的医案记载对患者病情做出判断，对患者的整体状态及其与环境的相互关系进行描述和解释，采取一些疗法，促进疾病康复或促进"自愈"。当时的医生往往由于科学诊断和治疗的手段有限而需要在患者家里和床边守候较长时间对病情进行观察；而患者及其家属则通过叙述病史、体验症状变化及实施协助自愈的照顾，在诊疗过程中参与甚多，扮演了相当重要的角色。

18世纪初期，欧洲开始出现少数经过正规专业训练、以行医为终生职业的医生，这些医生只是为少数贵族阶层服务，被称为"贵族医生"。其余为大多数公众提供医疗救治的服务者被称为"医治者"，他们将行医作为副业，大多数凭自己的经验和手艺为公众提供医疗服务。

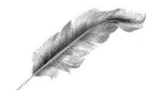

18世纪中期，兴起了由欧洲向北美大陆的"移民潮"，一些"贵族医生"也迁移到了美洲，并以个人开业的方式面向公众提供医疗服务。由于开业医生数量甚少，无法满足移民不断增长的医疗需求，给富人或贵族服务的内科医生在人手紧缺而需求迫切的美洲，不得不打破原有的界限，像外科医生、药剂师及其他医治者一样，向任何求医者提供诸如验尿、放血、配药、灌肠、缝合等多种可能的医疗服务，这就是全科医生早期的雏形。随着时间的推移，原来欧洲的社会等级界线在新殖民地得以打破，所有的开业医生都不得不打破原有专业界限，按通科医生的方式进行工作以适应当时社区居民对各种医疗服务的高度需求。因此，在18世纪中叶，通科医生在美洲逐渐诞生了。

类似过程也发生在18世纪末与19世纪初的英国。英国的 Lancet 杂志首次将这类具有多种技能的医生称为通科医生（general practitioner，GP）。医学生毕业后如通过医疗、药物、外科及接生技术的考试，即可获得"通科医生"的开业资格。从此，通科医疗获得快速发展。到19世纪末，通科医生一直在西方医学中占据主导地位，当时80%以上的开业医生是通科医生，这些医生在社区独立或联合执业，开展诊疗活动，通过建立长期良好的医患关系，为患者提供从生到死的全方位照顾。他们熟悉社区居民及其家庭的基本情况，经常到患者家里出诊或提供咨询，成为了服务对象的亲密朋友，承担着社区居民的医疗者、照顾者和咨询者的角色，在社会上备受尊敬。

（二）专科医学发展阶段（19世纪末至20世纪60年代末）

19世纪末20世纪初，医学科学和其他科学的迅速发展带动了医疗技术的分化和临床实践的分化与专门化。1910年，美国著名教育家 Abraham Flexner 对100多所医学院进行考察，发表了医学教育史上具有历史意义的考察报告，高度赞扬和热情推荐美国 Johns Hopkins 大学医学院把临床、教学和科研结合的新型教育模式，极力主张生物医学的研究与教学，提倡把医学研究、病房教学和会诊制度作为医学教育的基本保证。该报告改变了医学教育的方向，从而各医学院校依据不同医学专科要求重新组织教学，医学从此走上了专科化发展道路。

1910—1940年，西方医学经历了第一次专科化发展的高潮。1917年眼科专科学会首先成立。在1930—1940年这10年间，先后成立了14个专科医学会及相应的住院医生训练项目。伴随着科技的迅猛发展，促进了生物医学研究的进一步深入，医学向着技术化、专科化的方向突飞猛进，具有相当规模的综合性医院遍布世界各大城市，医院内提供的专科化服务成为公众关心的热点。由于医院里装备了各种先进的仪器设备，集中了一大批掌握现代医学知识和专科技能的医学专家，吸引了越来越多的患者。社区中的通科医生受到社会冷落，人数逐渐减少，其与专科医生的比例从1930年的4∶1降到1970年的1∶4，通科医疗逐渐衰落。医学专科化发展促使医学院校的课程设置进一步细分，使医学知识得到了前所未有的发展，但是医学科学的进步也掩盖了一个明显的事实：临床服务变得支离破碎，失去对患者的个性化、人性化服务，医疗费用急剧上涨，但服务效果却并不理想。

（三）全科/家庭医学兴起并与专科医学共同发展阶段（20世纪60年代末至今）

20世纪50年代后期，随着社会人口老龄化进程的加快，慢性病、退行性疾病逐渐上升为影响国民健康的主要问题，导致了疾病谱、死因谱的变化和医学模式的转变，医学专科化服务模式的内在缺陷及医疗费用过快上涨的弊端逐渐显现出来。在长期的以医院和医生为中心的诊疗服务模式下，民众开始感到就医不便、照顾不周、医疗费用高，难以承受等问题。于是，人们开始回顾通科医疗阶段所提供的医疗服务的方便性、周全性与经济性，呼吁通科医疗的回归，但同时也指出了通科医疗服务的科学性不足的问题。最终促使通科医疗的重要性又重新得到重视，并被赋予新的内涵和使命。新型的通科医生必须能整合生物医学、行为科学和社会科学的最新研究成果以及传统通科医疗的成功经验，而且能适应现代化社会的要求，能弥补医院提供的专科化服务的不足，能合理利用卫生资源、降低医疗费用。

1947年，美国家庭医师学会（American Academy of Family Physicians，AAFP）成立，该学会的使命就是保持和促进家庭医学的科学性和艺术性，确保家庭医学为社区中所有年龄的各类患者提供高效、优质的卫生保健服务。1969年2月，美国家庭医师学会被美国医学专科委员会（American Board of Medical Specialties，ABMS）批准为第20个医学专科，这意味着家庭医学作为一个新的临床专业学科正式成立，由此成为全科/家庭医学学科确立的标志。在全科医学发展的历史上是一个新的里程碑。同年，美国家庭医疗专科委员会（American Board of Family Practice，ABFP）建立，并从1970年开始，该专业学会每年举行一次考试，从1976年开始每年还举办家庭医师再认证考试（每个家庭医师需要每6年进行一次资格再认证）。ABFP于2005年更名为美国家庭医学专科委员会（American Board of Family Medicine，ABFM）。英国也在1952年建立了皇家全科医师学院（Royal College of General Practitioners，RCGP）。在此期间，加拿大、澳大利亚等国家也相继建立了全国性全科/家庭医师学会。1963年，世界卫生组织（World Health Organization，WHO）的医疗与辅助人员职业与技术教育专家委员会提出了《培养全科医疗医师》的工作报告，全面界定了全科医师的定义，要求各国医学院校为发展全科医学和培养全科/家庭医生贡献力量。1966年，第一批全科/家庭医学住院医师培训项目在英国、加拿大等国家启动。其后世界许多国家都相继建立了相应的全科医学住院医师培训制度。新型的全科医生必须在毕业后经过3~4年（少数国家为2年或5年）的全科医学住院医师规范化培训。这种规范化培训项目的启动标志着一个国家真正意义上的全科医学学科的诞生。截至1995年，至少有56个国家及地区已正式组织了全科/家庭医学住院医师培训项目。这些项目为各国培养了大量经过专业培训的全科医生，极大地推动了基层医疗保健服务的发展，全科医学在世界范围内蓬勃发展起来。自此，全科/家庭医学成为了临床医学的一个二级专业学科。为与历史上曾出现的通科医生（general practitioner，GP）相区别，北美（美国、加拿大等）、日本等多数国家和我国香港、台湾地区都将新时代涌现的通科医生改称为"家庭医生"，将通科医疗称为"家庭医疗"，强调家庭和个人与健康之间的关系以及全科医疗以家庭为单位的特点。而英国和一些英联邦国家则仍沿用"通科医生"的称谓，没有改变。

至20世纪60年代末，在西方经济发达的国家，全科/家庭医学教育、研究已经走向规范化的道路，学科发展已经迈入现代医学专业化之林。世界卫生组织（WHO）和世界家庭医生组织（World Organization of National Colleges，Academies and Academic Associations of General Practitioners/Family Physicians；WONCA）曾经共同指出，在21世纪，全科医生与专科医生的比例应达到1∶1，即平均每2000人口拥有1名全科医生，以满足社区居民对基层卫生保健的需求。因此，加快发展全科医学，大力培养全科医生已经成为许多国家发展基层医疗保健的重要任务之一。

 知识链接

全科医学的国际组织——WONCA

世界家庭医生组织（WONCA）是全科/家庭医学的国际学术组织，1972年在澳大利亚墨尔本市举办的第五届世界全科医学大会上正式成立。

WONCA是非官方的、国际性的全科医学学术团体，是世界卫生组织在社区卫生方面的高级顾问与工作伙伴。WONCA按地区又分为亚太、欧洲、北美、非洲等区域组织，其目标和使命是通过提倡和保持家庭医学高水平的服务来改善世界人民的生活质量。该组织通过每3年一次的WONCA世界大会和每年一次的WONCA区域会议，为各国全科医师提供学术交流和知识更新的讲坛，促进了世界各地的全科医师进行教育、科研和

服务等方面的交流与合作。WONCA成立之初仅有18个成员，1994年中华医学会全科医学分会成为其正式团体会员。截至2008年底，WONCA已经拥有99个会员国家119个会员组织，代表着全世界25万多名经过正规训练的全科/家庭医师会员。

WONCA的事务由理事会负责。理事会由来自各会员国的代表组成，历届世界大会都由理事会负责组织、协调。理事会任命并组成执委会。执委会是对WONCA的决策和发展最有影响力的机构。此外，WONCA还有乡村医疗工作组、家庭医疗质量工作组、信息工作组、家庭医学女性工作组及环境工作组等。

二、全科医学产生与发展的历史背景

（一）人类疾病谱与死因谱的变化

20世纪初，世界各国的传染病、寄生虫病、感染性疾病及营养不良症等的发病率和病死率很高。20世纪中叶，伴随着二战结束，大规模战乱明显减少，由于社会的进步，以抗生素的使用、杀菌灭虫、疫苗接种等为代表的生物医学防治手段的发展，公共卫生措施的普及，以及人群营养状况的普遍改善，长期威胁人类的传染病和营养不良症在各国的疾病谱和死因谱上的顺位逐渐下降，并为慢性退行性疾病、不良行为生活方式所致的慢性非传染性疾病所取代。慢性病多为终身性疾病，一次性的手术或抗生素是无法根治的。许多慢性病患者常伴有严重并发症或残疾，使存活者的生命质量大大降低，给个人、家庭及社会带来了沉重的经济负担。由于疾病谱和死因谱的明显变化，要求医疗服务必须适应这种变化带来的需求。这些需求包括：服务时间要求长期且连续；服务内容要求生物、心理、社会、家庭、环境等全方位照顾；服务地点要求以家庭和社区为主；服务类型要求综合性的照顾，而不仅仅是医疗干预；服务方式要求医患双方共同参与，强调患者自身主动参与和自觉的控制，而不仅是被动地遵从医嘱。这些都导致了社会对全科医生的再次思考，重新呼唤全科医学。20世纪50年代以来，全科医学的地位开始回升。

（二）人口增长与迅速发展的人口老龄化带来的巨大挑战

第二次世界大战后，各国的社会经济条件普遍改善，人民生活水平提高，加之公共卫生事业迅速发展，以及以急性传染病和营养不良为目标的第一次卫生革命的成功，使人群疾病发病率和病死率大幅下降，人类的平均寿命明显延长，世界人口数量迅速增加。由于各国国民经济的发展，随之而来的是大城市的兴起，人口趋向于大城市流动，城市人口过剩使生活空间过度拥挤，成为危害公众健康的重要问题。另一方面，人群平均预期寿命的迅速增长加速了人口老龄化趋势，许多国家65岁以上人口所占的比例日趋增大，在发达国家和部分发展中国家超过了7%，从而进入"老龄化社会"。我国在2000年也已正式进入老龄化社会。

人口老龄化给社会带来了巨大的压力：一方面，社会劳动人口比例下降，老年人赡养系数明显增大，社会经济负担加重；另一方面，人在进入老年以后，其生理功能和行为能力下降，家庭结构和社会地位以及心理、精神方面的变化，使老年人的生活质量全面降低，出现了"长寿"与"健康"两个相互矛盾的目标。传统的高度专科化的生物医学因其医疗服务的狭窄性、片断性和费用昂贵，加剧了这一矛盾。老年人对衣食住行、医疗保健以及自身发展等方面的特殊需要又要求全社会给予特别的关注。因此，需要在社会上发展各种综合性、经常性的日常照顾，特别是适当的医疗保健照顾，帮助老年人全面提高适应性和生活质量，使其安度晚年。

（三）医学模式、医学目标和社会需求的变化

1. **医学模式的转变** 医学模式是指在不同的历史时期和医学科学水平上，人们观察和处理医学问题的思想与方法，是对人类健康与疾病总体特点和本质的高度概括，其核心是医学

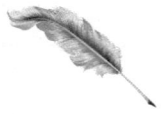

观。受到不同历史时期的哲学、科学技术、生产方式等方面的影响,在历史上曾经有过多种不同内容的医学模式,从古至今主要有：神灵主义医学模式、自然哲学医学模式、机械论医学模式、生物医学模式及生物-心理-社会医学模式,最后一个又被称为现代医学模式。

从医学发展史看,生物医学模式对现代医学的发展影响较大,它是把人作为生物机体进行解剖分析,致力于寻找每一种疾病特定的病因和生理病理变化,研究相应的生物学治疗方法。其特点是认为病因与患者症状间存在线性关系,采用简化论和还原论方法追求特异性,在疾病研究的各个领域都寻求特定的解释和处理方式,在特定的历史阶段对防治疾病、维护人类健康做出了巨大贡献。即使到现在,生物医学模式一直是医学科学界占据统治地位的思维方式,也是广大专科医生观察处理其领域内医学问题的基本方法。随着疾病谱的变化和病因病程的多样化,生物医学模式的片面性和局限性日益显露出来。生物医学模式无法解释某些疾病的心理社会病因,以及疾病造成的种种心身不适,也无法解释生物学与行为科学的相关性,更无法解决慢性病患者的心身疾患和生活质量降低等问题。

现代医学模式,即生物-心理-社会医学模式的概念是由美国医师 G. L. Engel 在 1977 年首先提出的。该模式是一种多因多果、立体网络式的系统论思维方式。它认为人的生命是一个开放的系统,通过与周围环境的相互作用及系统内部的自我调控能力决定人的健康状况,生物医学仍是该模式的基本内容之一,但其还原方法被整合到系统论的框架内,与整体方法协调使用。现代医学模式的产生,对医疗服务模式也产生了很大影响。该模式对各种慢性病的多种致病因素有完善的分析,从而有助于进行全方位的预防,这正是全科医学所倡导和使用的模式。

2. 医学目标的转变　传统的医学目标是强调对抗疾病和对抗死亡,以"救死扶伤"为己任。20 世纪 40 年代以来,现代医学得到飞速发展,从而一度片面地追求如何"治愈"疾病,却对疾病预防投入很少。临床医生普遍追求个人诊疗能力的提高,忽视了对患者的照顾和同情。由此引起了世界范围内对医学目标的反思。20 世纪 80 年代中期,由美国哈斯廷斯中心 Daniel Callahan 教授发起,13 个发展程度不同的国家参与了新医学目标的研究,历时多年,在 1996 年 11 月发表了一份研究报告。该报告提出新的医学目标是：

（1）预防疾病和损伤,促进和维持健康;

（2）解除疾病疼痛,减轻疾病痛苦;

（3）照顾并治愈患者,对不能治愈患者加强关照和护理;

（4）防止过早死亡,对于已无法避免死亡的临终患者提供临终关怀。

为了实现上述新的医学目标、满足不断发展的社会需求,需要更多的工作安排在医院以外的广大社区实施,因此发展全科医学也就成为历史的必然。

（四）医疗费用过快增长的压力和卫生改革的要求

20 世纪 60 年代以来,各国都面临医疗费用过快增长带来的明显压力,其首要原因是医学高新技术的发展和人口老龄化。新药的研制成本大大提高、医学手段的高科技化、过度专科化医疗的服务模式、不规范的药物使用,造成医疗投入急剧增长,但对改善人类总体健康状况却收效甚微,即成本的投入与其实际效果/效益相去甚远。专科化医疗的局限性日益显露,医院内的分科逐渐细致,医学过专,造成患者在看病时被人为"割裂",要么是哪个科室都不管,要么是所有科室来管,造成部分患者要频繁奔波于医院的不同科室,给患者带来了诸多不便。虽然医院越建越大,越建越多,但仍然不能解决根本的问题。其次,世界各国普遍存在卫生资源分布的不均衡性,城市拥有的医疗资源明显多于农村。这种不均衡,给区域卫生规划、医院实行分级医疗、卫生资源的合理配置和使用都带来很多问题。最后是医疗卫生服务享用的不合理。有相当一部分的贫困人口得不到基本的医疗服务,而另一方面又存在着富裕或权贵人群过度使用,医疗服务和资源严重浪费的问题。从管理学角度上讲,医学上单纯的救死扶伤的目的可能会造成医疗资源的不必要浪费,令社会不堪重负,也令公众十分不满。同时,卫生经济

学方面的压力，也迫切需要深化卫生改革，从卫生服务体系、服务模式等根本问题上寻求出路。

值得称道的是英国、瑞典等欧洲国家，由于其国家基本医疗保险覆盖全民，又重视基层医疗和全科医生的作用，因而这些国家普遍能以较低的费用、较少的卫生资源获得较理想的国民健康效果。因此，许多国家都希望能借鉴英国的经验，改变现有卫生资源的分配方式，推行全科医生与专科医生合作制度，推进卫生改革。

（五）家庭结构的变化

现代家庭类型多以核心家庭为主。据统计，绝大多数社区中核心家庭占各种家庭类型的60%以上。核心家庭成员少、规模小、内部资源有限，一旦发生家庭危机或出现家庭压力时，家庭应付的能力明显不足。同时，现代社会与家庭方面有关的问题也在增多，如家庭暴力等，这些变化都促使家庭对全科/家庭医生的依赖性增强，对社区化、家庭化服务需求较为迫切。

三、中国全科医学的发展

（一）全科医学在中国的引进

中国的现代全科医学发展起步较晚，但发展势头迅猛，乘着当前我国医疗体制改革的大潮，全科医学在我国得到了巨大的发展机遇，与发达国家的差距越来越小。

毫不夸张地说，中医学在很大程度上可视为我国"全科医学"发展的先驱。古代中医的游方郎中看病不分科，但凡患者求医，来者不拒，被尊称为大夫或郎中。传统中医以人为本、强调整体辨证论治；对患者有充分的人文关怀，与全科医学的医学观、方法论和基本原则都十分相似，可以说是全科医学的最早楷模。这是因为中医学与全科医学都有相同的哲学基础——唯物辩证的整体论，都认识到精神与躯体的相互作用，形与神俱，密不可分；同时二者都强调医患关系的重要性。《黄帝内经》认为："病（指病人）为本，工（指医生）为标，标本不得，邪气不服。"反映了医患关系的重要性。《黄帝内经》还提出：要使患者"精神进，志意治"，医生必须做到"远五过，近四德"。这就强调了医生本身在医疗实践过程中的重要性，与全科医学主张把医生本身作为治疗的重要因素，强调医患关系的重要性的原则不谋而合。

新中国成立后，各项事业百废待兴。医疗人才奇缺，医疗资源分配极不平衡，大批专业化的医疗工作者都集中在城市。为了解决全国大量农民无法看病的问题，1968年"赤脚医生"制度应运而生。赤脚医生可以说是新中国历史上对"全科医生"和"全科医疗"制度的一次尝试。赤脚医生培训的经典教科书《赤脚医生手册》本身就是一部"全科医疗医药宝典"，其内容从常见的咳嗽、呕吐、头痛脑热症状到复杂的心脑血管疾病和癌症等疾病的治疗，从灭蚊、灭蝇的防病知识到核武、生化武器的防护，从针灸、中草药到常用西药，包罗万象。

在那个物资、人才资源都匮乏的年代，赤脚医生使广大农民看病问题得到了一定程度上的解决，但也存在着大量的问题和弊端。由于大多数赤脚医生仅靠一本《赤脚医生手册》和短期培训就直接进入医疗第一线，出现对疾病的误诊、误治也屡见不鲜，只是由于当时国家卫生法制不健全、人们医疗观念和法律观念落后，才没有经常发生较大的医疗纠纷官司和群体纠纷事件。

进入20世纪80年代，伴随着改革开放，农村家庭联产承包责任制和市场经济体制的逐步建立，赤脚医生逐步退出历史舞台，我国内地进入全科医学引进时期。全科医学理念是在20世纪80年代后期正式引入中国内地。1986—1988年间，中华医学会派代表参加在伦敦和香港举行的WONCA世界年会及亚太地区会议，并邀请当时的WONCA主席Rajakumar（1986—1989年间担任主席）和Peter Lee（李仲贤医师，1992—1995年间担任主席）访问北京。在他们的帮助下，1989年11月，在北京召开了第一届国际全科医学学术会议，同时北京全科医学学会成立。同年在首都医科大学成立了中国大陆首家全科医学培训中心，开始在大陆传播全科医学，启动了全科医学培训工作。1991年6—11月，受WONCA的委托，由加拿大国际发展

署资助，加拿大家庭医师学会派全科医师 Brain Cornelson 到首都医科大学全科医学培训中心指导工作；随后在1992年1—3月间，我国台湾"中山医学院"家庭医学副教授李孟智到首都医科大学继续 Cornelson 的工作。1992年，首都医科大学率先在临床医学专业中开设临床医学专业全科医学方向的试点班。1993年11月，中华医学会全科医学分会成立，标志着我国全科医学学科的诞生。同年出版了《中国全科医学杂志》试刊，编辑部设在北京朝阳医院。1995年8月10日，中华医学会全科医学分会正式成为 WONCA 组织成员。

（二）全科医学在中国的发展

自全科医学引进我国内地直至1997年以前，尽管在卫生部的号召下，部分城市开始初步试水，但全科医学的发展显得比较缓慢，全科医生在我国医疗体系中的地位一直没有确立，全科医生一直处于"有名无分"的尴尬境地。1997年1月，《中共中央、国务院关于卫生改革与发展的决定》中明确提出"加快发展全科医学、培养全科医师"。这一政策的出台，为我国内地全科医学的快速发展开创了前所未有的契机，标志着全科医学在中国内地的发展进入了一个崭新的阶段。各地开始尝试开展全科医疗的试点工作，国内外的学术交流也日渐增多。1998年，卫生部颁布全科医生职称，对全科医生在我国医疗体系中的地位加以确立。此后，国家进一步规范全科医生培训制度。1998年，卫生部等10部委联合下发了《关于发展城市社区卫生服务的若干意见》。1999年12月，卫生部召开了"全国全科医学教育工作会议"，下发《全科医生规范化培训大纲（试行）》和《全科医生岗位培训大纲（试行）》，标志着全科医学教育工作正式启动，开始进入规范化发展阶段。在2000年发布的《关于发展全科医学教育的意见》中指出："大病进医院，小病在社区，能够使80%以上常见病、多发病就诊于社区，使居民享用较低医疗成本的服务，并通过健康教育、预防保健，培养居民健康的生活方式。"2002年，卫生部等11个部委又联合下发《关于加快发展城市社区卫生服务的意见》。2006年6月，人事部、卫生部、教育部、财政部、国家中医药管理局联合颁布的《关于加强城市社区卫生人才队伍建设的指导意见》中为落实国务院的具体要求，在加强全科医学、社区护理学教育和学科建设方面提出具体指示：要求医学院校开设全科医学、社区护理学课程，有条件的医学院校要成立全科医学系、社区护理学系，将该类学科纳入学校重点建设学科整体规划之中；加强全科医学、社区护理学教材建设；组织医学生到社区卫生服务中心（站）进行见习或实习。可以说，我国在政策方面对全科医生制度是非常支持的，这点相比不少西方国家全科医学发展史而言，也是有着社会主义国家得天独厚的优势的。1996—2003年，中国内地各省、自治区、直辖市共制定了287份关于社区卫生服务的政策文件，为全科医学的发展开辟了一条光明的发展道路。

中国内地的全科医学教育经历了近20年的探索与实践。目前全国大多数医学院校在临床医学等专业的本科生和高职生中开设了全科医学概论及其相关课程。在北京、上海、广东、浙江、江苏、四川、重庆等多个省、直辖市还开展了毕业后全科医学教育（三年制全科医学住院医师规范化培训），全国除西藏外各省、市、区已普遍开展了全科医生岗位培训，全科医生继续医学教育也陆续在各地开展。一些医学院校还相继成立了全科医学院、系、研究所；复旦大学医学院、首都医科大学、浙江大学医学院、重庆医科大学等都开展了全科医学专业的硕士研究生教育。从2005年开始，首都医科大学开始招收全科医学专业博士研究生。总体上，我国全科医学教育体系已经形成。

2011年7月，在国务院颁布的《国务院关于建立全科医生制度的指导意见》中，对于目前我国全科医生制度的实行现状有着客观的描述："我国基层医疗卫生人才队伍建设相对滞后，合格的全科医生数量严重不足，制约了基层医疗卫生服务水平的提高。"该《意见》还提到要建立全科医生制度，为基层培养大批"下得去、留得住、用得好"的合格全科医生，并且称此为"提高基层医疗卫生服务水平的客观要求和必由之路"。

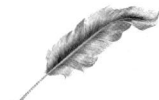

目前，我国全科医生制度的目标很明确："到 2020 年，在我国初步建立起充满生机和活力的全科医生制度，基本形成统一规范的全科医生培养模式和'首诊在基层'的服务模式，全科医生与城乡居民基本建立比较稳定的服务关系，基本实现城乡每万名居民有 2～3 名合格的全科医生，全科医生服务水平全面提高，基本适应人民群众基本医疗卫生服务需求。"随着我国社区卫生服务的全面深入开展和全科医学人才发展的需求，部分省市已经制定了全科医生职称系列和职称晋升标准。在社区卫生服务机构中设立了全科医生的中级、副高级和正高级职称系列。

总之，我国适宜全科医学发展的政策环境已经形成，全科医学教育体系正趋于成熟与完善，全科医学人才队伍也在不断地发展壮大，全科医疗服务正在逐步规范，全科医学学科建设相应地也在不断发展规范中。

第三节　全科医学的方法论和学习意义

全科医学的特色不仅表现在其知识和技能的宽广程度，还突显于它在观察和解决问题时所秉持的哲学基础，包括一系列独特的医学观、方法论和基本原则。只有站在哲学的高度上，才能深刻把握全科医学的灵魂，才能理解全科医学产生与发展的历史必然性及其现实意义，才能整合和综合性地应用来自许多学科领域的知识和技术，才能取得融会贯通、举一反三的效果，也才能为成为一名合格的全科医生打下扎实的基础。正因为全科医学有其独特的世界观、方法论和理论基础，才使之成为真正意义上的独立专业学科，否则就只能是来自其他学科的一些片段知识与技术的简单堆积。同时，不同专业的医学生或医务人员可以从不同角度学习全科医学，并用全科医学的观念、方法和基本原则来指导自己的实践和研究，这样不仅有利于医学生或医务人员开阔视野，提高个人综合素质，而且，也有利于提高服务水平和服务质量，改善医患关系和医德医风，还有利于改善医疗保障体制，合理利用卫生资源。因此，认真学习掌握全科医学的哲学基础和方法论，是转变医学观念和临床思维方式的重要基础。

一、系统论

系统论是有关研究一切综合系统及其子系统的一般模式、原则和规律的理论体系，是 20 世纪科学方法论研究的一项重大成果，它彻底改变了世界的科学格局和当代科学家的世界观与思维方法，对医学模式的转变产生了深远的影响。全科医学在一般系统论的指导下，克服了 19 世纪末以来生物医学模式较为机械的世界观和归纳方法的局限性，并建立了系统、全面、综合的科学方法论。

在生物医学模式指引下，各国的医疗系统往往被分解成越来越多的临床专科，分科过细常使患者被推来推去，还造成医生的知识面越来越窄，以致漏诊率、误诊率居高不下。为了克服这种弊端，全科医学在实践以患者为中心的服务模式的过程中，根据患者的需要，充分体现了整体医学（holistic medicine）的要求，力求为患者提供整体服务。整体医学就是要求从患者的健康出发，围绕患者的需要，整合利用一切可用的卫生资源为患者提供整体服务，以达到最佳服务效果，因此就需要利用系统论来改造现行的卫生服务系统，尽快推动整体医学和全科医学的发展。

（一）系统的概念及基本特征

系统是指由部分或元素按一定的规则相互作用、相互依赖而构成的一个整体，它包括一种和谐的排列或类型，还包括一种相互结合的动力程序。系统的基本特征主要有：

1. 系统的层次性　由于组成系统的各要素及其结合方式存在种种差异，从而造成各系统在地位与作用、结构与功能上表现出等级秩序性，形成了具有质的差异的系统等级。世界是一

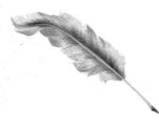

个多层次、具有严格等级秩序的世界，从宇宙→总星系→星系→恒星→地球→地面物体→生态系统→社会→社区→家庭→人→器官→组织→细胞→分子→原子……客观物质世界的层次性是由于其发展的阶段性所产生的，而且是不可穷尽的，因为事物在某个阶段的发展往往具有多样性和突变性的特点。每个系统本身也具有多层次的特征，如社会教育系统可分为学前、小学、中学、大学等。高层次系统由低层次系统构成，并制约着低层次系统；低层次系统从属于高层次系统，但其本身又是一个具有一定独立性的整体，具有高层次系统所不具有的性质与功能。每个系统整体都具有两面性，它既是较高级系统的子系统，同时它本身又是由许多较低级的子系统组成的整体。人是有机体等级的最高层次，却是社会等级的最低层次。不同层次之间的系统是相互联系、相互作用的，任何事件都不是单一因果关系链的结果，而是所有较高级的系统和所有较低级的系统共同作用于一个事物整体所产生的复合物。疾患就是外环境中的物理、化学、生物、家庭、社区、社会、文化、生态等较高级的系统和人体内部的神经、内分泌等较低级系统共同作用于人这个整体而产生的复杂结果。

2. 系统的整体性　系统是由若干要素或子系统组成的具有一定新功能的有机整体。系统整体的性能与功能已明显不同于各个子系统或要素的性质和功能，也不等于各要素性质与功能的简单相加，每个系统都有自己的质的规定性。系统具有整体性，才能具有相对的独立性，并保持系统间的千差万别。任何一个系统只有把它作为一个整体加以研究时，才能全面把握它的本质。在医疗实践中，分别研究家庭中的每一个成员无法完整地理解一个家庭，只有研究了家庭成员之间的相互作用类型和相互作用的结果，才能完整地理解这个家庭。

3. 系统的开放性　现实的系统都是开放的系统，封闭的系统是不存在的。开放的系统与周围环境形成了一个交界面，并通过该交界面与周围环境交换物质、能量和信息，以维持自身的活力、完整性和稳定性，并在此基础上得以发展。因此，我们在对疾病进行研究时，不能简单地将其看成是人的病，而应该充分考察患者所处的特殊背景和环境，显然家庭和社区对于疾病的转归也有重要的影响力。

4. 系统的目的性　系统的目的性是系统发展变化的阶段性与规律性的统一。人体是一个复杂的有机系统，疾病在发生发展的过程中有着其自愈性，疾病的康复很大程度上依赖于患者的自然痊愈能力。因此，患者本身才是康复的决定性因素。全科医生在诊疗中要充分尊重患者的决定权。

5. 系统的稳定性　系统总是在发展中求稳定，在稳定中求发展，发展要以稳定为基础，稳定要以发展为前提。一旦系统内或系统外发生变化，就会扰乱系统的平衡与稳定。这时，在一定范围内，系统能通过内部的调控机制来维持自身的稳定，一旦变化超出了系统内部调控能力，就会影响系统的稳定性。系统反馈式的内部调控机制是以一个制定各种规则的模板为基础的。人不是一个简单的生物体，这个模板一方面是遗传密码和有关规则；另一方面，是每个人具体生存的一定的文化和社会背景中的行为规范和道德准则。疾病就是对人体健康稳定性的破坏，因此在诊疗过程中，全科医生应在人体内外环境的变化与人体内部调控机制的作用中来把握人体健康系统的稳定性。

6. 系统的相似性　系统具有相似性的最根本原因在于世界的物质统一性，没有物质统一性的相似是不现实的相似。相似是相对的、有条件的，差异却是绝对的。相似也体现着一般性，但系统的一般性不可能替代系统的特殊性，它们是构成系统特性的既对立又统一的两个方面。

7. 系统的突变性　突变是系统在开放、失稳的情况下快速地从一种状态进入另一种状态的质变过程，是系统发展、演变的一种基本形式。社会通过突变而改变政治形态，基因突变产生新的物种，思维突变产生灵感。突变是一种不可逆的质变，但仍然是在一定性质范围内的质变，突变物与原系统具有质的相似性。

（二）一般系统论的主要观点

1．应该从下列3个方面去完整把握和认识事物：

（1）事物的完整背景、所有的联系和影响。

（2）事物的整体特性和目的。

（3）构成事物的所有部分的特性、部分之间的相互联系、相互作用及其结果。

2．把任何一个事件都看成是所有有关因素共同作用的复合物。

3．用连续、发展、动态、开放、全面、非线性的观点来看问题。

4．凡是影响作为一个整体的系统的事物都将影响系统的每一个部分。

5．系统内任何一个部分的变化将影响系统的所有部分，也必将影响系统整体。系统整体还将制约着部分之间的相互作用。

6．整体不等于部分之和，整体往往大于部分之和。

7．应该从整个系统等级来了解事件的原因、联系和影响，从宇宙到分子，从生态、社会到家庭。

8．任何一个事件的发生都有内容与过程两个方面，疾病的症状、体征和其他表现是内容，而疾病的发生、发展和变化及其规律是过程。专科医生往往注重于了解内容，而全科医生更感兴趣于了解过程。一般人有时只能看到内容，而行家却能将内容与过程有机地结合起来。

二、一般方法论

亚里士多德是科学方法论的创始者，他最先提出了科学认识"归纳-演绎"的方法论程序模式。科学方法就是归纳与演绎之间的有机结合运用。后来英国的培根极力提倡以实验为基础的归纳法。他认为，人对事物的认识是从个别的、特殊的现象开始的，经过抽象和概括上升到一般的和普遍的原理。科学就在于用理性方法去整理感性材料。归纳分析、比较、观察和实验是理性方法的重要基础。法国的笛卡尔则重视理论的作用，提倡数学演绎法，创立了以数学为基础、演绎法为核心的科学方法论。意大利的伽利略把培根的实验法与笛卡尔的数学法结合在一起，创立了实验—数学方法，彻底改变了自古以来人们习惯从直观感觉或臆想出发，凭借纯粹的逻辑推演出结论的思辨方法，为自然科学的发展做出了巨大贡献。伽利略强调，对直观感觉材料要从数学方面做理性分析，由演绎得出的结论要通过实验验证，只有这样才能使自然科学有坚实的基础，定量与定性相结合的结论才能成为科学的理论。伽利略的科学方法论具有革命性意义，为近代自然科学的研究指出了一条正确的道路。

（一）归纳与演绎

归纳是一种从个别到一般、从特殊到普遍的逻辑推理方法，而演绎却是从一般到个别、从普遍到特殊的逻辑推理方法。归纳必须以一般原理为指导，依赖演绎确定其研究目的和方法；演绎必须以归纳为基础，依赖归纳为其提供推理的前提，两者交替使用，互相补充。人们对事物的认识就是从个别到一般，又从一般到个别的循环往复不断深化的过程。

1．归纳法　根据考察对象完全或不完全，归纳法可分为完全归纳法和不完全归纳法。由于医学现象和规律错综复杂，无法穷尽，因此，完全归纳法很难采用。不完全归纳法包括简单枚举法、统计归纳法和判明因果联系归纳法。判明因果联系归纳法又称穆勒五法：求同法、求异法、求同求异共同法、共变法和剩余法。医学研究中应用较多的穆勒五法是建立在因果关系单一决定论（单因单果）的逻辑推理思想上的，忽视了客观事物和现象的运动、联系、变异和多样性。比如，几千例细菌感染的患者都有发热，因此细菌感染后一定有发热，没有发热就没有细菌感染。但实际上，老年或体质极度虚弱的患者、出现中毒性休克的患者或特殊菌种感染的患者都可能不发热。因此，从个性中概括出的一般性结论并不一定都能反映事物的共性和本质。由归纳法推理出来的一般性结论并不一定可靠，它还需要依靠演绎法和实验法的相互补充

与配合，才能使结论更全面、更正确。

2. 演绎法　演绎推理的主要形式是三段论：大前提—小前提—结论。演绎推理的结论是否正确，取决于前提是否正确，推理的形式是否符合逻辑规则。演绎推理分模态演绎推理与非模态演绎推理，后者又包括简单判断推理和复合判断推理。简单判断推理有直言判断推理（直接和间接）和关系判断推理；复合判断推理包括联言推理、选言推理、假言推理、二难推理等。临床上常用的是间接直言判断推理、假言推理和选言推理等。

（二）类比推理

类比推理是由个别到个别、由特殊到特殊的推理过程，是从两个或两类事物某些属性的相似或相异出发，根据其中某个或某类事物有或没有某些属性，进而推出另一个或另一类事物也有或没有某一属性的思维过程。类比推理包括正类比、反类比、合类比3种基本形式。类比推理使人们富于联想，从而产生灵感，是进行创造性思维的重要形式。类比推理为扩大认识成果，由此及彼提供联系的桥梁。类比推理是仿生学和模拟实验的方法学基础，同时也是临床诊断某些疑难杂病常用的思维方式。

（三）假说与理论

科学假说是人们在已经获得的经验材料和已知事实的基础上，利用已有的科学理论作为推理的出发点，对于未知的事物现象、自然规律等所做的一种不完备、推测性的解释。医学理论就是在假说的基础上形成的，医生所依据的理论实际上就是一种"疾病模型"。

1. 建立科学假说的基本步骤　假说的提出→假说的推演→假说的验证→得出结论。

2. 假说的局限性　虽然建立假说是为了解释客观事实或现象，但是没有一种假说能包括所有的客观事实，也没有一种理论能完全与事物的本质相吻合。因此，任何科学假说都有其时代性和内在的局限性。

（四）分析与综合

分析与综合是科学研究的两种基本方法。分析就是将整体分解为部分来加以认识，认识部分是分析的主要任务。科学研究离不开分析，离开了分析就无法深入研究事物的内部，就不能剖析事物的细节。医学正是由于解剖、生理、病理等部分研究的突破而得以快速发展，从而走上科学发展道路的。

综合则是把部分连接为整体来加以认识，认识整体是综合的主要任务。真正的综合是要揭示各部分、要素之间的客观联系和相互作用的规律，最终认识系统整体的性质和功能。科学研究离不开综合，离开了综合就无法认识研究对象作为一个整体的特性。综合是分析的升华，是分析的归宿。全科医学着重于在生物医学、行为医学和社会医学对疾病和健康进行分析研究的基础上，进行综合性的研究，即从人的整体水平上研究疾病和健康。

三、学习全科医学的意义

（一）真正实现医学模式的转变

随着疾病谱、死因谱的转变，社会的不断进步，人们的健康观念和生活追求已发生了明显的变化，生物医学模式的片面性和局限性日益显现，已经无法适应现代医学发展的需要和人群的卫生保健服务需求，取而代之的是生物-心理-社会医学模式。该模式是一种多因多果、立体网络式的系统整体论思维方式，无论是医学的科学研究领域、医生的临床诊疗模式或医疗保障事业的组织形式，都应该根据这种医学模式进行调整。

虽然我国的医学生和专科医生都学习过医学心理学、社会医学等方面的知识，但他们在实践中大多数仍沿用以生物医学为基础的、以疾病为中心的诊疗思维模式，未能在实践中真正实现医学模式的转变。医学模式转变的实质就是医学观念、临床思维方式和服务模式的转变，即从一维的、以疾病为中心的诊疗模式向三维的或多维的、以患者为中心的服务模式转变。全科

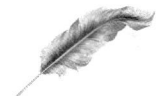

医学以现代医学模式为基础，以预防为导向，以人的健康为中心，其理论和方法能适应现代医学发展的需要和人群卫生保健需求的变化，是医学顺应现代社会发展的必然结果。由于生物医学模式已在人们的头脑中根深蒂固，只有通过系统学习全科医学的理论和方法，从根本上转变医学观念、更新思维方式，掌握以患者为中心的临床服务模式，才能真正实现医学模式的转变。

（二）激发医务人员对医学事业的兴趣与热情，有利于全科医学事业的发展

当前，我国正在大力推进城乡社区卫生服务的发展，全科医生已成为发展社区卫生服务的骨干力量。医药院校开展全科医学教育在办学目标及课程设置上也应适应这一发展趋势，以满足社会需要。通过系统学习全科医学知识，可以激发医学生和医务人员对社区全科医疗服务、教学与研究的兴趣与热情，从而吸引更多的医学生和医务人员从事全科医学的有关工作，加快提高我国全科医生的数量和质量，这也是加快我国社区卫生服务机构人才队伍建设的重要途径，更是社区卫生服务持久、深入、健康发展的重要保证。通过系统学习全科医学，可以促使医学生和医务人员熟悉社区卫生服务内容，适应全科医疗的要求，自觉、主动地投身全科医学事业；还可以加深医学生和医务人员对全科医学的认识和理解，使他们能认同全科医生的工作，并乐意同其进行密切的合作。普及全科医学教育，有利于推动我国的全科医学事业迅速健康向前发展，而全科医学事业的发展与我国的医药卫生体制改革的成败密切相关，也关系到我国的政治稳定、经济发展和人民的生活幸福。

（三）提高医学生和医务人员的基本素质，增强人文素质，完善知识结构与能力

医务人员素质的高低不仅取决于个人修养的好坏、掌握知识的多少和技术水平的高低，同时更取决于他们对医疗执业是否有深刻的理解、是否有健康的职业志向和高尚的职业道德，还取决于对自身的职业角色在医疗保健系统中的作用是否有正确的认识和评价，能否热爱本职工作，并立志献身于医学事业。医务人员素质的高低与其观察问题和解决问题时所站的高度以及所采用的思维方式有关。现代医学的发展和医学模式的转变也对医学生和医务人员的知识结构及能力水平都提出了更高的要求。现在的临床工作不仅要求医学生和医务人员掌握广博精湛的专业知识与技能，而且还要具备良好的人文素质和较强的社会适应能力。由于我国的现代医学水平与发达国家比尚有一定差距，而且长期以来，我国高等医药教育受苏联教育思想和教育模式的影响较深，普遍只注重医学专业知识和技术的教育，忽视人文社会科学课程教育（美国、德国等医学院校人文社会科学占总课时的 20%～25%，英、法等国也达到 10%～15%，我国占 8% 左右），在医学教育理论与实践中不同程度地存在着人文精神的缺失。医学生和医务人员普遍只顾医学知识与技术的提升，缺少对生命的热爱、对人类病痛的同情与照护，不了解医学职业的社会意义，往往只见疾病不见病人，只治病不治人，以致医疗服务失去人性化，并造成职业道德滑坡、医患关系恶化、公众满意度下降。

学习全科医学能够帮助医学生和医务人员正确理解医学的人文精神与人文价值，树立起为人民健康服务的信念，让为患者服务的理念深入灵魂，学会同情患者、善待患者，热爱医学，树立起崇高的职业志向，有利于医疗保健系统的平衡发展。因此，应该把全科医学教育与提高医学生和医务人员的基本素质，特别是人文素质结合起来，把提高医务人员的基本素质与医疗体制改革结合起来。

（四）有利于改善医患关系，培养良好的医德医风

全科医学被认为是最具有人性化的医学学科，强调要研究患者、理解患者、尊重患者、服务于患者、满足患者的需要。全科医学还强调医患交流技巧和医患关系的重要性，强调要充分发挥患者及其家庭的主观能动性以及医生自身的作用，把医生作为最好的"药物"。通过学习全科医学，可以使医务人员真正树立起以患者为中心的服务观念，并掌握医患交流与问诊的技巧，从而有利于化解医疗纠纷，有利于理解患者，同情患者，与患者建立起长期、连续、稳定

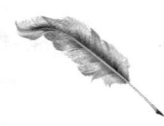

的朋友式医患沟通关系，最终改善医患关系，培养良好的医德医风。

自测题

1. 全科医学学科是
   A. 自20世纪60年代起源的新型二级临床专业学科
   B. 正式建立于20世纪60年代的新型临床二级专业学科
   C. 各门临床医学学科的综合体
   D. 包含了"六位一体"服务所有内容的预防医学专业学科
   E. 以内科服务为主的综合临床学科

2. 全科医学的基本特征不包括
   A. 以门诊为主体的照顾
   B. 为个体提供从生到死的全过程照顾
   C. 为服务对象协调各种医疗资源
   D. 提供以急诊室和家庭病床为主的服务
   E. 提供使社区群众易于利用的服务

3. 全科医学的"连续性服务"体现在
   A. 全科医生对社区中所有人的生老病死负有全部责任
   B. 全科医生在患者生病的过程中均陪伴在患者床边
   C. 对患者的所有健康问题都要由全科医生亲自处理
   D. 全科医生对人生各阶段以及从健康到疾病的各阶段都负有健康管理责任
   E. 如果全科医生调动工作，就必须将自己的患者带走

4. 全科/家庭医学被批准为美国第20个医学专业是在
   A. 1969年
   B. 1972年
   C. 1986年
   D. 1993年
   E. 1997年

5. 促使全科医学产生的背景不包括
   A. 人口的迅速增长与老龄化
   B. 人群疾病谱与死因谱的变化
   C. 医疗费用的高涨
   D. 健康观的变化
   E. 环境污染的加剧

6. 中华医学会全科医学分会的成立标志着我国全科医学学科的诞生，其成立时间为
   A. 1989年11月
   B. 1992年11月
   C. 1993年11月
   D. 1995年8月
   E. 1997年1月

7. 下列不属于系统的基本特征的是
   A. 层次性
   B. 封闭性
   C. 整体性
   D. 稳定性
   E. 相似性

（林斌松）

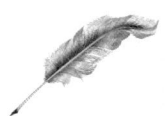

第二章 全科医疗与全科医生

第二章数字资源

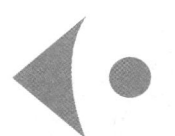

学习目标

通过本章内容的学习，学生应能够：
1. 说出全科医疗、全科医生、双向转诊的概念。
2. 阐述全科医疗的十大基本原则与特征、全科医疗的服务内容。
3. 概述合格的全科医生应能胜任哪些全科医疗工作。
4. 概述全科医疗的服务对象、场所、基本服务方式，全科医疗与专科医疗的区别与联系。
5. 阐述全科医生在社区卫生服务中扮演的角色与素质要求、全科医生与专科医生的区别。
6. 概述我国全科医生教育培训的目标、内容与培训模式。

第一节 全科医疗

全科医疗是主要由全科医生面向社区居民提供的医疗保健服务，是基层医疗的最佳服务模式，也是高质量的初级卫生保健服务。全科医疗与专科医疗是医疗卫生服务的两种不同的模式，两者并存，缺一不可，如同"鸟之双翼"，共同组成了完整的当代临床医疗服务体系。

一、全科医疗的定义

全科医疗（general practice，GP）是全科医生将全科医学理论应用于患者、家庭和社区照顾，为个人、家庭、社区提供集预防、治疗、保健、康复、健康教育和计划生育技术服务为一体的兼具可及性、持续性、综合性、协调性的基层医疗保健服务。全科医疗是在通科医疗的基础上发展起来的，是一种集合了多学科领域内容于一体的临床专科，除了运用宽广的医学专业知识与技术外，还特别强调运用家庭动力学、人际沟通、心理咨询与治疗等方面的知识与技能提供服务。全科医疗在北美等一些国家和地区被称为家庭医疗（family practice）。在中国内地，全科医疗的内涵与北美地区的家庭医疗的内涵是一致的。

二、全科医疗的服务对象、场所和服务方式

（一）全科医疗的服务对象

全科医疗的服务对象要比专科医疗广得多，包括个体、家庭和社区。个体对象涵盖了社区内所有的人，包括健康的、高危的、亚健康的、患病的处于发病不同阶段的人，也包括常

住居民、暂住居民及其相关人员。在这些人群中，重点服务对象包括慢性病患者、儿童、妇女、老年人、残疾人以及贫困居民等。社区内的高危人群的健康危险因素干预亦需要高度重视。

（二）全科医疗的服务场所

临床专科医疗服务一般在医院或门诊机构。全科医疗的服务场所也包括这两者，但以门诊服务为主。根据群体和个体照顾对象的不同，全科医生经常需要到家庭、社区内的各种单位、公共场所、护理院、老人院、临终关怀病房等处提供服务。在大医院，患者往往不固定，常见的是患者围绕专科医生转；而在社区，患者相对固定，全科医疗服务中常见的是全科医生围绕患者转，医生根据患者和人群的需要而深入各种场所提供服务。

（三）全科医疗的基本服务方式

全科医疗的基本服务方式应根据不同的地理环境、工作地点、服务需要、人口特征等进行选择，并需要采取灵活方式，以主动服务、上门服务等多种形式提供服务。主要工作方式（形式）有：

1. 门诊　门诊服务（ambulatory care）是社区全科医疗最主要的服务方式，以提供基本卫生服务为主，能体现全科医疗的可及性、方便性、经济性的服务特点。一般包括门诊、日间观察，如常见疾病的门诊诊治、慢性病患者的预约门诊随访等。

2. 家庭出诊（home visit）、家庭病床（family sickbed）　这是全科医疗中一类特定的服务方式，是全科医生根据患者所患健康问题/疾病状况以及患者的医疗服务需求，为患者提供到其家庭中进行诊疗的服务。这种服务一方面可以是根据预防工作、随访工作或保健合同要求的主动上门服务，另一方面也可以是应居民要求而安排的上门服务。根据患者病情需要，可以是一次完成家庭出诊，也可以多次出诊。在特定情况下，应该在患者家庭中建立家庭病床服务，这时全科医生应根据患者病情需要制订详细的诊疗和护理计划、家庭访视计划，并严格按照家庭病床记录内容进行记录。

3. 急诊　可以在日常门诊、夜间值班及患者家庭中提供。

4. 会诊和转诊服务　会诊和转诊是全科医疗中较为常见的服务方式，体现了全科医疗的协调性服务特点。

会诊（consultation）是指根据需要，基层医生请其他医生来共同诊断与处理患者的复杂临床问题的服务。进行会诊的医生可以是某方面有专长的基层医生，但更多的是上级医院的专科医生。有时专科医生也会请全科医生为其患者进行会诊。

转诊（referral）是指把患者某一健康问题照顾的责任暂时转移给其他医生的服务。进行会诊或接收转诊患者的医生称为顾问医生（consultant doctor），而请求转诊的医生称为转诊医生，一般多为负责长期患者照顾的全科医生。转诊服务包括时段式转诊（interval referral）、并行式转诊（collateral referral）、跨越式转诊（cross referral）、分离式转诊（split referral）、双向转诊（round referrals）等 5 种类型。

在国外没有双向转诊这个术语，但它却是我国开展社区卫生服务和全科医疗服务过程中特别强调的服务方式。《中共中央、国务院关于卫生改革与发展的决定》中明确要求"要把社区卫生服务纳入职工医疗保险，建立双向转诊制度"。

双向转诊是指在两个卫生服务机构之间，将患者转出去和转回来的连续的一条龙服务，一般多为社区卫生服务机构根据患者病情需要将患者转到专科医院、综合医院诊治并与其继续保持联系，达到转诊目的后再由上级医院转回社区卫生服务机构的服务过程。双向转诊可以是横向的，如全科医生根据病情和患者需要将患者转给同机构或同级别的全科医生，以及专科医院与综合医院之间转诊；也可以是纵向的，如社区卫生服务机构与上级医疗机构之间的相互转诊，我国全科医疗服务的双向转诊以后者为主。

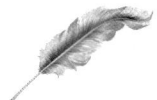

5．长期照顾（long-term care）　主要针对身患多种疾病需要长期医疗照顾的老年人。社区中的护理院（nursing home）等机构就能提供这样的服务，但多数老人更多地需要长期居家照顾（home care）。此外，一些稳定期精神病患者和康复期的残疾人也都需要长期照顾。家庭病床服务就是长期照顾的一种方式。

6．临终关怀（hospice care）和姑息医学（palliative medicine）照顾　临终关怀又称安宁照顾，姑息医学又称缓和医学。

7．电话/网络咨询服务　可分为无偿的服务，如热线服务、预约服务；或有偿的服务，如电话心理咨询服务等。

8．健康教育　详见第六章以预防为导向的健康服务。

9．巡诊服务　巡诊服务又称流动服务。在一些欠发达、人口少、居民居住分散的地区，不设立固定的医疗机构提供服务，而是依靠设置若干医疗流动站点，每周固定日期派人（有时也同时派车）去提供巡回服务，如周一、周三在 A 站点，周二、周五在 B 站点。

三、全科医疗服务的内容

全科医疗具有民族和地域的特点，在不同的国家或地区所提供的服务范围和内容不尽相同，但其目的都是为社区居民提供"安全、便捷、经济、有效"的基本医疗服务。我国规定的社区基本医疗服务至少包括以下 7 个方面，这些基本主要由全科医生来完成。

1．一般常见病、多发病的诊疗、护理和诊断明确的慢性病的治疗与管理。
2．社区现场应急救护。
3．家庭出诊、家庭护理、家庭病床等家庭医疗服务。
4．转诊服务。
5．康复医疗服务。
6．中医药（民族医药）服务。
7．政府卫生行政部门批准的其他适宜医疗服务。

此外，在社区卫生服务机构所提供的公共卫生服务中，全科医生还承担相应的一些重要工作。在做好人群预防工作的同时，更要做好个体预防工作。

> ➤ 考点：全科医疗的定义；全科医疗服务的基本方式和服务内容。

第二节　全科医疗服务的基本特征

全科医疗服务的基本特征并不都是全科医学所特有的，也不完全是现代医学的产物，更多是在古老的传统医疗中普遍存在，又与现代医学相结合得到了提炼与升华。综合国内外的全科医疗实践经验，全科医疗总体上具有下列十大基本特征：

一、注重于人，以人为本

全科医生在工作中，应该把自己的服务目标对准提高社区全体居民的健康水平，改善社区全体居民的生活质量。全科医生要贯彻注重于人，以人为本的原则，坚持以患者为中心，为社区全体居民提供以门诊为主体的一线医疗照顾，即承担基层医疗保健服务。

对于以人为本，我们应这样正确地理解认识：

（一）人是有感情和需要的

全科医生应以其丰富的情感体验与患者进行感情交流，使患者产生一种安全感、信任感和

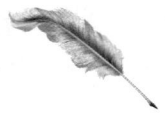

被认同感,并尽可能地满足患者各方面的需要。

(二)人是有尊严和权利的

全科医生在诊治过程中应注意与患者建立起一种平等交往的关系。患者有权决定对其自身问题的处理方案,有权了解自身问题的原因、机制、严重性、预后以及医生采取各种措施的理由和利弊。

(三)患者具有主观能动性

全科医生应努力使患者及其家庭成为维护健康和治疗疾病的积极合作者,使他们掌握必要的自我保健知识和技术,让他们为自身的健康负责。全科医生则在大多数时间里仅仅扮演指导者和教育者的角色。

(四)患者是个完整的有机体

全科医生应从整体的角度看待患者,即不但要从生物学角度,更要结合心理、社会等各方面的知识和技术,为患者及其家庭提供整体性的服务。

(五)患者具有个体化的倾向

如果你问专科医生刚看过的患者具有哪些特征,他可能一无所知,但若问他这个患者得的是什么病,他却能描述得很详细。对于专科医生来说,疾病是千篇一律的,都是由症状、体征和阳性的实验室检查结果构成,针对某一类疾病的治疗原则也大同小异。对于全科医生来说,每一个患者的问题都是不同的,因为每个患者及其所处的环境都不一样,同一种疾病在不同的患者身上就会有不同的反应和意义。William Osler 指出:了解患病的人是一个什么样的人要比了解患者得的是什么病重要得多。因为只有充分了解患病的人才能更好地理解患者所患的病及其意义。患者之间既有共性又有个性,要在共性中把握规律,在个性中把握特征,而不管问题的性质如何,所有的医疗保健服务都应该是个体化的。

二、在完整的背景下观察、研究和解决患者及其家庭的健康问题

脱离背景的问题常常是令人费解的,同样的问题在不同的背景下将会有不同的意义。同样是下身疼痛,发生在即将分娩的孕妇,则意味着新生儿即将诞生,而发生在其他人身上,也许意味着恶性肿瘤或其他疾病。又如,一条长椅,很难说清它的用途,放在公园里是供游人坐的,放在会议室是供开会的人坐的……我们只有把问题放回到它原本的背景下,问题的来龙去脉才能一清二楚。脱离背景去观察问题,不仅难以把握问题的本质,更难以理解问题的意义。William James 指出:"为了正确地理解一件事情,我们有必要在它所处的环境之中和之外去观察它,以掌握事物的整个变异范围。"患者的完整背景应该包括社会背景、社区背景、家庭背景、个人背景和疾患背景。这些背景资料大多数已记录在其健康档案中或留在全科医生的印象中,患者就诊时,全科医生只需花几分钟时间去复习或回忆,就可获得关于患者的完整印象。在转诊时,这些背景资料也可提供给专科医生作为参考。

三、以家庭为保健单位的照顾

以家庭为保健单位(family as a vital unit of care)的原则是全科医学作为一门独特学科的重要基础。如果忽视家庭这个要素,全科医疗就丧失了它鲜明的专业性特征。家庭往往是疾病的重要病因之一。个人与家庭之间存在密切联系。一个家庭成员的健康问题必将影响到家庭的其他成员。有时,来看病的不一定是真正的患者,而只是对患病的家庭成员影响最深的人,真正的患者是家庭的其他成员或整个家庭。因此,只有以家庭为保健单位,才能发现真正的病因和真正的患者。

家庭还是疾病的重要背景,个人与家庭之间存在着相互作用。家庭是个人最重要的生活环境,也是个人疾患的重要背景。家庭的结构与功能会直接或间接影响家庭成员的健康,也会受

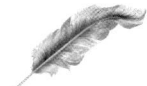

到家庭成员健康或疾病状况的影响。家庭可以通过遗传、社会化、环境和情感反应等途径影响个人的健康或疾病的发生、发展和转归。

家庭生活周期（family life cycle）的不同阶段存在不同的重要事件和压力，如处理不当可引发家庭危机，有可能对家庭成员造成健康损害。因此，全科医生要善于了解和评价家庭结构、功能与周期，发现其中潜在的对家庭成员健康的危害，并通过适当的干预使之及时化解；还要善于动员家庭资源以协助对疾病的诊断治疗和慢性病的长期管理。

另外，家庭也是解决个人健康问题的重要场所和有效资源。家庭的支持可以增强患者对医嘱的顺从性，家庭还可以提供有关疾患的重要线索。全科医生应以家庭为单位提供居家照顾，进行健康教育，加强互助，改善家庭健康环境。

四、以生物－心理－社会医学模式为基础

医学从生物医学模式转向生物-心理-社会医学模式是为了适应医学环境（medical environment）的变化。生物-心理-社会医学模式要求整合生物医学、行为科学和社会科学等方面的研究成果，用三维或多维的思维方式去观察和解决人类健康问题。全科医学的产生为实现医学模式的转变奠定了基础。世界著名的临床心理学家莱维就举过一个三维诊断的例子：有一男子死于肺癌，医生认为其病因是吸烟过多，而吸烟过多是由于神经质；神经质的原因是夫妻不和，借烟消愁；夫妻不和是因为一家三代人同住一室，夫妻常因对老人、孩子的态度不同而争吵；三代人同住一室是因为住房拥挤。该患者的生物学诊断是"肺癌"，心理学诊断是"神经质"，社会学诊断是"住房拥挤"。

五、采用以预防为导向的服务模式

当前，随着我国医药卫生体制改革的深入开展，从政府到社区居民都比以往任何时候更加重视预防保健的作用。面对各种慢性病，医学曾一度撞进了特异性治疗的死胡同，却在预防医学的"金字塔"中看到一线光明，因为虽然大部分慢性病都是不可治愈的，但却是完全可以预防的。由于公众已经开始主动要求维护健康、追求长寿，预防保健服务也已成为公众关心的热点。预防保健的任务一般要求落实到基层医疗，特别是社区卫生服务工作中。为了切实贯彻"预防为主"的方针，全科医生必须采用以预防为导向的临床预防服务模式，包括以下几个方面：①把个人及其家庭的每一次接触都看成是提供预防保健服务的良机；②把预防保健服务看成是日常医疗实践活动的一个重要组成部分；③采用以预防为导向的病史记录；④个人预防与群体预防相结合；⑤提供综合性的预防保健服务；⑥把医疗服务的目标直接指向提高社区全体居民的健康水平。

六、发扬团队合作的精神

全科医生个人的力量总是有限的，不可能解决所有的健康问题。全科医生应该把自己看成是社区卫生工作网络或健康维护组织（Health Maintenance Organization，HMO）中的一个重要组成部分，是个人及其家庭所需要的所有医疗保健服务的协调者。在各国的全科医疗服务中都要大力提倡团队合作工作方式（team work），即以全科医生为核心，由不同的医护人员组合，一起对服务对象提供立体网络式的健康照顾。要提供协调性的医疗保健服务，首先必须在全科医生间开展相互合作，要在全科医学的基础上发展专科特长，以便取长补短。其次，要学会适当地利用专科会诊和转诊，特别是双向转诊，充分发挥三级医疗预防保健网的作用，建立首诊、转诊制度和转诊关系，充分合理利用有限的卫生资源。另外，要善于发掘、组织和利用社区内外一切可以利用的医疗和非医疗资源，尤其是传统中草药、针灸推拿等替代医学的作用，参与提供全面的社区卫生服务。强调团队合作，才能充分满足社区居民及其家庭对卫生服

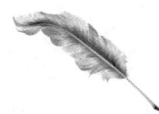

务的需求。

七、在连续性服务的基础上,提供综合性照顾

所谓连续性服务(continuity of care)并不是指一直由某个医生负责治疗某种疾病,而是指责任和关系的连续性,这种连续性服务的责任和关系并不因单一疾病的治愈或转诊而终止,不受时间或空间的限制,且与是否患病无关。当全科医生接受个人及其家庭为服务对象后,就要开始担负起为个人及其家庭提供连续性服务的责任,并努力与个人及其家庭建立起一种固定、长久、亲密的朋友式医患关系。这种连续性服务可以理解为以下几个方面:第一,沿着人的生命周期提供照顾。从婚育咨询开始,经过孕期、产期、新生儿期、婴幼儿期、少儿期、青春期、中年期、老年期直至濒死期,都应覆盖在全科医疗服务之中;当患者去世后,全科医生还要顾及其家属居丧期的保健,乃至某些遗传危险因素的连续性关照等问题。第二,沿着疾病的周期(健康-疾病-康复)各个阶段提供照顾。第三,无论何时何地,全科医生对其管辖社区居民健康负有连续性责任,要根据患者需要事先安排或随时提供服务。

只有在连续性服务的基础上,全科医生才能:①建立良好的医患关系,充分发挥个人及其家庭的主观能动性;②全面了解个人及其家庭各方面情况;③有效地控制疾病的发生、发展,提高服务效益;④使全科医生在工作中得到回报,从而对自己的工作产生越来越浓厚的兴趣;⑤吸引越来越多的患者前往社区卫生服务机构就诊;⑥不断提高全科医生的服务能力,因为在连续性的背景下,每个患者及其家庭都是一本最好的教材。

保持责任和关系的连续性也是提供综合性照顾(comprehensive care)的基础。只有提供综合性照顾,才能充分满足社区居民的需要,才能全面维护个人及其家庭的健康。综合性照顾体现了全科医疗跨学科、跨领域、全方位、立体化的周全性服务特点。

 知识链接

连续性服务

国外 Starfield 等学者研究显示,医患之间保持 1.5~2 年以上的长期稳定的医患关系,全科医疗服务的优势才能显示出来。医患关系不连续,服务照顾则不可能连续。责任的连续性是核心。只有责任明确才能保证其他连续性的工作意义。

连续性服务必须通过一些特定的途径实现,包括:与社区居民签订家庭保健合同,以此稳定医患双方的关系;建立预约就诊制度,保证患者就诊时能见到自己的家庭医生;建立慢性病的随访制度;建立急诊或 24 小时电话值班制度,使全科医疗对患者的"首诊"得到保证;建立完整的健康档案,使每个服务对象的健康-疾病资料获得完整准确的记录和利用。

八、把医生本身作为治疗的重要因素,强调医患关系的重要性

医疗实践本质上是一种医患互动的过程,医生、患者和医患关系是这个过程中的 3 个关键要素。患者将选择什么样的医生,一个好医生的标准应该是什么?无疑,对患者而言,医生既要容易接近,容易沟通,可以信赖,可以依靠,又要能提供满意的服务,具有高超的技术。技术、艺术、道德是衡量一个医生成功与否的 3 个方面。在治疗过程中,首先起作用的往往不是药物,而是医生本身。对患者而言,好医生才是最好的药物。许多患者会对他信赖的医生说,"我一看到你,病就好了一大半了",或者"听你这么一说,我感觉好多了"。大量研究表明:积极的医患互动有利于患者恢复健康。其主要原因是:在积极的医患互动过程中,患者的需要

能得到较大满足，患者与医生能在积极的气氛中进行合作，增加了患者对自身问题的了解和对医嘱的遵从，增强了患者战胜病魔的信心，调动了患者的内在潜能。相反，消极的医患互动却是十分有害的，它可能使患者产生消极、悲观的情绪和孤立无援的感受，可明显降低患者对医嘱的遵从，有时还会增加患者的痛苦体验或加重病情，而来自医生的不恰当暗示还会直接产生新的问题。如果全科医生没有意识到自身的非技术因素在治疗过程中的重要性，没有意识到医患关系对于医疗保健服务的重要意义，那么他就很难在社区中立足，更难以提供理想的服务。利用自身的"治疗作用"和良好的医患关系是全科医生帮助患者战胜病魔的最有效武器。

九、立足于社区，保持医疗保健服务的可得性和可用性

立足于社区要求全科医生要生活在所服务的社区中，与社区居民打成一片。立足于社区要以社区为服务范围，充分了解社区，并在社区中扮演协调者的角色，以便动员社区力量，提供社区卫生服务。只有立足于社区，才能保持医疗保健服务的可得性（accessibility）和可用性（useability）。可得性是指居民在有必要时能很容易地进入医疗保健系统，居民熟悉全科医生的工作和生活规律，能在短时间内找到全科医生。可用性是指居民进入医疗保健系统后，有可以利用的各种资源，包括有适当的医疗设施、较为固定的医疗关系、有效的预约系统、上班时间外的服务、可用的专科会诊和转诊网络以及社区服务资源，还包括心理上的接近、经济上的可承受性和地理位置上的接近。可得性和可用性集中体现在全科医疗服务的六大特征上：方便、周到、及时、亲切、便宜、有效。

十、提供预防、治疗、保健、康复、健康教育及计划生育技术服务"六位一体"的服务

为社区全体居民提供预防、治疗、保健、康复、健康教育及计划生育技术服务"六位一体"的整体性服务，是我国社区全科医疗的一个重要特征。所谓整体性服务，是指全科医生充分了解和掌握预防、治疗、保健、康复、健康教育及计划生育技术指导的知识与技能并加以整合，充分体现在全科医疗服务各项工作中。

> 考点：全科医疗服务的十大基本特征。

第三节　全科医疗与专科医疗的区别与联系

案例 2-1

男性，46岁，近1个月因反复头痛而来社区卫生服务中心就诊。自述曾到某三甲医院神经科诊治，头颅CT、经颅多普勒检查都没发现异常，治疗后症状未见缓解。全科医生了解到患者头痛发作往往与情绪变化有关。近期患者夫妻感情出现问题，常吵架，易激动，每次吵架后患者都出现头痛。头痛部位以头颈后背为甚，呈钝痛，持续数小时，休息后缓解。近来患者工作压力加大，常加班到深夜。平时血压稍偏高，未引起注意。患者体型肥胖，血脂稍偏高，有高血压家族史。全科医生要求患者在头痛发作时测量血压。几天后，患者告知头痛发作时立即测血压超过150/95 mmHg，经休息或调整情绪后血压慢慢恢复正常。全科医生为患者诊断为：①高血压性头痛；②原发性高血压（Ⅰ级，中危）；③高脂血症；④夫妻关系紧张。

问题：
结合本案例，全科医生在诊疗模式上与专科医生有何不同？

一、全科医疗与专科医疗的区别

（一）服务宗旨与职责的区别

全科医疗与专科医疗负责健康与疾病发展的不同阶段，二者的工作重心不同。全科医疗负责人的健康阶段、疾病早期乃至经专科诊疗后无法治愈的各种病患的长期照顾，其服务宗旨是关注人胜于关注疾病，且无论其服务对象有无疾病或病患（有症状或不适），全科医疗都要为其提供令其满意的照顾，即对其服务的"当事人"具有不可推卸的责任。因此，全科医疗服务应遵循"照顾"模式，其责任既涉及医学科学，又涉及与这种服务相关的各个专业领域（包括医学以外的行为科学、社会学、人类学、伦理学、文学艺术等），其价值既有科学性，又顾及服务对象的意愿、生命质量和满意度，充分体现了医学的艺术性。由于全科医疗服务对照顾的注重，可称其为"照顾医学（care medicine）"。

传统专科医疗负责疾病形成以后一段时期的诊治，其宗旨是根据科学对人体生命健康与疾病本质的深入研究来对抗疾病。当遇到现代医学无法解释或治疗的情况时，专科医疗就不得不宣布放弃其对患者的责任（即在某患者的疾病"无法诊断"或"无法治疗"时，就让其出院或放弃治疗）。从这个意义上讲，专科医生类同于"医学科学家"，其工作遵循"科学"模式，其责任局限于医学科学认识与实践的范围，其最高价值是科学性，充分体现了医学的科学性方面。由于专科医疗追求根除或治愈疾病，故可称其为治愈医学（cure medicine）。

（二）服务内容与方式上的区别

专科医疗服务处于卫生服务金字塔的上部，所处理的多为医学上的疑难杂症和重病，往往需要动用昂贵的医疗资源（即高端的医疗技术、设备、耗材等）。其工作方式多采用各个不同专科日新月异的高精尖诊疗技术。因此，专科医生是运用越来越复杂的精密医疗仪器设备救治患者的技术权威，而患者是"听凭医生处置的高技术手段的被动受本"。

全科医疗处于医疗卫生服务体系的金字塔底层，处理的多为常见健康问题，强调利用适宜技术和社区、家庭的卫生资源，以低廉的成本维护大多数居民的健康，并协助干预各种无法被专科医疗治愈的慢性病及其导致的功能性问题。由于这些问题往往涉及服务对象的生活方式、社会角色与健康信念，全科医生的服务方式是通过团队合作进行"一体化"的全方位管理。这种团队合作式管理的依据既包括现代医学各学科的研究成果，也有多年积累的临床经验，还包括各种行之有效的传统医学和替代医学手段。在全科医疗服务团队中，患者应是医护人员得力的合作伙伴，是社区及家庭健康管理目标制订与实施的积极主体之一。全科医疗与专科医疗各方面的区别具体见表2-1。

表2-1 全科医疗与专科医疗的区别

特性	全科医疗	专科医疗
服务人口	较少但较稳定（1∶1500～2500）	大而流动性强（1∶5万～50万）
照顾范围	宽（生物-心理-社会功能）	窄（某系统/器官/细胞）
医患关系	较固定，平等伙伴关系，以患者为中心，患者主动参与	流动，垄断式关系，以医生为中心，患者被动服从
疾患类型	常见问题	疑难重症
技术	基本技术，不昂贵	高新技术，昂贵

续表

特性	全科医疗	专科医疗
方法	综合、主动	分科、被动
责任	持续性，生前→死后	间断性
服务内容	"防治保康教计"六位一体	本专科的医疗服务为主
服务模式/宗旨	以健康为中心，全面管理	以疾病为中心，救死扶伤
预防	一、二、三级预防	三级预防

二、全科医疗与专科医疗的联系

在布局合理的金字塔形卫生服务体系中，基层医疗机构能用价格合理的适宜医疗技术解决 90% 左右的健康问题。仅少数患者需要转诊到大医院进行专科医疗，之后再转回基层医疗机构进行后续服务。在这种金字塔形卫生服务体系中，全科医疗与专科医疗是一种互补与互助的关系，表现为：

1. 合理分工，各司其职　大医院将精力集中在疑难重症诊治和高精尖医疗技术的研究上，基层医疗机构则全力投入社区人群的基本医疗保健服务。患者的一般问题和慢性病可以就近获得方便、便宜且有人情味的服务，如需要专科服务时可以通过全科医生的转诊而减少就医的不便与盲目性；而医疗保险系统也能因此而获得一支可靠的"守门人"队伍，从而减少浪费，提高医疗资源利用上的成本效益。

2. 密切合作，互补互利　全科医生工作在防治疾病的上中游，专科医生则多工作在中下游，通过双方的合理分工，密切合作，互补互利，全科医疗与专科医疗在患者照顾及医学发展中可以发挥各自的优势和所长。一般常见病、多发病的门诊和预防服务主要由全科医疗服务提供，大医院由此可以解决门诊人满为患的局面，从而将重点放在住院患者服务、疑难重症诊治和发展高新诊疗技术、医学教育、医学科学研究等方面。全科医生提供的疾病早期信息和长期连续性照顾的信息及家庭信息有助于医院对患者的诊治；专科医生则提供继续医学教育和对口支援，有利于全科医生及时更新知识、学习新的临床适宜技术，并能更好地与专科医疗衔接。另外，全科医疗承担首诊功能，和专科医疗间通过双向转诊及网络共享信息，从而避免照顾责任的中断，避免重复性的检查与治疗，保证服务对象能获得最有效、方便、及时、连续与适当的服务。

（林斌松）

第四节　全科医生的定义、角色和任务

案例 2-2

女性，30 岁，自诉牙龈肿痛、咳嗽、流涕就诊，并向全科医生诉说打算近期怀孕，但自己容易感冒，又担心吃了药后对怀孕有影响，并表示自己的丈夫爱抽烟，对怀孕表现得很矛盾。

问题：

作为全科医生你该如何办？

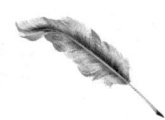

一、全科医生的定义

全科医生（general practitioner，GP）又称家庭医生（family doctor），或家庭医师（family physician），是全科医疗服务的提供者。目前各国对全科医生的定义并不统一。

世界家庭医生组织（WONCA）对全科医生的定义是："全科医生的基本职责是为每一个寻找医疗保健的人提供综合性的医疗保健服务，必要时也安排其他卫生专业人员为其提供有关服务。"美国家庭医师学会（AAFP）对家庭医师的定义为："家庭医师是经过家庭医学范围宽广的医学专业教育训练的医生。家庭医师具有独特的态度、技能和知识，使其具有资格向家庭的每个成员提供连续性和综合性的医疗照顾、健康维护和预防服务，无论其性别、年龄或者健康问题类型是生物医学的、行为的或社会的。这些家庭医师由于其背景和家庭的相互作用，最具资格服务于每一个患者，并且作为所有健康相关事务的组织者，包括适当利用专科医生、卫生服务以及社区资源。"

我国目前对全科医生的定义是：全科医生是指接受过全科医学专门训练，工作在基层医疗机构中，为个人、家庭和社区提供优质、方便、经济有效、一体化的基层医疗保健服务，进行生命、健康与疾病的全过程、全方位负责式照顾管理的医生。全科医生的服务涵盖不同性别、年龄的对象及其所涉及的生理、心理、社会各层面的健康问题，他应能在所有与健康相关的事务上，为服务对象当好健康代理人，是高质量初级卫生保健的最佳提供者，是健康保健系统的最佳守门人。我国目前主要通过全科医生岗位培训和全科医生规范化培训两个途径培养全科医生。

➢ 考点：全科医生的定义。

二、全科医生在社区卫生服务中扮演的角色

（一）全科医生的角色

对于不同的层面，全科医生承担着不同的角色。

1．个人与家庭层面

（1）医生：负责常见健康问题的诊治和全方位、全过程的管理，包括疾病的早期发现、干预、康复与终末期服务。

（2）健康监护人：负责健康的全面维护，促进健康生活方式的形成；定期进行适宜的健康检查，早期发现并干预危险因素；作为患者与家庭的医疗代理人对外交往，维护当事人的利益。

（3）咨询者：提供健康与疾病的咨询服务，聆听与体会患者的感受，通过有技巧的沟通与患者建立信任关系，对各种有关问题提供详细的资料与解释，指导服务对象进行有成效的自我保健。

（4）教育者：利用各种机会和形式，对服务对象（包括健康人、高危人群和患者）随时进行深入细致的健康教育，保证教育的全面性、科学性和针对性，并进行教育效果评价。

（5）卫生服务协调者：当患者需要时，负责为其提供协调性服务，包括动用家庭、社区、社会资源和各级各类医疗保健资源，与专科医生形成有效的双向转诊关系。

2．医疗保健与保险体系层面

（1）守门人：作为首诊医师和医疗保险体系的"门户"，为患者提供所需的基本医疗保健，将大多数患者的问题解决在社区，为少数需要专科医疗者联系有选择的会诊/转诊；向保险系统登记注册，取得"守门人"的资格，并严格依据有关规章制度和公正原则、成本/效果原则

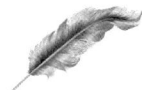

从事医疗保健活动,与保险系统共同实施基本医疗保险。

(2) 团队管理与教育者:作为社区卫生团队的核心人物,在日常医疗保健工作中管理人、财、物,协调好医护、医患关系,以及与社区社会各方面的关系;组织团队成员的业务发展、审计和继续教育活动,保证服务质量和学术水平。

3. 社会层面

(1) 社区与家庭的成员:作为社区和家庭中重要的一员,参与其中的各项活动,与社区和家庭建立亲密无间的人际关系,推动健康的社区环境与家庭环境的建立和维护。

(2) 社区健康的组织与监测者:动员组织社区各方面积极因素,协调建立与管理社区健康网络,利用各种场合做好健康促进、疾病预防和全面健康管理工作,建立与管理社区健康信息网络,运用各种形式的健康档案资料协助做好疾病监测和卫生统计工作。

(二)全科医生在社区卫生服务中的角色定位

1. 首诊服务　首诊服务是指居民有健康需求时,先寻求全科医生的帮助,如果需要其他专科医生的帮助,则由全科医生进行转诊。基本卫生保健(primary health care)是全科医生在首诊时提供的主要服务。世界卫生组织(WHO)认为居民80%的健康问题可以在社区解决,英国国家医疗服务体系(National Health Service,NHS)的经验也证实了这点,NHS规定居民寻求健康帮助时,先到全科医生处就诊,否则不能享受免费医疗政策。英国基本卫生保健服务占NHS总预算的80%,居民90%的门急诊由全科医生首诊,且90%以上病例没有转诊。此外,美国、澳大利亚、我国香港等国家和地区基层卫生机构承担的就诊量达到了体系内的80%。可见,全科医生在医联体内承担首诊服务工作符合国际经验。在我国,全科医生承担首诊服务工作有利于就诊者的合理分流,提高医疗资源的利用,是建立分级诊疗体系的基础。

2. 健康管理服务　2016年,我国开始在医联体内推行家庭医生签约服务制度,期望改变基层医疗卫生服务模式,提升基层服务能力,为居民提供连续、综合、可及的健康管理服务。全科医生是家庭医生签约服务的主要承担者,根据不同人群(健康人群、慢性病患者、孕妇、儿童等)的分类为其设计出个性化的签约服务包,即健康管理计划。健康管理服务的内容包括健康档案的建立、健康宣教、随访评估、安排体检等,全科医生需根据居民的健康需求将上述服务合理量化并实施。优质的健康管理服务能达到疾病预防、早诊断、早发现、早治疗、降低慢性病患者的二次住院率及住院费用等效果,符合医联体建设提倡的慢性病预防、治疗、管理相结合的基本原则,令全科医生成为医联体内健康与费用的"守门人"。健康管理服务是全科医生在医联体内承担的最具特色的角色,与其他专科医生相区别,属特征角色。

3. 各级健康服务的枢纽　在医联体内,全科医生是居民获取各类医疗资源(包括医院、心理咨询室、妇联、残联、社会福利机构、公共卫生等健康相关部门)的枢纽,为患者协调各类健康相关服务,起到收集、传递、协调、更新、保存患者信息的作用。如首诊及健康管理服务过程中,全科医生不能解决患者的健康需求时,需将其转诊或介绍到合适的健康部门,并在这个过程中协调患者、专科医生或医院之间的沟通,共同为患者解决健康问题。当患者情况好转后,再将其下转至全科医生处,更新健康档案,重新评估,制订健康计划,安排下一次随访或进行后续治疗。健康相关服务枢纽的角色使全科医生成为医联体内健康服务需求者、提供者的中心,是首诊、健康管理服务与"高级医疗需求"的连接通道,实现分级诊疗体系内各机构的分工与协作,使医联体内的居民获得全人(生物-心理-社会医学模式)健康照护服务(图2-1)。

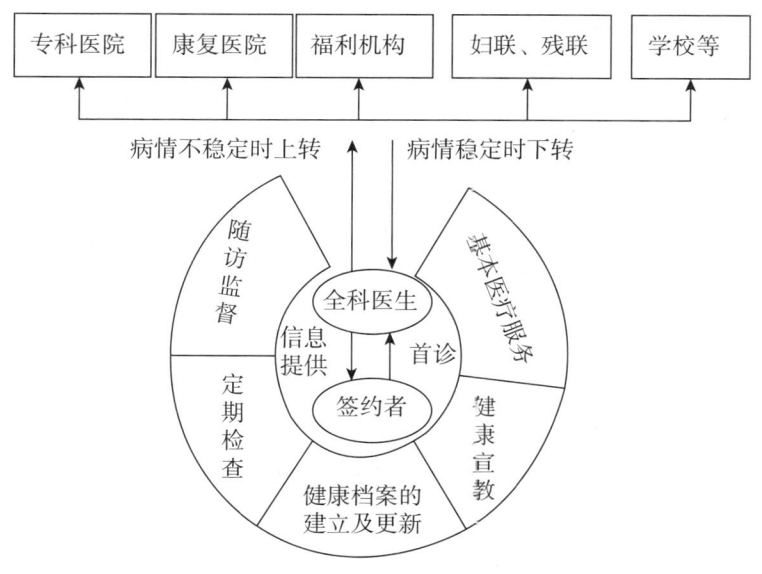

图 2-1 全科健康管理的结构体系

 知识链接

医 联 体

医联体（medical treatment alliance）的概念是在"十二五"规划实施中提出，由一所三级医院，联合一定区域范围内的二级医院和社区卫生服务机构，组成"医疗联合体"，医联体内各合作单位双向转诊。医联体的组成目标是让区域内的医疗服务更加有效，并能在现有体制下更好地解决群众的看病难、看病烦的问题，形成一个区域内分级诊疗、上下联动的互助医疗组织与系统。

为深化医药卫生体制改革，推进建立大医院带社区的服务模式和医疗、康复、护理有序衔接的服务体系，更好地发挥三级医院专业技术优势及带头作用，加强社区卫生机构能力建设，鼓励康复和护理机构发展，构建分级医疗、急慢分治、双向转诊的诊疗模式，促进分工协作，合理利用资源，方便群众就医。

2015年9月，国务院办公厅下发《关于推进分级诊疗制度建设的指导意见》（国办发〔2015〕70号），提出：以提升基层医疗卫生服务能力为导向，以业务、技术、管理、资产等为纽带，探索建立包括医疗联合体、对口支援在内的多种分工协作模式。国家相关文件明确，家庭医生签约服务和医联体的建设是分级诊疗制度的重要抓手，而在医改的过程中，最先部署的就是家庭医生签约服务，从2016年4月，中央全面深化改革领导小组第二十三次会议审议通过《关于推进家庭医生签约服务的指导意见》，到2018年《关于规范家庭医生签约服务管理的指导意见》可以说在顶层设计上有关家庭医生的部署已经很完善，下一步要推进分级诊疗政策，重点会在"医联体"上发力。2019年5月22日，国家卫生健康委官网发布了《关于开展城市医疗联合体建设试点工作的通知》（国卫医函〔2019〕125号），制定了《城市医疗联合体建设试点工作方案》，推进分级诊疗制度和医联体建设。

4．平衡医患间医疗信息不对称 医疗信息不对称是指医疗信息在医患之间不对等分布，即有些人对医疗信息掌握得多一点，另一些人则掌握得少一点。诺贝尔经济学奖获得者

Stiglitz 将医疗市场与一般市场对比后，认为医疗市场的特征之一是医疗信息的高度不对称。另一位诺贝尔经济学奖获得者 Arrow 认为医疗信息不对称的原因在于疾病发生与治疗效果的不确定性、医学知识的复杂性，这些使得医生对医疗信息的掌握多于非医务人员。当前，由于政府在卫生系统投入的经费不足，公立医院逐步丧失了其非营利性，医院房屋建设、大型设备引进、医护工资等费用支出不得不由医院自身承担，医院为了鼓励创收，将医生收入与科室（医院）挂钩，这就有可能导致医生利用信息不对称对患者开大处方（超常处方）、过度检查、延长出院等增加医疗需求的情况。全科医生是居民健康与费用的"守门人"，承担着控制居民医疗费用的角色，一方面可以通过提供健康管理服务来守住居民的健康与医疗花费。另一方面，全科医生也可充当患者的代言人，可帮患者对转诊过程中的用药、检查等是否合理进行判别，有助于减少甚至杜绝大处方、过度检查等诱导需求情况的出现。此外，全科医生在首诊过程中也可帮助居民识别虚假的保健宣传，减少不必要的经济损失。

5．教学科研　重视与发展社区实践教学水平是世界医学教育的趋势，国际经验表明，开展与社区相结合的知识与技能培训课程对医学生的培养有很大的益处。我国也有实践经验证明与社区相结合的医学教学模式有利于医学生理解"以人为中心"的医学理念，增强科研能力和社会责任感。2018 年，国务院在《关于改革完善全科医生培养与使用激励机制的意见》（国办发〔2018〕3 号）中提出全科医学专业基地要与基层医疗卫生机构联合开展全科临床、教学和科研工作，并且鼓励医学院校在全科医学实践教学基地聘请有教学资质的全科医生承担教学任务，且明确了基层全科医生在医联体内承担教学的角色。科研也是全科医生需要承担的工作，全科医学在我国起步较晚且处于初步发展阶段，医联体内推行的家庭医生签约制度、双向转诊等服务存在许多问题，需要全科医生参与研究。同时，首诊和健康管理的角色使全科医生能获得居民健康信息的第一手材料，对这些数据的整理分析有利于医联体内慢性病管理效果的评估和方法的改进，对我国慢性病管理事业具有重要的推动作用。

➢ 考点：全科医生的角色定位。

三、全科医生的工作任务

1．社区各种常见病、多发病的诊疗及适宜的会诊、转诊服务。
2．社区慢性病患者的系统管理。
3．能够及时有效地识别与评价急、危、重症患者，并开展相应的院前急救与转诊。
4．健康人群与高危人群的健康管理，包括疾病预防、筛查、行为干预与咨询。
5．根据需要提供家庭出诊、家庭病床及其他家庭保健服务。
6．社区重点人群保健，包括老人、妇女、儿童、残疾人、特定职业人群等。
7．个人与人群健康教育。
8．基本的精神卫生服务，包括初步的心理咨询与治疗、社区精神病患者管理等。
9．医疗与伤残的社区康复服务。
10．计划生育技术指导。
11．社区卫生服务信息系统的建立与管理。
12．通过团队合作执行家庭护理、疾病防控、社区公共卫生服务等。

第五节　全科医生的综合素质要求及与其他专科医生的关系

一、全科医生的素质要求

承担全方位、全过程负责式健康管理的全科医生应该具备下列特定的专业素质：

（一）强烈的人文情感

全科医疗是以患者为中心的医疗服务照顾，要求全科医生必须具有对人类和社会生活的热爱与持久兴趣，具有服务于社区人群、与人交流和相互理解的强烈愿望和自身需求；无条件、全方位、不求索取地对患者具有高度同情心和责任感。这种人格是当好全科医生的基本前提。

（二）扎实的业务技能

全科医生应具有把服务对象作为一个完整的人看待和服务的知识与技能。既善于处理暂时性健康问题，又能对慢性病患者、高危人群与健康人提供持续性保健。因此，全科医生需要掌握基础医学各学科、各临床专科医学、中医学、遗传学、医学心理学、行为科学、预防医学、医学伦理学、健康教育学、经济学等学科知识和技能，并且要打破这些学科界限，使全科医生有能力将所学知识进行横向整合，形成关于疾病、人体的完整印象。

（三）出色的管理能力

全科医生工作处处涉及患者、家庭与社区健康管理，以及社区卫生服务团队管理等。因此全科医生必须有自信心、自控力和决断力，敢于并善于独立承担责任、控制局面。在集体环境中具有协调意识、合作精神和足够的灵活性、包容性，从而成为团队的核心，与各方面保持和谐的人际关系。与此同时，又能随时平衡个人生活与工作的关系，以保障自己的身心健康与服务质量。

（四）执着的科学态度

为了保持与改善基层卫生服务质量，科学态度和自我发展能力是全科医生的关键素质之一。全科医生必须严谨、敏锐、孜孜不倦地对待业务工作，抓住任何继续医学教育的机会；能运用循证医学方法，批判地评价新知识和信息，并将其运用于日常服务实践中。善于通过自学、质量保证活动，学习评价自身技能与行为等，不断获得自我发展。

二、全科医生的知识结构要求

全科医生对个人及家庭提供第一线、连续性、综合性和整体性的医疗服务，对知识的掌握要达到必需和够用，即全科医生所学的知识应该是社区中心必需的、不可缺少的，同时足够满足解决社区中各种健康问题的需要。全科医生强调知识的广度，即知识的全面性，而专科医生则注重知识的专一性，即在某一个领域的高深发展。如果说专科医生是一座高耸入云的山峰，全科医生则是有着无数小峰的山脉，一样的气势博大恢宏。因此，就知识结构来讲，全科医生和专科医生相比并没有水平的高低，而只是分工的不同、学科领域的不同、工作任务的不同。当然全科医生也不是万能的，在专科医疗领域方面也有其知识的局限性，还需要专科医生的协作和帮助。从不同角度分类，全科医生的知识结构如下：

（一）按学科体系分类

1. 基础医学　包括人体发生学（生物学、遗传学和胚胎学）、人体结构学（人体解剖学和组织学）、人体功能学（生理学、生物化学和免疫学）、医学病原学（微生物学和寄生虫学）、人体病理学（病理解剖和病理生理）、预防医学、医学统计学。

2. 临床医学　包括内科学、外科学、妇产科学、儿科学、急诊医学、药学、中医学、护理学基础等。

3. 人文社会科学　包括医学心理学、社会医学、医学伦理学、卫生法学、卫生经济学、卫生事业管理、外语等。

4. 其他　包括全科医学的基本理论与方法、社区常见健康问题及处理技巧。

（二）按功能主旨分类

1. 以疾病为中心的学科知识　这是全科医生作为一名医生应掌握的最基本的知识，包括两大部分：

（1）基础医学学科的知识：如人体发生学（生物学与进化论、遗传学和胚胎学）、人体结构与功能（解剖学、组织学、生理学、生物化学和免疫学）、医学病原学（微生物与寄生虫学）、人体病理学（病理解剖与病理生理）、诊断学与治疗学（药理学等）。

（2）临床医学学科的知识和技术：包括内、外、妇、儿等各临床医学学科，以掌握各科的基本理论、基本方法、常见病的诊疗、急症的识别与院前处理为重点，也包括中医学与护理学的知识和技术。

2. 以患者为中心的学科知识　如心理学、社会学、伦理学、人际交往、医学心理学、社会医学、医学伦理学等，这部分内容不是按学科体系来学习完整的学科理论，而是要打破学科界限，整合理解患者、服务于患者所需要的知识。

3. 以家庭为单位的学科知识　如家庭心理学、家庭社会学、家庭伦理学、家庭治疗学等。主要学习理解家庭、服务于家庭所需要的知识和技术。

4. 以人群为对象的学科知识　如社会医学、社区医学、卫生统计学、流行病学、卫生管理学、卫生经济学、公共卫生学或预防医学、卫生法学等。这部分知识和技能可以帮助全科医生研究和解决社区人群的健康问题。

5. 全科医学的专业知识　包括两部分：一是全科医学的理论与方法；二是社区常见健康问题及处理技巧。

三、全科医生的技能要求

（一）解决社区常见健康问题的能力

全科医生应能熟练应用全科医学的原则和方法处理社区中的常见健康问题，包括：能快速诊断和处理社区各科急症，正确判断患者的病情，稳定患者病情，以便进一步处理，鉴别患者的患病情况；能及时对急症患者进行必要的处理；能诊断和治疗社区常见病、多发病。对于慢性疾病，全科医生能根据生理、心理和社会因素以及患者家庭和社区环境，制订全面的连续性治疗方案，并对方案定期评估，必要时进行修订；掌握临床常规辅助诊断方法，如三大常规、X线、心电图等检查；掌握临床常用诊疗操作技术，如洗胃、胸穿、腹穿等；准确把握会诊、转诊时机能力，全科医生是第一线的社区医生，对患者的急症进行初步处理后，就要考虑是否请专科医生会诊或转送医院住院治疗。能在社区医疗实践中整合其他专科的知识和技能，整合健康教育、心理咨询、心理治疗等技术，适当运用中西结合的治疗方法，在日常工作中提供以基本医疗为主，预防、诊疗、保健、康复及健康管理一体化的服务。

（二）评价个人心理、行为问题的能力

全科医生能了解从儿童到老年各年龄段的心理特点，熟练评价和处理各种行为问题，包括生活事件与应激反应，性格问题，性问题，饮食与营养问题，吸烟、酗酒、药物成瘾问题，儿童、妇女、老年人的特殊问题。正确评价和处理各种心理和行为问题，熟悉心身疾病产生的机制，掌握一定范围和程度的心理诊断、心理治疗和心理咨询的基本技能，帮助服务对象渡过心理难关、保持健康的心理状态、养成良好的行为习惯。

（三）家庭评估、家庭访视的能力

全科医生能熟练评价家庭的结构、功能、家庭生活周期和家庭资源状况；善于处理家庭生

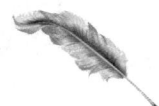

活周期各阶段常见心理、社会和家庭生活问题，善于鉴别有问题的家庭及其患病成员，能准确评价家庭功能障碍与个别患病成员之间的互动关系，充分利用家庭资源，为患者提供以家庭为单位的服务；为个人及家庭提供预防性咨询服务；帮助家庭解决存在的问题。

（四）服务社区的能力

全科医生应具有较强的社会工作能力，能全面评价社区卫生状况、制订和实施社区卫生规划，组织必要的社区调查，运用卫生统计学和流行病学的方法全面评价社区健康状况，协调政府部门落实各项卫生改革措施；能清晰全面地做好病历记录，有效地使用和管理健康档案。能顺利协调和利用社区内外的医疗和非医疗资源，制订和实施社区卫生计划；能对流行病、传染病、职业病、地方病和慢性病进行有效的监测和控制；能胜任初级卫生保健的组织与实施工作，具有很好的合作精神，和同事保持融洽的工作关系并为社区中的不同人群提供综合性的预防保健服务，开展个人、家庭和社区人群3个层面上的健康教育工作。

（五）处理医疗相关问题能力

全科医生要能妥善处理在医疗过程中可能会遇到的社会与伦理学问题，如为患者保守秘密、尊重患者的隐私权、科学理解死亡的定义、熟悉临床药物试验的有关规定、正确对待安乐死等问题，还要熟悉有关的法律法规，在维护患者及其家庭最佳利益的前提下，尽量避免医疗纠纷的发生。

（六）自我完善与发展的能力

全科医生应有较强的医疗管理能力，善于把握卫生事业改革与发展的规律与方向，具有较强的自学能力，能利用多种渠道不断提高自己的业务水平，利用各种机会学习新的知识和技能，不断取得进步；能熟练查阅文献资料，在专家的指导下开展科研和教学工作，更新自己的观念，学习新的医学知识和诊疗手段，使自己永远与时代合拍，并善于应对各种各样的困境和挑战。

四、全科医生与其他专科医生的关系

全科医疗、全科医生与专科医疗和专科医生的关系可概括为各司其职、互补互利，通过"接力棒"式服务，达到优质高效的医疗卫生服务。

（一）全科医生与专科医生的区别

全科医生的知识和技术在一定深度上朝横向发展，一定深度指的是解决社区常见健康问题所需的知识和技术。全科医生能解决的问题不是越来越难，而是范围越来越广，并能越来越全面地满足患者需要。全科医生把患者看成一个不可分割的有机整体，并用联系、协调、整体的眼光来看问题，完全以患者为中心，即以生物、心理、社会医学模式为基础，提供整体性照顾。

专科医生的知识和技术是在一定范围内朝纵深方向发展。专科医生能解决的问题越来越难，而范围越来越窄，通常以疾病为中心，即以生物医学模式为基础，提供专科化服务。

（二）全科医生与专科医生的联系

如果将卫生服务体系比喻为一张渔网，那么纵向的线就是纵向分化的专科医生，而横向的线则为横向整合的全科医生。只有在专科医生与全科医生之间达成平衡，实行分工合作的机制，才能"织出一张完整、有效的网"，形成平衡有效的卫生服务体系，全面满足人民日益增长和变化的卫生服务要求，解决许多超出生物医学范畴、不能被明确诊断为疾病的健康问题，避免卫生资源的严重浪费。

专科医生对某疾病的了解比较深刻，服务手段比较先进，资源比较集中，能够解决一些严重的问题。但专科医生常常脱离患者来评价疾病，对问题的理解可能不够全面，过分依赖实验室检查，仅提供暂时、片段、局部的服务，难以给予连续性、协调性和整体性的服务。而全科

医生能够在了解患者的基础上全面地评价其健康问题，充分利用专科资源和各种社会资源，为患者提供连续性、协调性和整体性的服务。当然全科医生对某种特定类型的疾病了解比较肤浅，只拥有一些基础的服务手段，资源较为分散，需依赖专科医疗资源解决疑难或重症问题。

从以上比较来看，以上两种服务模式正好相得益彰。

全科医生与专科医生合作保持了慢性病控制的连续性。慢性病是危害人民健康问题的主要疾病，因其通常涉及生物、心理、家庭、社区及社会等多方面因素，需要采用生物 - 心理 - 社会医学模式指导医疗服务。慢性病往往是终身性疾病，不仅在急性期需要住院治疗，在恢复期甚至病情稳定期也需要连续性、综合性、协调性、整体性服务。此外，慢性病虽不能完全治愈，却是可以预防控制的，通过健康教育改变社区居民或慢性病患者的生活方式最为关键，而全科医生最有条件通过健康教育使社区居民了解慢性病，提高自我保健的意识和能力，有效控制与慢性病有关的危险因素，逐渐改变不良的生活方式，完成以上照顾工作对全科医生来说责无旁贷。因此，专科医生与全科医生应该建立有效的合作关系。而合作的关键在于，专科医生与全科医生应该在慢性病控制这场"接力赛"中传好"接力棒"，以便使慢性病得到连续、有效的控制。

> 考点：全科医生的素质要求和技能要求。

第六节　全科医生的教育培训

医学教育在20世纪经历了3次重大变革。第一次变革出现在20世纪之初，其标志是以学科为基础的课程设置。此次变革鼓励了专科化，并刺激了学科研究的显著进步，但同时也人为地导致了基础医学与临床医学的分离。这一时期，备受瞩目的技术成就和巨大的科学进步掩盖了医疗照顾正在被逐步肢解和去人性化，而且费用越来越高的事实。第二次变革出现在20世纪中期，医学教育工作者们认识到了以疾病为中心教育模式存在的问题，这种教育模式重在关注住院患者及不常见的疾病而忽视了人群健康问题。医学教育工作者开始致力于寻找正确的方法来调整医学课程，从而引进了以问题为中心的教学方法。第三次变革就是目前提出的以系统为中心，借鉴全球经验，有针对性地确立岗位胜任力的要求，培养能够提供高质量综合性医疗服务的临床医生。

医学教育应该与医学发展需要相适应。当前，我们传统医学教育模式影响依然很深，以教师为中心的灌输式教学方式，以生物医学模式为依据的课程设置，专业理论学习和临床实践以学科为中心，重专业轻基础，重理论轻实践等现象依然很普遍。我国医学教育事业在很大程度上还处于第一次变革和第二次变革之间。医学院校在改善卫生体系和培养社会需求的医生方面应承担相应的责任。对社会负责的医学院校理应改进和调整自身教育、科研和服务体系，使其与所服务的社区、地区和国家优先考虑的卫生问题相一致。

基本医疗和全科医学培训项目的建立是医学院校对社会需求做出反应的一种表现。世界卫生组织建议：每所医学院校都应向医学生提供在家庭医疗环境中培训的机会，并且为了提高家庭医学的水平，所有选择家庭医疗的毕业生都应该接受一定年限的家庭医学毕业后教育，该教育培训是专门为满足家庭医学领域的需求设计的（WHO，1963年）。

全科医学已在世界各地以不同的速度得到了发展。1951年，英国启动了第一个全科医生职业培训项目，该项目在20世纪90年代进入快速发展阶段。目前，世界上许多国家都建立了国家级的全科医学住院医师培训项目，并设立了全科医学专业人才标准与考核制度。在培训过程中，全科医生逐步熟悉他们所服务人群存在的问题、拥有的资源和特殊需求，从而对教育、

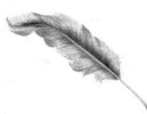

科研和服务项目进行调整以更适应社会需求。

一、国外全科医学教育简介

世界上较早开展全科医学教育的是欧美发达国家，已形成了完善的全科医学教育培训体系。国外主要有三种全科医学教育培训形式，包括在校医学生的全科医学教育、全科医学毕业后教育和全科医学继续教育。在不同国家和地区全科医学培训项目的主体框架基本相同，主要包括医院专科轮转和全科医疗实习两个部分。但具体内容和方式并不完全一致。

（一）在校医学生的全科医学教育

在英国、美国、加拿大、澳大利亚、日本等许多国家，大多数的医学院校都设有形式不同的全科医学教学机构或部门，并在医学生中开设全科医学概论及相关课程。各国医学院校开展在校医学生全科医学教育的时限不等，一般为4～10周。开设的形式各异，如英国医学院在本科教育阶段设有全科医学的理论学习，包括必修课、选修课和社区实习；澳大利亚将全科医学教育作为连续性的课程对本科生开设；日本的家庭医学系承担了对在校医学生关于家庭医学的理论课程及基础临床技能的教学，并在附属医院及社区诊所培训学生如何管理照顾患者，以加强学生对长期、连续性的社区医疗服务的认识和兴趣。

（二）全科医学毕业后教育

全科医学毕业后教育在国外主要指全科医学住院医师培训（residency training program on general practice），在有些国家也称之为全科医学职业培训。这项培训是医学生完成高等医学院校教育阶段的学习并毕业后，再继续选择和进入的全科医学专科培训项目。

全科医学住院医师培训是全科医学教育的核心，也是全科医学专科医师培养的关键环节。主要由大学的全科医学系负责组织实施，训练场所包括能够训练临床诊疗技能的大型综合性医院和能够训练全科医疗思维和社区个体与群体照顾的社区全科医疗诊所。培训时限各国不等，一般为3～4年。表2-2是美国、英国和日本三国的全科医学教育过程及全科医生培养年限。

表2-2　美国、英国、日本三国全科医学教育过程及全科医生培养时限

美国	英国	日本
大学教育（4年）	高中毕业后5～6年医学院校教育	高中毕业后6年医学院校教育，第6年参加国家医师执业资格考试
医学院校教育（4年）	1年注册前住院医师培训	初期临床研修阶段（2年）
家庭医学住院医师培训（3年）	全科医学专业培训（3年）	家庭医学后期临床研修阶段（3年）
通过美国家庭医疗专科委员会考试，获得家庭医师资格证书——注册执业	通过英国全科医学毕业后培训联合委员会考试，获得全科医生资格证书——注册执业	通过日本家庭医师学会认定资格考试——注册执业
继续医学教育，150分/3年	继续医学教育，非强制性	由日本家庭医师学会组织的强制性继续医学教育
每6年家庭医师资格再认证（再注册执业）		

（三）全科医学继续教育

世界上许多国家都把全科医学继续教育（continuing education in general practice）作为全科医生终身学习的主要方式，部分国家在进行全科医生资格再认证过程中，对其参加继续教育项目的科目和学分有明确的规定。美国家庭医疗专科委员会（American Board of Family Practice，ABFP）规定：对于已获得家庭医学专科医生资格的家庭医生，要求每6年必须参加美国家庭医疗专科委员会的专业资格再认证考试，以保持家庭医生的学术水平和先进性，而取得继续医

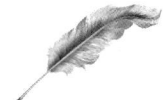

学教育学分则是参加再认证考试的必要条件。英国的全科医学继续教育是非强制性的，但绝大多数的全科医生都自愿参加继续医学教育活动，平均的继续医学教育时间是每年1周。日本也有严格的家庭医生继续教育制度，必须参加家庭医学会举办的职业教育和技能考试以取得不同级别学会认证的专业医师资格。学会认定的专业医师资格反映了一名家庭医生在家庭医学领域的医疗学术水平。

二、我国全科医生的教育培训

我国的全科医学教育发展很不平衡，在台湾、香港和澳门地区，全科医学的教育体系较大陆（内地）成熟，1989年全国首个全科医学培训中心在首都医科大学建立。大陆（内地）地区于2000年正式提出全科医学教育发展目标，即"2005年，初步建立全科医学教育体系，在大中城市基本完成在职人员全科医生岗位培训，逐步推广毕业后全科医学教育工作；到2010年，在全国范围内建立起较为完善的全科医学教育体系。"2000年，卫生部全科医学培训中心在首都医科大学正式成立。首都医科大学将全科医生培训与学位教育接轨，制定了全科医生规范化"5+3"和"3+2"模式综合方案，前者与临床医学专业硕士教育接轨，后者与成人学历教育专升本学历学位接轨。目前，我国全科医学教育体系已基本建立，截至2017年，全国共有109所医学院校具有全科医学专业硕士学位授权点。

（一）我国的全科医生培养制度

2011年，为适应我国经济社会发展和居民健康需求变化，国务院按照深化医药卫生体制改革的总体思路，遵循医疗卫生事业发展和全科医生培养规律，提出了"逐步建立统一规范的全科医生培养制度"和"近期多渠道培养合格的全科医生"的要求。其中，统一规范的全科医生培养制度包括：①将全科医生培养逐步规范为"5+3"模式，即先接受5年的临床医学（含中医学）本科教育，再接受3年的全科医生规范化培养；②在过渡期内，3年的全科医生规范化培养可以实行"毕业后规范化培训"和"临床医学研究生教育"两种方式；③统一全科医生规范化培养方法和内容，以提高临床和公共卫生实践能力为主，在国家认定的全科医生规范化培训基地进行；④规范参加全科医生规范化培养人员的管理；⑤统一全科医生的执业准入条件；⑥完善临床医学基础教育；⑦改革临床医学（全科方向）专业学位研究生教育；⑧加强全科医生的继续教育。

同时，统一规范的助理全科医生的培养制度包括：①将助理全科医生培养逐步规范为"3+2"模式，即对到经济欠发达的农村地区工作的3年制医学专科毕业生，可在国家认定的培养基地经2年临床技能和公共卫生培训或接受2年的全科助理医生规范化培养合格并取得执业助理医师资格后，注册为助理全科医师；②为期2年的助理全科医师规范化培训的"两阶段三层次"培养模式，即学习与实践阶段，临床轮转、基层实践、全科医学基础理论及全科医生职业理念与综合素质课程培训，强化技能训练和临床思维的形成，培养独立处理常见病的诊疗能力、沟通能力、基本医疗与公共卫生服务能力，建立全科临床思维；③统一全科助理医生规范化培养方法和内容，以提高临床和公共卫生实践能力为主，在国家认定的培训基地进行；④规范参加全科助理医生规范化培养人员管理；⑤统一全科助理医生的执业准入条件；⑥完善临床医学基础教育；⑦以成人专升本教育并轨实施改善基层队伍学历结构；⑧加强助理全科医生的继续教育。

近期多渠道培养合格的全科医生包括：①大力开展基层在岗医生转岗培训；②强化定向培养全科医生的能力培训；③提升基层在岗医生的学历层次；④鼓励医院医生到基层服务。

（二）医学本科生的全科医学教育

我国医学本科生的全科医学教育经历了从无到有、从单纯课堂教学到课堂教学与社区实践相结合的发展过程。根据2009年3月首都医科大学对我国128所高等医学院校开设全科医

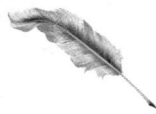

学课程情况的调查，有 59 所为临床医学本科生开设了全科医学课程，其中有 28 所院校为必修课，已有 68 所医学院校有全科医学的教师或设置有专门的全科医学教研室，占比 53.1%。

医学本科生的全科医学教育是全科医学人才培养的基础。2000 年，卫生部颁发《关于发展全科医学教育的意见》提出在高等院校医学专业中设立全科医学有关的必修课和选修课，使医学生了解全科医学思想、内容及全科医生的工作任务和方式，并为将来成为全科医生或作为其他专科医生与全科医生进行沟通和协作打下基础。2010 年，《以全科医生为重点的基层卫生人才队伍建设规划》提出要积极引导高等医学教育教学改革，本专科医学类专业教育开设全科医学必修课程，加强对学生在医患沟通、团队合作、健康教育、社区预防保健、卫生服务管理等方面的培养，强化临床实践和社区实践教学。2011 年，《国务院关于建立全科医生制度的指导意见》指出要完善临床医学基础教育。临床医学本科教育要以医学基础理论和临床医学、预防医学基本知识及基本能力培养为主，同时加强全科医学理论和实践教学，着重强化医患沟通、基本药物使用、医药费用管理等方面能力的培养。

目前，我国各高校开设全科医学课程的学时不等，最短仅为 16 学时，最长可达 56 学时。学时数较多的院校一般开设全科医学概论理论教学和社区实习。对医学生进行全科医学教育的目的主要有：①对医学本科生传授全科医学的基本知识、理论和技能，传播全科医学理念；②熟悉全科医生的诊疗与管理思维及应具备的核心能力；③熟悉全科医生的工作任务和方式，培养学生对全科医疗的职业兴趣；④为毕业后选择接受全科医生规范化培训和从事全科医生工作奠定基础；⑤为其成为其他专科医生后与全科医生的沟通与协作打下基础。

（三）全科医学毕业后教育／全科医生规范化培训

全科医学毕业后教育是全科医学教育体系的核心。2005 年，卫生部启动了"建立我国专科医师培养和准入制度的研究"项目，目的是完善我国医学教育体系，规范临床医师的培训与管理，加强卫生人才培养、准入和监督，促进医学教育及人才管理与国际接轨。第一批纳入专科医师制度研究的专科包括全科医学在内的 18 个普通专科和 16 个亚专科。以全科医生规范化培训为重点，使高等医学院校本科学生毕业后，经过规范化的全科医生培训，取得全科医生规范化培训合格证书。从长远来看，我国全科医生将主要通过毕业后全科医生规范化培训来培养。

全科医生规范化培训以提高临床和公共卫生实践能力为主，在国家认定的全科医生规范化培养基地进行，实行导师制和学分制管理。参加培养人员在培训基地临床各科及公共卫生、社区实践平台逐科（平台）轮转。在临床培训基地规定的科室轮转培训时间原则上不少于 2 年，并另外安排一定时间在基层实践基地和专业公共卫生机构进行服务锻炼。经培训基地按照国家标准组织考核，达到病种、病例数和临床基本能力、基本公共卫生实践能力及职业素质要求并取得规定学分者，可取得全科医生规范化培训合格证书。规范化培训的具体内容和标准由卫生部（国家卫生健康委）、教育部、国家中医药管理局制订。国家认定的全科医生规范化培训基地应由医学院校的附属医院（或教学医院）或大型综合性医院来承担，建立有一定规模的全科医学专科，配备临床经验丰富，掌握全科医学基本思想、原则和方法的合格师资。全科医学专科有一定的门诊量，必要时可设立病房，同时必须有符合要求的社区培训基地。全科医师规范化培训通过对本科学历的毕业生，进行为期 3 年（包括全科医学相关理论学习、临床轮转、社区实习在内）的培训，培养具有高尚职业道德和良好专业素质，掌握专业知识和技能，能以人为中心、以维护和促进健康为目标，向个人、家庭与社区提供预防、保健、诊断、治疗、康复、健康管理一体化的，连续协调、方便可及的主动服务，成为社区卫生服务团队的学科骨干。

卫生部于 2007—2008 年开展了全科医学科住院医师规范化培训基地的认定工作，全国共有 34 家医院和社区通过了卫生部的评审，为开展全科医学住院医师规范化培训奠定了基础，

并逐步建立起了以国家级培训中心为龙头,省级培训中心为骨干,临床及社区培训基地为基础的全科医生培训网络。

（四）全科医生岗位培训和全科医生转岗培训

2000年,我国在《关于发展全科医学教育的意见》中提出全科医生岗位培训,对从事或即将从事社区卫生服务工作的执业医师,采取脱产或半脱产的方式进行全科医生岗位培训,经省（自治区、直辖市）统一组织考试合格,获得全科医生岗位培训合格证书。为适应开展社区卫生服务工作的迫切需要,在职人员的转型培训是全科医学教育培训工作的重点。原卫生部科教司印发了《全科医生培训大纲》,以从事社区卫生服务的临床类别执业医师为培训对象,旨在通过培训使学员掌握全科医学的基本理论、基础知识和基本能力,熟悉全科医疗的诊疗思维模式,提高其对社区常见健康问题和疾病的防治能力,具有为人民健康服务的职业道德,能够运用生物-心理-社会医学模式,以维护和促进健康为目标,向个人、家庭、社区提供公共卫生和基本医疗服务,达到全科医生岗位基本要求。培训方法根据各地区实际情况,采取脱产、半脱产的集中培训方式,应用理论讲授、小组案例讨论、临床和社区实践相结合的教学方法,辅以现代化教学手段开展培训。参考学时在2001年《全科医师岗位培训大纲（试行）》中为600～620学时,其中理论教学500学时,实践教学100～120学时。2006年后的岗位培训大纲调整为500～600学时,其中理论教学240学时,实践教学260学时（社区实践不少于60学时）,有条件的地区可安排100学时的选修内容。全科医生岗位培训项目到2010年结束。

2010年12月,我国启动了全科医生转岗培训项目,卫生部印发了《基层医疗卫生机构全科医生转岗培训大纲（试行）》。以基层医疗卫生机构中正在从事医疗工作、尚未达到全科医生转岗培训合格要求的临床执业（助理）医师为培训对象,以全科医学理论为基础,以基层医疗卫生服务需求为导向,以提高全科医生的综合服务能力为目标,通过较为系统的全科医学相关理论和实践能力培训,培养学员热爱、忠于基层医疗卫生服务事业的精神,建立连续性医疗保健意识,掌握全科医疗的工作方式,全面提高城乡基层医生的基本医疗和公共卫生服务能力,达到全科医生岗位的基本要求。培训时间不少于12个月。其中,理论培训不少于1个月（160个学时）,临床培训不少于10个月,基层实践培训不少于1个月,全部培训内容在1～2年内完成。培训方式采取按需分程、必修与选修相结合的方式,具体可采用集中、分段或远程理论培训、科室轮转、基层实践等形式。培训内容分为理论培训、临床培训和基层实践培训3个部分。2011年,《国务院关于建立全科医生制度的指导意见》再次重申对符合条件的基层在岗执业医师或执业助理医师,应按需进行1～2年的转岗培训。转岗培训以提升基本医疗和公共卫生服务能力为主,在国家认定的全科医生规范化培训基地进行,培训结束通过省级卫生行政部门组织的统一考试,获得全科医生转岗培训合格证书,可注册为全科医师或助理全科医师。

（五）全科医学继续医学教育

对具有中级及中级以上专业技术职务的全科医生,按国家卫生健康委有关规定,采取多种形式,开展以学习新知识、新理论、新方法和新技术为内容的继续医学教育,使其适应医学科学的发展,不断提高技术水平和服务质量。以现代医学技术发展中的新知识和新技能为主要内容,强化经常性、针对性和实用性的全科医生继续医学教育。加强对全科医生继续医学教育的考核,将参加继续医学教育情况作为全科医生岗位聘用、技术职务晋升和执业资格再注册的重要因素。

（杨信莲）

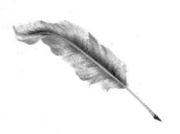

自测题

1. 全科医疗作为一种基层医疗保健，它不是
   A．以门诊为主体的医疗照顾
   B．仅关注社区中前来就医者
   C．公众需要时最先接触的医疗服务
   D．强调在改善健康状况的同时提高医疗的成本效益
   E．强调使用相对简便而有效的手段解决社区居民大部分健康问题

2. 下列哪种属性不是全科医疗与专科医疗的区别
   A．处理疾病的轻重、常见与少见
   B．服务人口的多少与流动性
   C．对服务对象责任的持续性与间断
   D．对服务对象的责任心
   E．是否使用高新昂贵的医疗技术

3. 下列不属于全科医疗的基本特征的是
   A．以家庭为保健单位的照顾
   B．以生物-心理-社会医学模式为基础
   C．注重于病，以病为本
   D．采用以预防为导向的服务模式
   E．发扬团队合作的精神

4. 下列哪项是社区全科医疗的最主要服务方式
   A．门诊服务
   B．家庭出诊
   C．急诊
   D．临终关怀
   E．巡诊服务

5. 下列关于全科医生与专科医生的区别的说法错误的是
   A．全科医生的服务对象是社区中的健康人、高危人群和患者
   B．专科医生的服务模式是以"生物-心理-社会医学模式"为基础
   C．专科医生的医患关系是间断性的医患关系
   D．全科医生提供连续性的服务
   E．专科医生以疾病为中心，提供专科化服务

6. 全科医生的素质要求为
   A．强烈的人文情感
   B．娴熟的业务技能
   C．出色的管理能力
   D．执着的科学精神
   E．以上都对

7. 关于全科医生应具备的能力要求，正确的是
   A．严谨的工作态度
   B．作为首诊医生应具备的能力
   C．执着的科学精神
   D．强烈的人文情感
   E．出色的管理能力

8. 全科医师转岗培训时间不少于
   A．6个月
   B．10个月
   C．12个月
   D．18个月
   E．24个月

（林斌松　杨信莲）

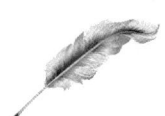

第三章 以人为中心的健康照顾

第三章数字资源

学习目标

通过本章内容的学习，学生应能够：
1. 掌握以人为中心的健康照顾原则及全科医生的临床思维。
2. 熟悉全科医生以患者为中心应诊中的主要任务。
3. 了解"以人为中心"和"以疾病为中心"两种照顾模式的联系与区别。

全科医疗服务的基本特征之一是以人为中心的健康照顾，要求全科医生采用生物-心理-社会医学模式来开展全科医学的医疗、预防、保健及康复等卫生服务。本章将就以人和疾病为中心的两种不同的照顾模式，以人为中心的健康照顾原则，以患者为中心的应诊任务，以及全科医生的临床思维等方面进行介绍。

以人为中心的健康照顾服务模式是全科医疗的基本特征之一，它与专科医疗以疾病为中心的健康照顾（disease-centered care）服务模式有很大区别。以人为中心的健康照顾首先强调医生要理解和尊重患者，然后才是正确的认识和评价患者的健康问题，强调医生在了解患者疾病的同时，还应关注患者的家庭、心理和社会环境等因素，从而发现真正影响患者健康的问题。

第一节 两种不同的照顾模式

案例 3-1

男性，52岁，工人，因为"头晕一周"求助于全科医生，血压185/115 mmHg。患者10年前被诊断为原发性高血压，先后去多家医院就诊，间断服用多种降压药，但服药不规律，血压控制在150/90 mmHg左右。患者嗜烟酒，吸烟20支/天，饮酒半斤/天。近1年来出现过数次胸闷、心前区不适，至某医院门诊就诊。心电图提示心肌缺血，心超检查左室壁增厚，专科医生诊断为冠心病，给予硝酸甘油、阿司匹林和丹参进行治疗。近半年来胸闷发作次数明显增多，血压上升至160/95 mmHg左右。专科医生建议患者增加一种降压药物，并住院行冠状动脉造影，如冠状动脉有狭窄便需要放置支架。

问题：
1. 该患者主要健康问题有哪些？
2. 作为全科医生你应该如何处理？

疾病和患者是密切相关但又完全不同的概念，是医生照顾职责的两个中心范畴。患者是疾病的载体，但患者除了具有疾病的生物学特征以外，还具有人的社会学特征。因此，随着医疗科技的发展，医生的关注中心也发生了重大变化。

古希腊名医希波克拉底曾经说过："了解你的患者是什么样的人，比了解他们患了什么病要重要得多。"可见古代的医生已经意识到关心患病的人比只关心疾病本身更重要。

一、新的医学模式带动卫生服务模式的转变

医学模式（medical model）又称为医学观，是指医学整体的思维方式，即解释和处理医学问题的方式。纵观医学发展史，随着疾病谱和死亡谱的改变，以及医疗科技的发展，医生的关注中心也随之发生了重大的转移。

在人类历史上，医学模式的发展已经历了神灵主义医学模式、自然哲学医学模式、机械论医学模式、生物医学模式和生物-心理-社会医学模式（即现代医学模式）几个阶段。随着人类社会的进步和发展，人口老龄化，疾病谱和死因谱发生变化，人类健康观相应地也在改变，促使医学模式由侧重从生物学角度的生物医学模式逐渐演变为多元化的从生物、心理和社会学角度综合观察、处理医学问题的新的现代医学模式，即生物-心理-社会医学模式。1977年，美国罗切斯特大学医学院精神病学和内科教授恩格尔（Engel）尖锐地批评了生物医学模式的局限性，强调"对生物医学的挑战需要新的医学模式"，并首先提出生物-心理-社会医学模式，他指出"为了理解疾病的决定因素，以及达到合理的治疗和卫生保健模式，医学模式必须考虑到患者、患者生活在其中的环境以及社会设计来对付疾病破坏作用的补充系统，即医生的作用和卫生保健制度"。

从生物-心理-社会医学模式来看，人既是"自然人"，又是"社会人"，疾病的发生和发展既是一种生物状态的变化，又是心理反应和社会环境影响的结果。所以，医生的关注中心即卫生服务模式也发生了转变，由关注疾病转移到关注人的健康，由以疾病为中心的健康照顾模式转变为以人为中心的健康照顾模式。

二、以疾病为中心的健康照顾模式

（一）以疾病为中心的健康照顾模式的产生和贡献

1. 以疾病为中心的健康照顾模式的产生　以疾病为中心的健康照顾模式实际上就是生物医学模式的具体体现。生物医学模式以生物科学为基础，运用定量研究的方法，具有客观性和科学性。其理论方法简单、直观，易于掌握和推广，用量化的方法对疾病进行评价，也便于医学的交流与发展，是医学发展史上的巨大进步，推动了整个医学的发展。

自16世纪欧洲文艺复兴时代开始，一系列科学革命包括人体解剖学、生理学、生物化学等学科的发展以及显微镜的发明，使人们对人体和疾病的本质从系统、组织、细胞，甚至分子等不同层次加以认识，揭开了古代医学笼统而模糊的面纱，露出精确而清晰的现代医学的面目。医师们用大量的科学实验和临床研究去探索疾病的微观机制，使医学的分支更细化，自然而然地，医师的关注中心也从患者转移到了疾病。应当说这是科学的胜利，是医学进步的必然。

关注人体器官的结构和功能是生物医学模式的一个显著特点。在医学院校中，我们学习解剖学和组织学来了解人体的结构，学习生理学来了解身体各部分的功能，学习生物化学来了解身体的化学组成，还学习包括病理学和病理生理学等，来解释发生疾病时身体的正常结构和功能如何发生改变。这种模式从生物的角度来解释生病时人体正常功能的下降，解释患者感觉不适是因为"身上的什么地方出现了问题"，医生的任务就是发现这些问题并进行治疗以"修复损坏的部分"。这种将健康与疾病进行机械化的认识，导致医学按疾病或各器官系统进行分组，

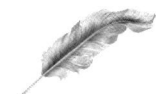

就好像修理工将各部件组合在一起一样。生物医学模式还可以降解,通过将机体分解为更小的部件,观察理解机体在各个微小系统中的运作,从而理解机体如何工作,疾病如何对机体产生影响。因此,生物医学模式认为病理学的诊断非常可靠,医生开始从病理学角度寻找患者患病的原因,并将其作为自己制订治疗计划的指导。医学模式也从古代医学的整体观转变为生物医学模式。

2. 以疾病为中心的健康照顾模式对医学的贡献　此种健康照顾模式把人作为生物体进行检查分析甚至解剖,寻求每一种疾病特定的生理、病理变化,研究相应的生物学治疗方法。因此,疾病是这一模式的关注中心,是医学进步的必然,应当说是科学的胜利。同时,以疾病为中心的生物医学模式在控制感染和传染病的诊治方面取得了显著效果,该模式借助细胞病理学手段做出诊断,联合应用无菌操作和抗菌药物,有效地防止了伤口感染,使多种传染病、寄生虫病的发病率得到有效控制,甚至某些传染病被消灭,如天花。该照顾模式与现代科学技术相结合,以数百年来生物科学的重大发展为基础,研究出各种高科技的诊断、治疗和预防手段,在很长的历史时期内对于维护人类健康做出了巨大的贡献。以疾病为中心的模式对医学的贡献主要表现在:

(1) 接受生物医学模式的指导,以生物科学为基础,具有客观性和科学性,如实验室检查、活体或尸体检查结果可以得到科学方法的确认。

(2) 以处理疾病为主,其理论和方法是基于高新技术,故简单直观,易于掌握。

(3) 使医生能根除或治愈许多原来致命的疾病,并控制了许多还不能治愈的疾患。

(4) 使多种传染性疾病得到了有效的遏制。

(二) 以疾病为中心的健康照顾模式的局限性

由于生物医学模式立足于生物科学,尤其是细胞生物学和分子生物学基础上,认为疾病完全可以用异常的实验数据来说明。该模式的缺陷为以疾病为中心解释患者的健康问题,将疾病与患者割裂,视疾病为独立于社会行为的实体,要求以躯体不适的过程来解释行为的障碍,任何不能如此解释的障碍都必须从疾病的范畴中排除出去。运用生物医学模式诊疗疾病需要得到客观的证据,而忽略患者的主观感受,在追求客观的同时漠视患者的心理及所处的社会状况因素。这个模式中疾病是一个自主的主体,以客观通用的准则解释疾病,与患者的心理、生活背景无关,故将疾病从患者的社会文化环境中抽离出来,成为生物医学模式的重要缺陷。此种模式的局限性主要表现在:

1. 以疾病为中心,忽视患者的需求　生物医学模式中,医师致力于搜索偏离正常生理情况的各种资料作为疾病证据,解释就诊者的症状和体征,以有无生物学疾病作为评价患者健康状况的标准。医师的主要工作就是通过各种科学手段检查患者的生理方面正常与否,而对于患者心理和社会方面的问题(如生命质量),不予评价。医师只顾及疾病的诊治,而忽略了患者的主观感受和需求,致使诊疗过程机械化和失人性化。

2. 医患关系疏远,患者依从性降低　在生物医学模式中,医师将自己作为诊疗的主体,忽视了患者的主观能动性。患者常常不能获得选择治疗方案的权利,也不被告知病因和治疗措施,很少参与诊疗过程,仅仅被动地接受医师的检查和处理。医师的关注重点在于疾病的病理生理变化,对于疾患和治疗措施给患者带来的感受,以及患者的主观感受对疾病的影响置若罔闻。因为医生了解患者对疾病及治疗的态度并使患者与医师的观点一致,是保证依从性的关键,所以这种对疾病的热衷和对患者的冷漠,使医患关系疏远,导致患者依从性的降低。

3. 医师思维的局限和封闭　医师的思维局限于生理疾病,强调症状、体征和实验室检查的客观意义,忽略与患者密切相关的心理、人格、个人经历、经济情况、家庭和社会支持等因素。这种局限封闭的思维方式必然导致促进健康的干预措施收效甚微。

4. 过度医疗和医疗费用上涨　以疾病为中心的生物医学模式强调客观、量化,注重疾病

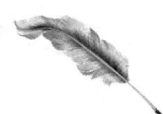

诊断的客观证据，医生为避免在可能的医疗纠纷中承担责任，往往依赖仪器设备的检查结果，故"大包围"式的化验、检查并不少见，仪器设备和药物的过度使用必然导致重复检查、过度医疗和医疗费用上涨，既加重患者经济负担，又造成医疗资源浪费，还可能影响医疗资源配置和利用的公平性。

三、以人为中心的健康照顾模式

（一）以人为中心的健康照顾模式的提出

1957年，英国精神分析学家迈克尔·巴林特（Michael Balint）发表了经典著作《医生，患者及疾病》，在仔细分析医患关系的基础上首次提出了"以患者为中心"的医学概念，强调要将患者视作一个正在遭受疾病痛苦的人。掌握健康知识及对自然科学的认识是重要的，但我们必须整合其心理及社会因素，而以患者为中心的医学尝试从生物、心理及社会的角度整体性理解生病的个体，即做出"整体诊断"。所以，以患者为中心的服务理念源于整体性的卫生保健服务，是由生物医学模式转变过来的，并从20世纪70年代开始流行。1977年，恩格尔教授提出的生物-心理-社会医学模式，使人们对健康问题的认识不再局限于生物学领域，处理健康问题的服务模式也从传统的以疾病为中心转变为以人为中心，充分体现人文关怀的医疗模式。

以人为中心的健康照顾这种服务模式并不是患者要求什么医生就满足什么，医生没有必要去满足患者的不合理、不恰当的医疗要求；但是强调医生有责任去倾听患者的主诉，认真检查患者，耐心向患者解释病情，在互相理解和沟通的基础上，尽可能达成共识，求同存异。所以，在新的医学模式的指导下，21世纪的医学应形成重视人胜于重视疾病的服务模式，把人看作一个既具有自然和生理属性，又具有社会属性的完整的人。实践证明，以人为中心的服务能显著改善患者的健康状况，强有力地促进了以人为中心的健康照顾模式的推广。

（二）以人为中心的健康照顾模式的优势

1. 生物-心理-社会医学模式的具体体现　随着经济、生物医学防治手段及公共卫生的发展，早期主要由传染病和营养不良造成的死亡明显减少，而慢性非传染性疾病却越演越烈。再后来，由于现代经济社会的建立，心理问题、生活压力和不良生活方式导致的行为疾病渐渐成为影响人类健康的突出问题。如以目前位居人类死因前三位的心血管疾病、脑血管意外及恶性肿瘤来说，病因都包含紧张、吸烟、环境污染、不良生活方式等心理和社会因素。酗酒、自杀、吸毒、交通事故以及犯罪率升高等问题很多是由心因性疾病和心理、社会因素引起。所以，人们越来越认识到仅仅以解剖学、生理学及生物化学等生物科学和器官、组织、细胞及分子等结构改变来解释和防治疾病已经远远不够了。必须把人作为一个整体，从生物、心理和社会水平来综合考察人类的健康和疾病。以人为中心的健康照顾模式实际上就是生物-心理-社会医学模式的具体体现，采取综合性措施防治疾病，全面促进人类健康。

2. 全面认识患者　无论是患者还是健康的人，都是一个完整的人，是不可分割的整体，不等同于躯体、精神和社会的简单相加。医生要理解和尊重患者，以整体性的方法来理解患者，其服务过程中以人为本的思想应贯穿始终。患者作为一个特殊的人，医生需要了解患者的感情需要，了解患者就医的个人、家庭和社会的全部背景，了解患者对医生的期望，从而调动患者的主观能动性，让患者在解决自身健康的问题中充当决策者，有利于患者选择最佳诊疗方案，提高患者的自然痊愈能力。

3. 了解患者的需要　美国心理学家马斯洛的需求层次理论提出人的需要是有层次的，由低级到高级可分为5个层次，即生理需要、安全需要、归属与爱的需要、尊重的需要和自我实现的需要。马斯洛理论告诉我们，生理需求只是人们的最基本需求。越是低级的需要往往越强烈，但高级需要一旦形成又可以压倒其他低级需要。以人为中心的健康照顾模式强调医生用心

去倾听患者诉说，表示医生了解患者的需要，是对患者的接纳和关心。患者的倾诉对患者来说具有放松和心理治疗作用，医生应该在了解患者需要的基础上，提供开放式引导。

4．了解患者的疾病因果观和健康信念模式　疾病因果观是指患者对自身疾病因果的看法和认识，受患者的个性、文化、宗教、家庭和社会背景等因素的影响，也是患者解释自己健康问题的依据。患者就诊时，常根据自己的疾病因果观来叙述病史，往往忽视了自己不了解的其他线索。健康信念模式是人们形成的自身健康价值观念，反映了人们对自身健康的了解和关心程度。每个人的健康信念模式是不一样的，不同的信念模式影响着患者的遵医性，影响着患者与医生的合作程度，同时也影响患者对健康问题的焦虑程度和就诊过程。患者的不满意有时候来自于对自身健康问题和诊疗方案的不理解，医生有责任对患者做出详细的解释，帮助患者树立正确的疾病因果观和健康信念。以人为中心的健康照顾模式就是充分利用各种资源，为患者提供全面支持和帮助，使患者作为一个完整的人而顺利康复，而不仅仅是作为一种"疾病"被治愈。

第二节　全人照顾模式

全科医学的健康照顾模式是"以人为中心的健康照顾"，此种照顾模式符合生物 - 心理 - 社会医学模式的要求，也是人们健康需求不断增长的必然结果，其基本原则是强调对患者的理解、尊重，为患者提供整体照顾。

一、全人照顾模式的基本点——进入患者的世界

著名的加拿大家庭医学教授 McWhinney 曾经指出："以患者为中心的方法之基本点，是医生要进入患者的世界，并用患者的眼光看待其疾患；而以医生为中心的方法则是医生试图把患者的疾患拿到医生们自己的世界中来，并以他们自己认为的病因和病理学参照框架去解释患者的疾患。"进入患者的世界，了解患者的个性，是以人为中心的健康照顾的基础。患者是一个身心统一的整体，是具有心理活动和生理活动的生物体，全科医生不仅要了解患者所患的疾病，更要了解患者是个什么样的人。因此，全科医生要进入患者的世界，首先要了解和理解患者，包括了解患者的病理生理过程、心理过程以及完整的社会背景，还要理解患者的疾病因果观、患病体验、需要和期望。

以患者为中心的方法以人的整体健康为最终目标，认为疾病是患者的一部分而并非全部，患者的需求和期望与生理疾病同等重要。全科医生向患者提供以人为中心的健康照顾时，需要进入患者的世界，了解其宏观和微观世界，同时了解其个性。患者是一个身心统一的整体，具有生理功能和心理活动，精神和躯体不可分割，在生命活动中相互依赖、相互影响，共同作用于机体的健康。因此，全科医生不仅需要了解患者的病理、生理过程，还需要了解患者的心理过程。由于人独特的个性和社会背景也将对人的健康产生影响，如果不了解患者的个性、背景和关系，就不可能完整地认识患者，也就无法全面了解和理解患者的健康问题，更谈不上解决这些问题。全科医生不仅要了解患者所患的疾病，更要了解所患疾病的患者。从案例 3-1 中那位高血压患者的例子中我们发现，由于专科医生以疾病和医生为中心的态度，漠视了患者的需求和期望而导致医疗活动的失败。而全科医生采取以患者为中心的态度，通过对话与交流，进入患者的宏观世界，了解患者的背景，发挥其主动性，从而达到促进健康、提高生命质量的目的。在这一过程中，全科医生不是作为一个指挥者或旁观者，而是作为与患者处于平等地位的医患互动模式中的一部分而发挥作用，是维护人的整体健康和提高人的生命质量的艺术家。

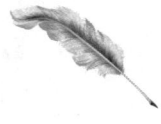

二、患者和疾病同时关注

患者和疾病是两个密切相关而完全不同的概念，是医生职责的两个中心范畴。患者是疾病的载体，但又不仅仅是疾病的载体，患者除了有疾病的生物学特征外，还具有人的社会学特征。

在生物医学模式中，患者是一架等待修理的机器，疾病就是这架机器上损坏的零件，医生则是负责修理各种零件的工程师。在这种医学模式下，必然造成疾病和患者相脱离，医生以是否有生物医学的疾病来评价患者的健康与否。生物-心理-社会医学模式是以人的整体健康为最终目标，疾病只是患者的一部分而并不是全部，患者的需求、期望与生理疾病同等重要。在这种新的医学模式下，患者和疾病同时关注，甚至关注患者胜于关注疾病。关注患者的同时，也需要全面理解患者的健康问题范畴，既有生物因素，又有心理和社会等影响身体健康的各种非生物因素。不同类型的医生看到的侧面也不同，专科医生侧重于躯体疾病，心理医生看重精神疾患，而全科医生则需要做到全面看待患者的健康问题，深刻体会患者的感受，关注患者的患病行为、就医行为和遵医行为，并适时提供帮助和指导。

三、患者的宏观和微观世界

患者不仅指患某种疾病的人，还包括有健康问题需要医务人员帮助的社会成员。患者首先是人，在特定环境中从事物质生产活动和精神文化活动并能表现自己独特个性。人存在于自然和社会所组成的生态系统之中，处于宏观世界和微观世界的焦点。自然属性和社会属性是人的两种根本属性：人的自然特性指人由自然物质，如蛋白质、脂肪、糖类、矿物质等分子组成的细胞、组织、器官和系统等构成，最终又被分解成这些物质回归自然，这些自然物质构成人的微观世界，生物医学可以采用自然科学的方法加以研究、量化和精确测定。人的社会属性指作为社会存在的人具有特定的背景，包括个人背景、家庭背景、社区背景乃至社会背景等，每个人还有特定的社会关系，包括人与人之间，人与家庭、社区、社会、国家，人与生态环境等诸多关系，人的社会属性受法律、道德、文化、宗教、经济等诸多因素影响，特定背景和各种关系构成人的宏观世界，属于心理学、社会学、经济学、伦理学、法学和人类学等许多社会科学的研究范畴，复杂、多元、难以量化。人的宏观世界与其自身的微观世界是相互联系、相互作用的，任何世界中的变化都会对人的健康产生重大的影响。人类有共同的自然性和社会性规律，但个体的人又有其独特的个性，个性也是影响人健康的重要因素。

生物-心理-社会医学模式认为，人的生命是一个开放系统，通过系统内部（微观世界）的调控能力，以及与周围环境（包括自然环境和社会环境，即宏观世界）的相互作用解决健康状况。医学的目的是维护人类健康，提高人类生命质量。因此，医学除了要关注疾病这一生命科学领域所研究的微观世界，还要关注人文社会科学等领域所研究的宏观世界。患者不仅具有疾病特征（微观世界），还具有社会文化背景（宏观世界），具有其独特个性。所以，作为医学服务提供者、研究者的医生自然需要为患者提供以人为中心的健康照顾（图3-1）。

四、对疾病、病患和患病的审视

以疾病为中心的健康照顾模式主要关注患者的躯体疾病，而以患者为中心的健康照顾模式是从生理、心理和社会3个层面聚焦患者的健康问题，因此，我们必须对疾病、病患、患病这3个概念加以界定和区别。

英语中与疾病有关的词汇很多，以"disease""illness"和"sickness"最为常用。现代医学心理学和医学社会学等学科通过对与人类疾病相关的各种情况研究，将这3个词的词义区分开来，用以描述3种不同的情况，表达3种不同的概念。

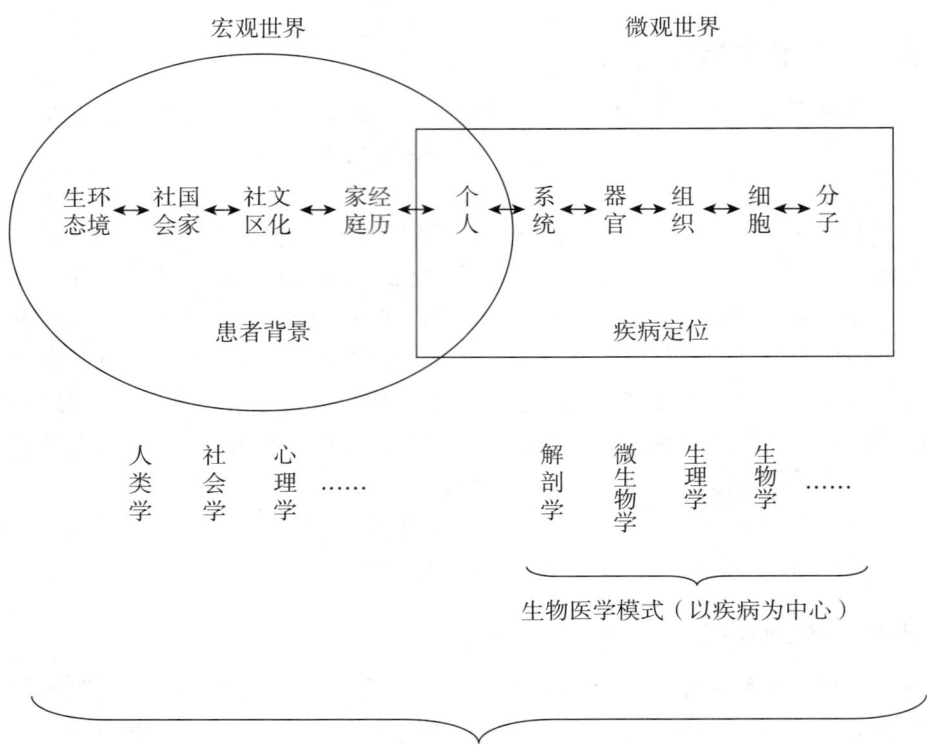

图 3-1 患者的宏观和微观世界

"disease"译为"疾病"（医学术语），指可以判明的人体生物学上的异常情况，可以从体格检查、化验或其他特殊检查加以确定。

"illness"译为"病患"（有病的感觉），指人的自我感觉和判断，认为自己有病，可能确实患有躯体疾病，也可能仅仅是一种心理或社会方面的失调。

"sickness"译为"患病"，指一种社会地位，即他人（社会）知道此人现处于不健康的状态。

例如：一个人可能有明显的"病患"，如胸闷、心悸，但却查不出"疾病"，如果他因此就医或告诉他人，就被认为"患病"，被别人视为"患者"。

例如：一位早期肝癌患者，可以说是有严重的"疾病"。但他自己并无明显不适，无"病患"而未就医。别人不知情，因而无人知道他"患病"，故他也不被视为"患者"。随着癌症进展，患者出现症状（病患）而就医，确诊为肝癌（疾病），那么他就"患病"，被视为"患者"。由此可见，这3种情况可以单独、同时或交替存在。

"以疾病为中心"的生物医学模式仅强调疾病的地位，忽视病患和患病两种情况；"以患者为中心"的生物-心理-社会医学模式强调对这三种情况同等对待。全科医生应当从三种视角来看患者：用显微镜检查患者身体、器官上可能的病灶；用肉眼审视患者并了解其病患的体验；用望远镜观察患者患病的社会背景情况。全科医生需要具备"立体的"或"全方位"的思维方式，将三种视角与患者的三种情况联系在一起，实现患者的需求（图3-2）。全科医生在日常诊疗过程中，需要提供高度科学性和艺术性的负责式服务，胜任自己的工作，赢得服务对象的满意。

五、以人为本的全人照顾诊疗模式

在以人为本的全人照顾诊疗模式中，由于全科医生服务对象的不同，决定了其责任不仅是

第三章 以人为中心的健康照顾

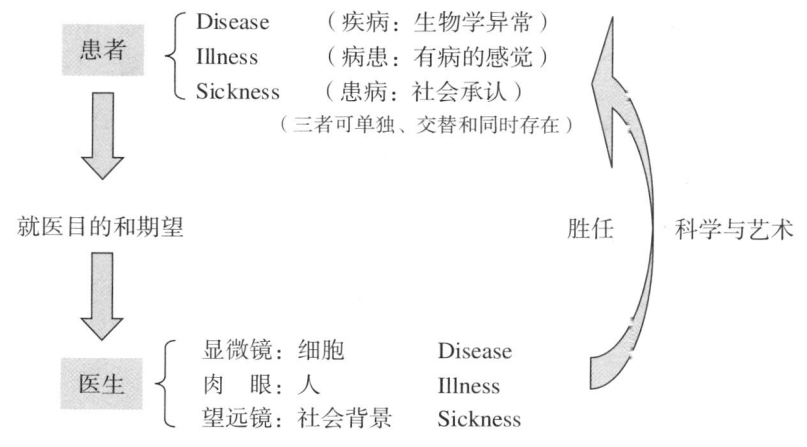

图 3-2 患者的需求和医生的视角

对病种或知识技术负责，更重要的是对人负责。患者不是一架需要修理的机器，而是一个不可分割的整体。新的医疗框架要求以人为中心，人的生活质量将作为与疾病同等重要的因素予以考虑。在专科为主的综合性医院中，医生接受处理的多为疑难、危重患者，而在基层工作的全科医生面对的多是常见病、慢性病以及健康人群。因此，全科医生必须对服务对象提供人性化的照顾，不仅要对疾病负责，还要对服务对象负责，服务对象包括患者、亚健康和健康人群。面对不同群体的不同医疗保健需要，全科医生必须提供相应的预防、保健、医疗、康复等服务。

（1）无疾病时（发病前期）：提供一级预防，即预防保健，包括特异性疾病的预防措施和非特异性的健康促进，如健康咨询、生活方式指导、关系协调等整体性照顾，防止疾病的发生。

（2）症状早期，疾病尚未分化（临床前期或发病早期）：医生应具有较高的警觉性，提供二级预防，能识别问题，早查早治，提供适当干预措施，逆转健康向疾病发展的进程。

（3）疾病确诊时（临床期或发病后期）：提供三级预防，减少并发症和后遗症，避免残障，提供康复和临终关怀服务。特别是对于一些不可治愈的慢性病，医生应充分理解患者的患病体验，了解其社会背景、人生观和价值观；建立互动协作式的医患关系，提高患者依从性，制订长期管理计划、提高管理质量。

以人为中心的健康照顾模式的主要流程就是医生为患者提供服务的一种思维框架，其诊疗框架如图 3-3 所示。

> 考点：以人为中心的健康照顾原则。

第三节 以患者为中心的应诊任务

案例 3-2

男性，45 岁，近两个月反复感到头晕、疲劳前来就诊，测血压为 160/110 mmHg。患者既往有高血压史，平时服药不规则，发现血压高时才服用卡托普利 1 片。该患者经商已有 8 年，近段时间生意情况不好；祖籍福州，喜食咸菜、咸鱼等食物；烟瘾较大，

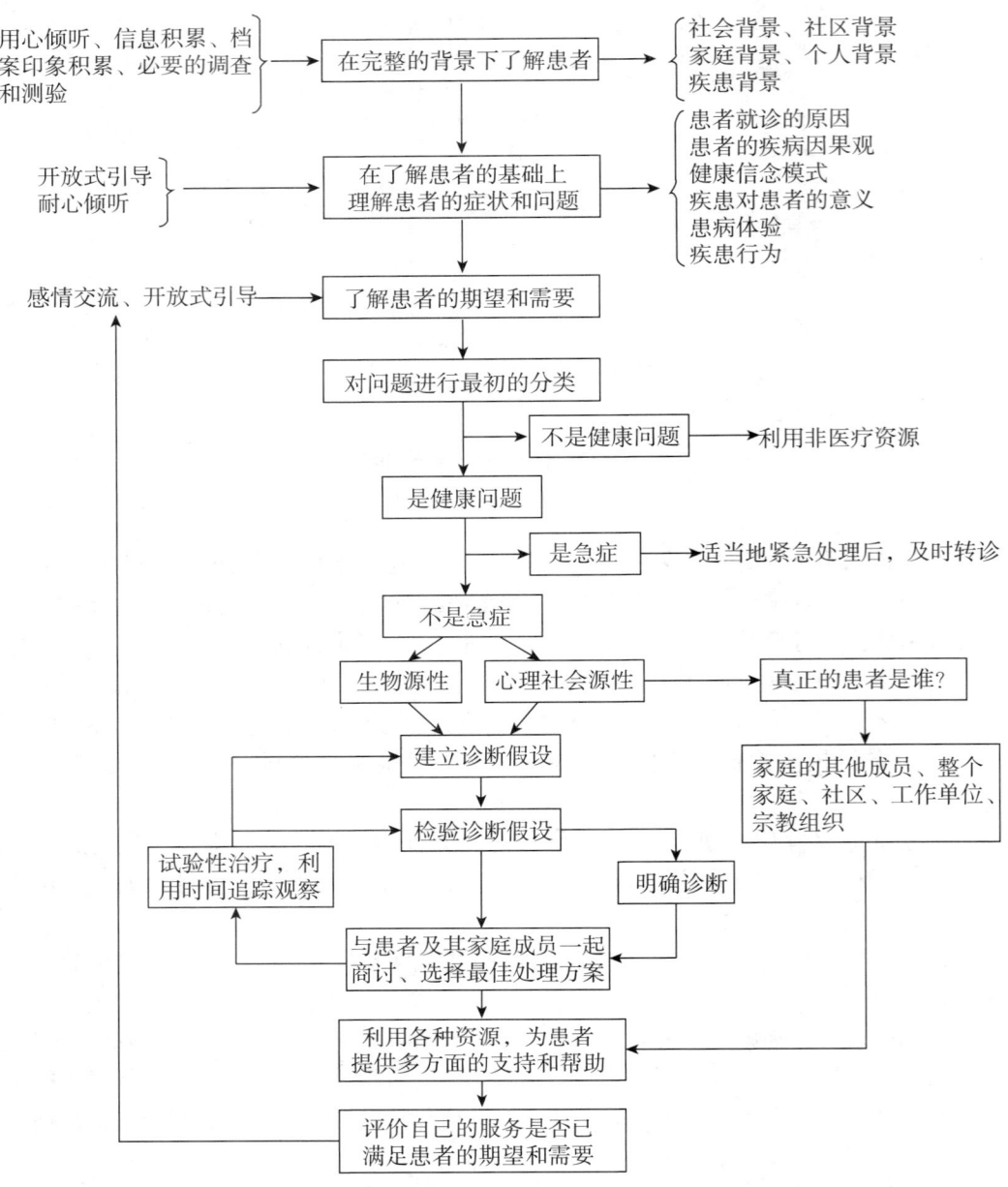

图 3-3 以人为中心的诊疗框架

每天吸烟近两包。母亲有高血压史。

问题：

该患者就医时，全科医生在应诊中应该或者可以为他做些什么？

全科医疗是一种以门诊服务为主的服务模式，故在门诊服务中应诊的任务与专科医疗有区别。全科医生在照顾患者过程中不能仅局限于诊断和治疗疾病，更应该要求以人为中心的生物-心理-社会模式贯穿在应诊的全过程中。下面介绍全科医生应诊中四项主要任务和全科医生以患者为中心的接诊模式。

一、全科医生应诊中的四项主要任务

1979年，Stott 和 Davis 把全科医生应诊过程中的主要任务（图3-4）归纳为4个方面：一是确认和处理现患问题；二是连续性问题的管理；三是提供预防性照顾；四是改善就医遵医行为。

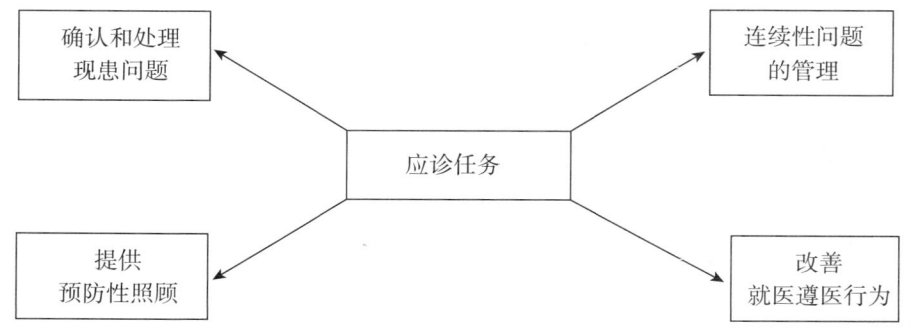

图 3-4　全科医生在应诊中的主要任务

（一）确认和处理现患问题

全科医生应诊的核心任务就是确认和处理现患问题。现患问题一般是患者前来就医的主要原因，往往指患者近期感到身体不适或者怀疑自己患上了某种疾病。全科医生在应诊时就要正确地认识、分析和处理患者的现患问题。与临床专科医生采用生物医学模式的服务不同，全科医生不仅追求生物医学问题的诊断，还要进一步从心理、社会等角度去了解患者为什么来看病，即深入了解患者健康问题的性质、就医背景，了解患者自己对健康问题的看法、顾虑以及对医生的期望，充分体现"以人为中心的健康照顾"的原则（图 3-5）。

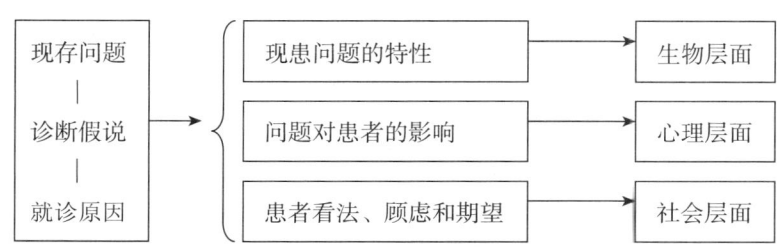

图 3-5　以人为中心的健康照顾模式确认现患问题

全科医生确认和处理现患问题具体要做好以下几个方面工作：

1．了解患者是什么样的人　全科医生面对患者时，首先应了解患者是一个什么样的人，如了解患者的个人背景、家庭背景、社区背景和社会背景等，只有全面深入地了解患者的背景资料，才能更好地了解前来就医的患者，才能与患者建立起一种和谐的朋友式的医患关系。所以，患者前来就诊时，全科医生可以先阅览患者的健康档案，以更多地了解患者。

2．了解患者的就医背景　患者都是在一定的背景下就医的，全科医生只有了解患者的就医背景，才能准确理解患者的主诉和现患问题的性质，才能找到产生健康问题的真正原因，才能发现患者真正的问题和真正的患者。需要了解的就医背景主要有如下 3 个方面：

（1）患者的就诊原因：即患者为什么前来就诊。患者是否就医一般与疾病性质、疾病严重程度、个人价值观念、家庭背景、社会背景及卫生服务模式等因素有关。对于影响患者就医选择的因素，医生应该加以了解。

（2）患者的需要：即患者有哪些需要。全科医生要善于发现患者不同层次的需要，并有针对性地采取各种方法和措施给予患者最大程度的满足。

（3）患者的期望：即患者期望医生能为他做些什么。患者前来就诊总是带着对医生的期望而来，故全科医生在了解了患者需要的基础上，了解患者是需要治疗还是保健，或是需要健康教育。最后，全科医生的决策是与患者及家属共同协商而做出的，能最大限度地满足患者的需要。

了解患者的就医背景可采用开放式问诊的方法。所谓的开放式问诊就是要求医生把注意力集中于完整地了解患者，既要了解患者所患的疾病，也要理解患者的心理、社会和就医背景等。如果医生的注意力集中于假设的疾病，往往就会采用封闭式的问诊，如"你是否有头痛？"就是封闭式问诊方式，患者的回答只能是选择式或封闭式的，如"痛"或"不痛"，"有"或"没有"。这种非开放式的问诊，患者会把对疾病的回忆局限在医生感兴趣的问题上，从而会漏掉一些重要的诊断线索，同时也忽略了患者的主观需求和情感需要。以人为中心的健康照顾模式提倡医生要用开放式问诊，耐心倾听患者的诉说，在时间允许的情况下，不轻易打断患者的陈述，从患者的诉说和患病体验中发现线索，找到真正的问题。当然，有时候也要给予适当的引导，防止患者的诉说离题太远或占用时间太多。如医生问："您能告诉我问题是怎么发生的吗？"是了解患者疾患或问题的产生过程；"您觉得这个问题可能会跟哪些因素有关呢？"是了解疾患或问题所涉及的范围；"您觉得这个问题严重吗？"是了解患者的疾病因果观、健康观和价值观等；"您希望我为您做些什么？"是了解患者的需要及对医生的期望。

3．分析现患问题的性质　全科医生在充分了解患者和就医背景的基础上，从系统论和整体论角度去分析患者现患问题的性质，即从患者的生物-心理-社会全方位来考虑和判断现患问题。具体来说，全科医生了解就诊原因后，从生物层面剖析确认问题的性质，如是否为健康问题；从心理层面剖析确认产生问题的心理背景与患者的心理现状等；从社会层面剖析确认产生问题的社会背景与患者的社会需求和功能现状等。

4．处理现患问题　全科医生处理现患问题同样要遵循生物-心理-社会医学模式的指导，从系统论和整体论角度出发，在弄清上述问题的基础上，要针对患者的具体情况和现患问题的特性制订一个科学合理的处理计划，所以全科医生制订的现患问题处理方案既包括生物医学方面疾病的诊治，也包括心理学及社会功能方面的指导，还要注意加强与患者的沟通。具体处理问题步骤：首先，医生需要向患者清楚地解释病情，与患者达成对其问题的共识，并对患者的痛苦表示理解；其次，和患者协商处理计划的细节，向患者解释制订的处理方案，征求患者意见，让患者参与决策过程，并对患者的看法和意见表示极度的尊重；最后，要鼓励患者对实施处理计划的健康自我管理承担责任，启发患者的主观能动性让患者充分参与处理方案的制订、修改和实施过程，最终与患者达成共识。

确认并处理现患问题，全科医生的诊疗是从患者的角度着手，而不是仅从疾病着手，所以对现患问题的处理是系统性、整体性的，而且没有忽略患者的心理需求和社会功能，这样的诊疗方式和处理问题的方式大大提高了患者对医生的信任度和满意度，也提高了患者的遵医率和依从性，真正体现了全科医疗以患者为中心的鲜明特色。

（二）连续性问题的管理

全科医生应诊的任务不仅限于确认和处理现患问题，还要把照顾范围扩大到患者的长期健康问题上，因为全科医生对患者的健康负有长期和全面的责任，是全方位、全过程的服务。尤其是处理高血压、糖尿病等慢性疾病时，不仅需要长期用药物或非药物的方法予以控制，也要考虑与饮食、情绪或遗传等因素有密切关系，同时还要考虑这些慢性疾病对患者的远期健康产生的严重影响，如高血压的靶器官损害、糖尿病的并发症等。所以，全科医生除了在应诊时处理患者的现患问题以外，还应该对服务对象的健康问题进行连续、长期的管理，与患者一起制订长期管理目标，定期随访和筛查，并指导患者改变生活方式。

慢性病是社区常见问题，这些病通常是无法根治的，对患者而言，慢性病是长期甚至终身的问题，全科医生应努力控制疾病的症状和进程，努力提高患者的生命质量，维护患者躯体、

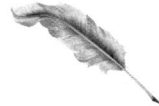

精神和社会交往方面处于相对的最佳功能状态。在对患者慢性问题进行管理服务中，也须注意暂时性问题对长期性问题的影响，如患者因感冒就诊，则需考虑：①是否会引起原有的糖尿病、高血压或哮喘的发作加重？②其症状和并发症是否得到了有效的控制？③其慢性问题是否得到了规范化管理？④因病导致的生活、心理及社会方面的压力是否得到有效缓解？

慢性病管理概念框架强调了患者在管理中的主动地位，帮助全科医生系统、有效地对社区慢性病进行管理和评价，下面介绍慢性病管理概念框架（表 3-1）。

表 3-1　慢性病的医疗保健/自我管理方式的概念框架

患者情境	照顾方式	结果评价
临床状态：	医疗保健：	临床状态：
患某种生理疾病	医疗干预	疾病严重程度
患某种精神障碍	药物	
疾病的严重程度	手术	功能/安好状态：
	疗法	生理功能
人口学：	咨询干预	角色功能
年龄	交流/信息	社会功能
性别	人际关系方式	认知功能
教育	让患者参与决策	情感安宁
收入		疼痛
种族	自我管理：	睡眠问题
	体育锻炼	疲劳/精力充沛
生活状况：	饮食控制/营养	健康意识
社会支持	酒精、药物滥用	
婚姻状况	烟草	服务利用/成本：
生活事件	遵医用药	门诊
	生物反馈	医院病房
态度/信念：	松弛技术	护理院/家庭服务
控制整体健康的意识	寻求信息、资源	
自我效能	解决问题技术	患者满意度
对控制疾患的期望	认知技术	
	症状监测	临床危险事件发生率、死亡率

上面这个框架强调了慢性病的医疗保健/自我管理方式的概念，体现了全科医疗的鲜明特色：①强调对患者情境包括人口学因素、生活状况、态度和健康信念等的全方位把握，超出了疾病的临床状态的范围；②在传统的医疗干预之外，特别强调了"咨询干预"，将其放在与药物、手术等医疗干预同样重要的位置上，突出了医生解释指导在医患互动中的重要性；③将患者体育锻炼、饮食控制等自我管理的细节纳入慢性病照顾手段中，充分体现患者在慢性病长期管理中应发挥的主观能动作用；④管理结果的评价涉及临床状态、健康功能、卫生服务利用与成本、患者满意度和死亡率等多方面内容，适应新时代发展全科医疗与社区卫生服务的要求，大大推进了新时期卫生改革。

在实施上述概念框架时，医生需要对慢性病患者、老年患者及残疾患者等进行有关功能状

态或功能缺失的筛查，并在特定治疗或干预措施之后继续提供综合功能的评价。然而，全科医生如何在个案接诊时间内，能够同时准确、客观地评价个体的功能状态或与医疗相关的生活质量，这涉及生物、心理、社会的三维健康问题，全科医生常感到缺乏简便而有效的健康评价工具。为了应对全科医疗实践中遇到的这个难题，各国专家对反映生活质量和功能状态的评价工具进行了筛选，如行为科学和医学领域内有关的生理状况、日常工作与生活能力、情感状况、社会活动、疼痛状况变化、生活满意度、社会支持及整体健康状况等，并评价其信度和效度，取得了一些有益的成果。

1987—1988年，WONCA分类委员会和科研委员会合作，对美国Dartmouth医学院研制的社区人群功能测定量表（COOP量表）进行了评价和修订，在COOP量表的基础上形成了COOP/WONCA功能状态量表。该量表以较少的问题覆盖所有的年龄、性别和健康问题的各个阶段，以便于全科医生在忙碌的医疗工作中方便收集患者整体性的客观资料；也可评价一段时间的干预治疗或自然病程的结果，为临床研究课题作出对照。COOP/WONCA功能状态量表是较为成功的一个代表，可以给我国的全科医生在社区卫生服务工作中提供参考。该量表对患者过去2周内（其中疼痛为过去4周内）的功能进行了解，从7个方面评价，下面介绍COOP/WONCA功能状态量表（表3-2）。

表3-2 COOP/WONCA功能状态量表

1. 体能：在过去2周内，下列何种运动你的体能可以做到2分钟以上？
①非常剧烈（如快跑）②剧烈（如慢跑）③中度（如快步行走）
④轻度（如中度行走）⑤非常轻度（如慢走或不能行走）
2. 感受：在过去2周内，你有没有受情绪困扰，如焦虑、烦躁、抑郁或悲哀？①完全没有 ②轻度 ③中度
④相当严重 ⑤非常严重
3. 日常活动：在过去2周内，你的身体或情绪健康有没有导致你日常的室内室外活动困难？
①全无困难 ②轻度困难 ③有点困难 ④很困难 ⑤根本不能做
4. 社交活动：在过去2周内，你的身体或情绪健康有没有限制了你和亲人、朋友、邻居或团体间的交往活动？
①全无限制 ②有一点限制 ③稍有限制 ④有很大限制 ⑤非常大的限制
5. 健康变化：和2周前相比较，你现在的健康状况是：
①好得多 ②好一点 ③大致一样 ④稍差一点 ⑤差得多
6. 整体健康：在过去2周内，你的整体健康状况是：
①非常好 ②很好 ③还好 ④不太好 ⑤很差
7. 疼痛：在过去4周内，你常感到身体上有多大程度的疼痛？
①完全不痛 ②很轻微的疼痛 ③轻度疼痛 ④中度疼痛 ⑤剧烈疼痛

上述问题通过患者自我评价的方式进行，如不能自己填写，则可由他人代劳，可通过邮寄或就诊前后自行填写。每个问题分成5个等次，得分从1至5分。患者仅需选择其中一个答案，然后根据表中的分数累计，分数越高评价越差。全科医生将结果记录在病历上，作为患者管理的参考。

该量表简短、方便操作，已被译成9种文字，由WONCA成员在世界范围内进行广泛的传播。大多数患者认为，这个量表为医生提供了有意义的健康资料，同时也强调了医患互动，有利于改善紧张的医患关系。

（三）提供预防性照顾

"预防为主"一直是医疗卫生服务的重要指导方针，将预防服务与医疗实践结合是全科医生面临的另一个挑战。如高血压、糖尿病等慢性疾病如果得不到有效控制，将导致脑卒中、冠心病甚至肾衰竭等严重并发症，吸烟、高脂饮食、个人生活不规律等不良生活方式也可促进这些并发症的发生，所以，预防性照顾在全科医疗中占有相当重要的地位。"以人为中心的健康照顾"注重提供预防性照顾，包括计划免疫、健康促进等方法。加拿大全科医学专家

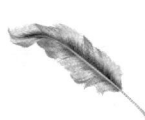

McWhinney 指出，全科医生对于不同原因前来就诊的患者，均应主动地评估危害其健康的各种因素并加以干预，即将预防措施视作日常诊疗工作来执行。

人生任何阶段都可能有特定健康问题和相关危险因素的潜在侵袭，而研究也发现，最容易使一个人改变不良的生活和行为方式的时机是患病时。因此，患者前来就诊是提供预防服务最好的时机，全科医生可利用各种与患者接触的机会向患者开展以预防为导向的服务；而且，无论患者以何种原因就诊，此时都是他对自身健康问题关心较多、对医生的期望较高的时刻，也就非常有利于对患者开展个体化的、适当的预防照顾。例如，一个 55 岁的妇女在弯腰抱 2 岁的孙子时感到腰背部明显疼痛，第二天疼痛越来越严重，无法再带孩子而不得不去全科医生诊所就诊。回顾患者的医疗记录，医生发现她的主要危险因素是体重，患者身高 162 cm，体重 75 kg，而且很少运动。全科医生予以患者体格检查、神经检查，均正常，直腿抬高试验阴性，但发现患者右侧腰部、脊柱侧面肌群触痛明显，考虑患者的腰背部出现了功能性损伤，解决这个问题可能需要保守治疗。针对这个案例，全科医生需要跟患者讨论以下几个方面的问题：①治疗方案，包括休息、冷敷和止痛对症；②如何减少腰背部损伤，包括抱孩子和提重物的正确姿势；③体重和腰背部疼痛的关系，告知患者其体重增加了发生腰背部损伤的可能性，并帮助其制订减肥计划；④关于预防高血压、糖尿病的健康教育资料。

所以，全科医生应当充分利用好患者每一次就诊的时机，根据对患者的早期诊察，提供有针对性的改善生活方式的建议，这种预防性教育对维护患者的全面健康起到了非常重要的作用。全科医生在处理其现患问题的同时，根据三级预防的要求适时向患者，特别是处于某种健康危险（如特定年龄段、特殊人格及心理状态等）的患者提供预防保健服务。一般来说，这种预防服务总是被广大人群欢迎并乐意接受的。例如，为育龄妇女做宫颈涂片筛查癌症；对绝经期妇女进行骨质疏松评定；给老年慢性病患者注射肺炎疫苗、流感疫苗；给 10 岁以上的所有就诊者测量血压等。故全科医生应该发挥自身预防疾病的优势，将疾病的预防贯穿到健康照顾的整个过程。

（四）改善就医遵医行为

全科医生为服务对象处理现患问题、管理连续性问题和提供预防性照顾，都是在患者就医和遵医的基础上实施并产生效果的。如果医生为患者制订了科学、合理的健康照顾实施方案，但患者不能与医生协调配合，产生就医、遵医行为不当，医生与患者则达不成共同期望的结果。而全科医学"以人为中心的健康照顾"对于患者的就医行为和遵医行为格外关注，全科医生应努力纠正患者的不良就医行为，设法提高患者的遵医率。

1. 改善患者就医行为　就医行为是指人们在感到出现某种疾病症状或身体不适，或者虽没有感到明显不适，但感觉到有潜在的患病危险而采取的寻求医疗帮助的观念和行动，是一种非常复杂的心理和社会行为。人们的就医行为是医疗卫生和医疗保障制度发生、发展的根本动因，只有全面掌握患者就医行为的现状和特点，才能够有针对性地改革和完善医疗卫生和医疗保障制度，从而更好地满足人们求医的需要。

（1）就医行为的动因：从患者求医的主观愿望来看，就医行为的动因可分为主动就医行为、被动就医行为和强制就医行为。主动就医行为指智力和行为能力正常的患者因躯体或心理因素主动就医，如自我感觉不适或病痛影响生活和社会功能，或因现实生活中受到某些精神刺激，产生心理反应时无法自己解除；被动就医行为指同样因为躯体不适或心理反应原因需就医的患者因为行为能力欠缺或不能感知自身健康状况，则需要亲人陪同就医，表现为被动求医，如年老体弱、婴幼儿、智障等患者常需要陪同者帮助；强制求医指一些严重的精神障碍和重大传染病患者考虑到对患者自己、他人和社会的影响，必须被强制就医。

（2）影响就医行为的因素：就医行为受很多因素的影响，如年龄、性别、教育程度、职业、经济收入、医疗保障制度、医疗信息及对疾病的认知等。了解患者就医心理及影响因素，

掌握患者就医行为的变化趋势，对正确制订患者的管理策略是很有必要的。一般情况下，教育水平的提高会增进人们对健康以及医疗知识的了解，增强个人对自身健康状况的关心。医疗保障制度也是促进患者就医行为的关键，如我国目前的城镇职工基本医疗保险制度和新型农村合作医疗制度就显著地提高了患者的就医概率，对居民的就医行为产生了积极的影响。1978年，《阿拉木图宣言》指出，健康教育是所有卫生问题、预防方法及控制措施中最为重要的，是能否实现初级卫生保健任务的关键，居民对疾病的认知在一定程度上影响着就医行为的健康与否。

2．改善患者的遵医行为　遵医行为是指患者对医疗建议遵守的程度，即患者对医嘱的配合性和依从性。良好的遵医行为是指患者的行为符合医护人员在医疗或健康行为方面对其的指导，包括按时复诊、执行预防和治疗措施、改变生活方式等。而相对应的就是不遵医行为，是指患者没有按要求遵守医疗建议甚至违背医务人员建议的行为。资料显示，有40%～50%的糖尿病患者和40%的高血压病患者没有按照医嘱服药。在全科医疗服务中，遵医行为是一个十分关键的指标和管理环节，因为任何疾病的治愈不仅依靠医务人员选择有效的治疗手段，同时还需要患者积极参与和主动配合治疗方案的实施，所以患者拥有良好的遵医行为是疾病康复的重要保证。但实践表明，很多患者经常不遵医嘱，如不按时按量用药、擅自停药，不按要求复诊等。遵医行为的失控，社区卫生服务的长期综合性健康管理和慢性病控制就成了空谈。故以人为中心的全科医疗要求全科医生有责任在患者的每一次就诊过程中提供必要的指导，以改善患者的就医、遵医行为。

（1）影响遵医行为的因素：患者的遵医行为也受很多因素影响，包括患者知识的不足、患者的健康信念、处方的特性、经济因素、人际支持、医患关系及医疗照顾方式等。如患者对于医生的干预措施不理解或有误解常导致用药中断；患者健康信念不正确会造成遵守医嘱的动力不足；药物处方服药次数多，患者容易忘记；药物不良反应大，患者难以承受；良好的医患关系能有效地加强患者的参与意识和遵医行为。所以，熟悉影响遵医行为的因素，积极改善遵医行为是全科医疗服务应诊中的管理要点和重要任务。

（2）改善遵医行为的对策

1）医务人员方面：医务人员首先应努力提高自身的业务素质和医德水平，与患者建立良好的医患关系，尊重患者，关心患者，增加患者对他们的信任和满意程度。其次，耐心和患者共商治疗方案和用药计划，督促患者遵从医嘱，帮助患者在治疗措施上由被动依从改为医患共同参与、相互合作的方式。同时，医生开处方时要注意主次分明，尽量选用疗效显著、不良反应小、方便服用的药物，避免患者不遵医行为的发生。

2）医疗行政方面：医疗相关部门要根据医疗政策和健康教育目标，检查医疗工作实施情况，强调健康照顾的对象是"人"的整体，而不仅仅是疾病，最大限度地保护患者的权益。同时，向医护人员介绍医疗行为科学知识并为其提供人际交流训练，使医患之间沟通更加顺畅，让患者感到在这样的医疗环境中是被尊重和支持的。也可以适当组织一些特定患者团体和小组活动，如糖尿病患者俱乐部等，可一定程度上加强患者的自我健康教育，也加强了患者间的互相交流和支持，有效促进遵医行为的改善。

全科医生以人为中心的应诊任务包括上面所述的4个方面，而生物-心理-社会医学模式始终贯穿在全科医生应诊的全过程中。其中确认和处理现患问题为应诊的中心任务，全科医生要从患者和疾病两个角度出发，才能有效地解决患者的健康问题；而健康问题的连续性管理也是一项长期细致的工作，需要全科医生的耐心、恒心、协调和策略；全科医生还要利用各种与患者接触的机会向患者提供针对性的、个体化的预防服务和指导；不遵医行为在慢性病管理与控制中尤为普遍，全科医生要认真分析每一位就诊患者的遵医程度和影响因素，改善患者的就医遵医行为。

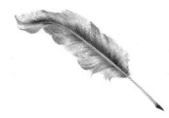

二、全科医生以患者为中心的应诊模式

Berlin 和 Fowkes 在 1983 年共同提出了以患者为中心的应诊模式，即 LEARN 模式，其目的在于避免因不同文化背景和社会地位存在差异，以及医生与患者对于疾病及其症状的解释模式不同而无法建立良好的医患沟通，从而影响对患者疾病的诊断、治疗，甚至引发医疗纠纷。LEARN 模式重视患者的表达及对疾病处理的看法，更加尊重患者本身对疾病的认识和理解，应用于全科医疗过程中更体现了以患者为中心的健康照顾原则和理念。

LEARN 模式应诊过程需要的 5 个步骤如下：第一步骤是倾听，即 listen（L），指全科医生要先站在患者的角度上耐心地倾听，收集患者所有的健康问题，并了解患者对健康问题的认识和理解；第二个步骤是解释，即 explain（E），指全科医生在收集所有可供诊治疾病的详细资料后，需要将上述健康问题的诊断和治疗计划向患者及其家属进行解释；第三个步骤是容许，acknowledge（A），指全科医生在说明病情后，要容许患者有机会参与讨论，相互沟通和交流彼此对疾病的看法，使医患双方对健康问题及处理的看法趋向一致；第四个步骤是建议，recommend（R），指全科医生按双方达成的共识对患者开展最优的健康教育，提供最佳的诊疗建议，让患者参与到疾病的治疗计划中，可增加患者的依从性，这是疾病处理中非常重要的一个环节；第五个步骤是协商，即 negotiate（N），是指询问患者对医生建议的检查和治疗方案是否存在疑惑，如有疑惑，需要与患者进一步协商，最后确定医患双方都能接受的诊疗方案（表 3-3）。

LEARN 模式中，倾听、容许和协商步骤都允许患者充分地表达自己的想法和意见，解释和建议步骤均是参考患者的意见给予解释和建议，所以这 5 个步骤充分体现了全科医生以患者为中心的应诊模式，明显区别于专科医生的以疾病为中心的应诊模式。所以，LEARN 模式加强了医患沟通，改善了医患关系。

表 3-3　以患者为中心的应诊模式（LEARN 模式）

英文字头	英文全称	中文字义	内容
L	listen	倾听	倾听不仅是传统意义上所指的专心听、用心听、不插话及与患者要有目光接触等，最重要的是以开放式的问句形式询问病史，让患者有机会表达疾病发生的始末，从而收集到患者未说清楚或一时忘记的症状，并发现症状背后的问题所在；若患者有相关就诊经历时，还要询问患者就医的经验、动机和过程，以及曾接受过的检查、治疗方法和疗效，可作为本次诊断和治疗的参考
E	explain	解释	医生在收集到完整的病史资料后，应遵循生物 - 心理 - 社会医学模式，采用患者可以接受的平易、通俗易懂的用语，解释说明疾病的病因和可能的诊断
A	acknowledge	容许	医生解释病情后，应询问患者是否有疑问，以了解彼此对病情的看法是否存在差异；当医患双方的看法不同时，必须进行必要的处理和解释说明，消除彼此之间的认知差距；如患者有误解，医生应进一步寻找例证，以说服患者接受医生的看法；尽量尊重患者的想法处理问题
R	recommend	建议	了解彼此对疾病的认知后，医生应兼顾患者的主观看法和疾病治疗的合理性，将提出具体检查和治疗计划的内容详细告诉患者；让患者参与治疗计划是疾病处理中的非常重要的一个环节，可增加患者对治疗计划的依从性
N	negotiate	协商	最后医患双方进一步协商，询问患者对医生建议的检查和诊疗计划有无疑问，让患者充分理解并接受疾病的诊疗过程

第四节　全科医生的临床思维

临床思维是医生根据患者的临床资料对疾病的诊断与治疗进行思考、全面分析与判断，最

后做出诊疗决策的重要逻辑推理方法。在全科医疗的工作中，全科医生的一项最基本任务之一就是对就诊的病患进行诊断和治疗。但全科医生的工作性质不同于专科医生，故全科医生的临床思维方法与诊疗模式也有自己的特点，其渗透了生物-心理-社会医学模式，采用了以患者为中心的诊疗模式。因全科医生的工作比其他的专科医生涉及的范围更广泛，工作独立性更强，且往往缺乏高技术的辅助诊断手段，这就要求全科医生需要根据全科医学的原则和特色，更多强调临床资料的收集、物理诊断、临床思维和判断能力的运用，对就诊者进行全面、细致、合理的临床判断。

一、全科医生的临床工作特点

（一）全科医生面对的疾病谱广泛

与专科医生相比，全科医生面对的疾病谱非常广泛，其服务对象不分性别和年龄，不分科别，疾病涉及内科、外科、妇产科、儿科、急诊科、传染科、皮肤科和五官科等，所以需要思考的问题十分广泛。而患者找全科医生就诊时也往往不是为了解决某一专科疾病，患者的问题可能涉及生物、心理和社会方面的多因素。故全科医生解决这些问题的方法不能靠单一的防治手段，而是要从多方面寻找原因，全方位地寻求解决办法，从而从全部的疾病谱中筛选可能的诊断。

（二）全科医生面对的患者大多数处于疾病的早期阶段

全科医生在社区卫生工作中所接触的健康问题大多处于疾病发展的早期阶段，而早期阶段患者症状往往不典型，这就要求全科医生与专科医生相比，在临床学科知识的广度方面占据优势，不仅要具有广博的医学知识和丰富的全科医疗经验，还需要具有敏锐的全科医生眼光和果断处理的决心。处于疾病早期的患者就诊时，可能没有完整的病情资料，也尚未开始进行必要的检查。因此，全科医生在开展以患者为中心，以家庭为单位，以社区为范围的医疗服务时，其难度有时候比在综合医院的专科医生要大得多。

（三）全科医生诊治的慢性病多

慢性病的病期长，演变过程缓慢，全科医生工作中必须耐心、细致，注意观察患者病情的变化。同时，慢性病给患者带来的慢性危害非常大，甚至是致命性的，全科医生需要及时了解病情变化和治疗结果，仔细调整治疗方案。

（四）全科医生的临床工作重视预防保健

全科医学的基本特征之一是以预防为导向的健康服务，重视对疾病的筛查和早期发现，如测血压、测血糖、健康咨询和体检等，特别强调临床预防服务。这也决定了全科医生的工作重点之一是提供全面、持续性及个体化的医疗保健服务，对社区的居民努力做到早发现、早诊断和早治疗疾病，充分利用社区和家庭的卫生资源，维护居民的健康，并采用一些干预方法处理社区常见健康问题，预防慢性病导致的功能性改变。随着社区卫生服务的发展，全科医学的预防保健工作也取得了很大进展，居民从最初只关注治疗疾病，现在已转向同时关注疾病的预防和自身的健康状况。与此同时，社区居民健康信念的建立和生活方式的改变，对社区全科医生的预防保健工作要求也在逐渐提高。

二、全科医疗中临床资料的收集

全科医疗中临床资料的收集，除了病史采集、体格检查和实验室检查3个方面的内容外，还包括心理和社会方面相关资料的收集。能否收集到真实的、详细的临床资料是获得临床思维的关键阶段，也是正确诊断疾病的前提。在临床资料的收集过程中，必须本着实事求是，一切从患者的自觉症状和客观体征出发的原则，不能随意地主观臆断，这样才能系统地、准确地对患者开展临床判断。

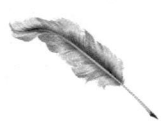

（一）病史、体格检查和实验室检查资料的收集

1. 病史采集 在全科医疗中，病史采集对诊断的作用更加重要，准确、科学的病史采集是获得全科医疗中临床疾病诊断第一手资料的前提。有些疾病可能通过详细的病史采集即可做出初步诊断，如一个患者就诊时自述有原发性高血压病史，近一年来在劳累时会感到胸前区有闷痛感，一般持续几分钟，休息后很快缓解，据其详细的病史可以得出初步印象是患者可能患有劳力性心绞痛。但在全科医疗中，就诊者的症状可能不典型，或者症状复杂多样，全科医生都必须详细而有技巧地获得病史资料，快速地做出初步诊断。

全科医生要掌握病史采集的一些技巧，具体如下：

（1）全科医生初步收集病史主要采用问题描述的形式进行问诊，然后在后续的诊断过程中围绕可能的初步诊断提问，进一步收集帮助鉴别诊断疾病的相关内容，如患者的就诊原因，患者健康问题的完整背景和影响因素等。

（2）以人为中心的健康照顾模式要求全科医生先采用开放式问诊的方式，问诊的目的是了解患者与健康问题有关的主观信息。开放式问诊一般以"您有什么问题？""我能为您做些什么？"或"您感到哪里不舒服？"等内容为先导，然后在医生的正确引导下，强调患者按照自己的主观感受和需解决问题的顺序来完整讲述自己的问题，而不是按照医生提供的备选答案来回答，如"您是否有头痛？""您饭后是否胃痛？"等。

（3）全科医生在基本了解患者背景和就诊需求的基础上，可以再采用封闭式问诊的方式，补充了解或者确认信息。这就需要医生在患者描述完不适的表现和感受后，有针对性地就真正的不适感觉和相关症状进行仔细询问，收集资料。

通过以上病史采集，所获得的应该是信息量适宜，有利于鉴别疾病的病史，利于形成初步诊断。例如，一个青壮年患者诉说经常有"胃灼热"感而就诊，这时候全科医生就应该根据这个症状进一步开展病史询问，如有无反酸，进食前后有无上腹部疼痛，有无夜间腹痛及有无排黑便等症状，若全部有或大部分有这些症状则初步诊断为消化性溃疡，然后再进行详细的体格检查或必要的实验室检查。所以，准确地收集病史是疾病诊断必不可少的步骤，也是正确诊断疾病的第一步。

需要强调的是，全科医生的工作任务是集医疗、预防、保健、康复、健康教育和计划生育为一体的卫生服务，故全科医生作为全科医学团队的核心人员，工作非常繁忙，而面对的不同患者群体存在着特殊的心理和社会背景时，全科医生需要一个系统、简明有效的问诊方式，下面介绍全科医生常用的BATHE问诊方法。

B（background）——背景：了解可能的心理或社会因素。

A（affect）——情感：了解患者的情绪状态。

T（trouble）——烦恼：了解问题对患者的影响程度。

H（handling）——处理：了解患者的自我管理能力。

E（empathy）——移情：对患者的不幸表示理解和同情，使患者感受到医生的支持。

通过BATHE问诊，全科医生很快可以了解患者的就诊背景，并能及时给予患者安慰和支持。这些普通而简朴的问话拉近了医患之间的距离，让医生走进患者内心，让患者敞开心扉，让全科医疗服务更有效地开展。

2. 体格检查 体格检查是在病史采集后获得疾病客观信息的重要步骤，必须认真、细致且有序地进行。全科医生需要注意的是，体格检查中要体现以患者为中心的服务模式，尊重患者的知情同意权，尊重患者的隐私和感受，不能只考虑医生诊断需要而忽视患者的权利和需求。特别需要注意的一点是在对异性患者查体时应有与患者性别相同的医护人员在场，尤其男医生对女性患者查体时，需特别注意避嫌，注重对患者的尊重，避免患者产生尴尬和不安情绪。查体的医患沟通方面，应将检查目的、检查内容和注意事项等向患者交代清楚，在患者的

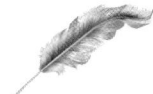

同意和配合下有步骤地检查。查体时动作要轻柔，手法要准确。

3．实验室检查 在经过病史采集和体格检查后，医生对患者的疾病已经有了初步判断，此时可以根据初步诊断对患者进行有针对性的实验室检查。而在检查项目方面，要充分考虑到患者的切身利益，避免不必要的、重复的和过于昂贵的检查项目。我国全科医生的工作以基层医疗机构为主，随着基层医疗卫生事业的发展，全科医疗场所已经具有基本的实验室检查条件，如血常规、尿常规、大便常规、心电图、血脂监测、血糖监测等，有的还可以开展B超、X线的检查，这些项目对于大多数常见病、多发病的诊断起到了非常重要的作用。这就要求全科医生对这些设备充分了解，对检查结果能够进行充分的分析和利用。如同样为贫血诊断，年轻的晚孕期妇女可能是特殊的生理状态引起的；但是如果对象是一位中老年男性，应继续检查大便常规加隐血试验，如隐血试验阳性则不能简单做出贫血的诊断，应建议患者到上一级医院进行胃肠相关检查，排除消化道肿瘤。

（二）心理和社会资料

随着医学模式的转变，以疾病为中心的生物医学模式转化为以患者为中心的生物-心理-社会医学模式，这就要求医生在诊疗患者时，除了病史采集、体格检查和实验室检查以外，收集与患者健康有关的心理、社会和情境资料也同等重要，甚至心理社会因素会严重影响到患者的健康而更加重要。如不同的心理情境对于肿瘤患者来说直接影响到患者的预后，甚至会起到恶性循环的作用。McWhinney 曾指出对患者来说最重要的心理社会方面因素是：①患者对所患疾患治愈的期望；②患者对疾患的感受；③与疾患相伴随的恐惧。所以，研究心理社会问题有利于全科医生扩大诊断思路，可以为全科医生提供许多潜在的诊断和治疗线索。这类资料一般包括患者的个人、家庭和社会背景资料。

1．个人资料 患者的个人资料方面，除了我们了解的年龄、性别、职业等一般资料外，我们还应该首先了解患者的就医原因、患者对自身问题的认识和期望，深入了解患者对问题的看法和需求。

（1）患者的就医原因：即患者为什么来找医生。研究发现，在患者所处的人群中，很多人出现严重症状却没有就诊，而有些人只有轻微症状却积极就诊，看来促使患者就诊的原因不仅是疾病的严重性，还涉及患者对症状和身体功能的理解的层面。只有将症状和出现症状的人结合起来，才能真正理解患者为什么在特定的时间带着特定的问题找医生就诊。

患者的就医原因主要有以下几个方面：

1）患者感到躯体的不适超过了自己耐受的限度：这种情况大多属于急性或者比较严重的躯体疾病，患者就诊时常直接提出较为明确的问题，最大的需求是病痛尽快得到解除。不过躯体不适的阈值有个体化差异，有的人能够忍受严重的痛苦，但有的人却无法忍受轻微的不适，所以全科医生要判断疾病症状和严重性的联系，如偏头痛发作头痛剧烈难忍，但不一定有器质性病变，原发性肝癌早期可能没有明显不适。

2）心理上对疾病的焦虑达到了极限：这种患者或许对疾病引起的躯体不适尚可以忍受或者躯体症状不明显，但患者由于心理上对疾病的担心、恐惧，因而产生了严重的焦虑，患者往往过度强调其患病的痛苦体验，但又缺乏严重疾病的客观依据，所以前来就诊求助于医生，希望得到医生对躯体不适症状的合理解释。

3）出现了一些疾病的信号行为：此时患者既没有感到超过了自己耐受限度的躯体不适，又没有心理上对疾病产生严重的焦虑，只是在看到媒体、网络或健康宣传知识等相关信息后，对一些可能与疾病有关的症状或者体征产生了疑问，想通过医生了解自己是否患病、患何种疾病以及如何治疗等。这种情况往往与患者的文化教育、健康信念及医疗知识有关，有的时候也能帮助医生早期发现一些后果严重的疾病。

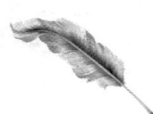

4）随访（follow-up）：一般是指患者应医生的预约而就诊，主要是指一部分慢性病患者，

如原发性高血压、糖尿病、慢性支气管炎及冠心病等，需要定期随访，以便进一步诊断和治疗，维护患者的健康。

5）其他：如健康咨询、婚前检查、孕期检查、周期性健康检查，甚至民事纠纷或机会性就医等，都是社区居民就医的原因。

（2）患者对自身问题的认识：受个人文化、家庭环境等因素影响，很多患者的注意力往往集中在支持疾病症状的一方面，而忽视了其他与之相关的另一方面，从而促使患者形成了错误的健康信念模式和疾病因果观。

健康信念模式反映了人们对自身健康的关注程度，是人们对自身健康形成的价值观念。患者健康信念模式的形成直接与就医行为有关，关注和珍惜自身健康的人症状轻时则就诊，而忽视自身健康的人却常常延迟就诊。全科医生面对的是社区广大居民，所以在制订处理计划时需要了解患者的健康信念模式，有利于提高患者的就医概率和遵医性。

疾病因果观是指患者对自身疾病或潜在健康问题的因果看法，是患者解释自身健康问题的理论依据，受教育、个性、家庭、宗教和社会等因素影响。患者的疾病因果观不一定都正确，这就造成就诊时，患者常常根据自己的疾病因果观来叙述病史，却忽视了其他问题。医生应该了解这一点，正确理解患者陈述问题的方式和了解症状的真实意义，发现患者真正存在的健康问题。

（3）患者的期望：即患者的需求是什么。目前，患者在大医院就诊时存在就诊者多、就诊时间短的现象，专科医生在生物医学模式为主的诊疗过程中容易忽视患者的情感问题。患者对医生的期望除了解决自身客观存在的健康问题外，还有主观方面的需求，而医生如何满足患者的期望，则取决于医生对患者主观需求的判断。患者除了需要医生帮助解除病痛外，还需要医生为其提供体检、假条等方面的帮助，更希望医生与其相互理解，相互之间有情感交流。只有这样，才能让患者产生信任感，医患之间才能建立稳固的关系，这种关系也有助于满足患者的需求。所以，全科医生要通过亲切的沟通和热情的服务，最大限度地满足患者解释、诊断、治疗疾病和接受健康教育的需要。

2. 家庭背景　家庭是居民生活的基本单位，以家庭为单位的健康照顾是全科医疗的重要原则和特色之一，所以对患者家庭背景进行分析和了解，是全科医生临床判断的重要组成部分。全科医生可以通过绘制家系图、家庭圈等了解家庭结构并评价其家庭功能，了解患者家庭角色的适应情况，以判断患者疾病的发生、发展和预后与家庭背景之间的联系，以便开展家庭治疗，对其存在的问题进行指导协调，促进患者问题的解决。

3. 社会背景　人有自然属性和社会属性的双重属性。全科医生不仅要考虑人的自然属性，还要考虑人的社会属性，因为每个人在生活中都有自己特定的社会地位，承担着特定的社会角色，有着不同的社会关系，这些因素给人们带来优越感和成就感的同时也会带来不同的压力。压力不仅可以引起一些身心疾病，还可以加重生理性疾病的进展并延缓康复过程。与此同时，患病也会使患者原有的社会地位、社会角色及社会关系等发生变化，这些变化反过来又作用于疾病本身，形成了恶性循环。因此，全科医生应研究社会背景对人体健康的影响及其作用规律，在应诊时尽可能了解患者的社会背景，对可能出现的身心变化和患病情况进行客观的评估，为正确的临床思维和判断提供可靠依据，也为患者提供一些缓解生活、工作压力的方法，科学地预防疾病和健康指导。

三、全科医生的临床判断

（一）全科医生临床思维的类型

全科医生的临床思维类型一般包括模型辨认、归纳法和假说-演绎法3种。

1. 模型辨认（pattern recognition）　指医生对已知疾病的图像或模型相符合的患者问题的

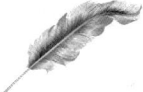

即刻辨认。如一患者描述的症状是"转移性右下腹疼痛",医生查体时也发现患者有下腹压痛和反跳痛,以上症状及体征和急性阑尾炎的疾病模型基本一致,医生可以据此很快得出急性阑尾炎的初步诊断。这类诊断方法的优点是简明、快捷,无疑对医生十分有用,仅靠观察患者即可得出诊断;但其应用十分有限,只有在患者的病史、查体和实验室检查结果典型,符合某疾病唯一的模型时,才能使用这种方法,而使用这种方法需要医生有足够的经验。同时,医生如习惯用模型辨认法也存在弊端,有可能用教科书上对特定疾病概率的描述替代该疾病在特定患者身上的真实发生率;而且一旦做出诊断,容易形成思维定式,很难再去考虑其他诊断的可能性,可能会造成诊断失误。

2. 归纳法(inductive method) 又称为穷尽推理(process of exhaustion),这种方法认为不管患者的主诉如何,医生都需要极其详细地完成全面询问病史、完整的体格检查以及常规的实验室检查,对医生收集的所有生理资料均需要进行细致的、一成不变的系统回顾,然后在获得的阳性资料里进行归纳、推理,然后得出可能的诊断,而在此过程得出结论之前不提出任何假设。再以急性阑尾炎为例,先不做出急性阑尾炎的可能诊断,而是就转移性右下腹痛的症状进行全面的查体和实验室检查,排除是否因其他器质性疾病或系统性疾病引起的腹痛后,最后再明确急性阑尾炎的诊断。这种方法的优点无疑是最大可能地避免漏诊和误诊,但从另一方面看,它实际上增加了患者等待诊断的时间及经济负担,同时也大大增加了医务工作人员的工作量。目前,这种方法多用于医学院的医学生和低年资医生的临床教学过程,可以有效地训练其采集患者资料的技术和方法,为以后的临床工作打好坚实的基础。

3. 假说-演绎法(hypothetic-deductive approach) 这个方法是目前临床医生最常使用的一种诊断方法,实际上包括两个步骤,即建立假设和演绎推理确立诊断。第一步建立假设,是指从患者的最初病情资料,如患者提供的不适症状和体征中快速形成几个可能的诊断假设;第二步演绎推理确立诊断,是指从一系列的假说中推出应该进行的临床和实验室检查项目并予以实施,然后根据检查结果对系列假说进行逐一排除,最后得出可能的诊断结果。这种方法的使用多和医生的经验成正比,经验丰富的医生提出的假设往往较多,而一般第一个假设最接近患者的诊断。仍以上述急性阑尾炎为例,如患者为30岁已婚女性,经模型辨认法考虑诊断为急性阑尾炎,而采用假设-演绎方法除了急性阑尾炎外,还应提出右侧宫外孕、右侧卵巢囊肿蒂扭转的诊断假设。因为患者为已婚的孕龄期妇女,根据假设内容需重点询问患者病史中的月经和生育史等,重点检查生命体征和腹部体征,尽早提供实验室检查,如血常规、肝肾功能、电解质结果,生命体征平稳时尽早开展右下腹及盆腔B超的检查。通过补充以上这些针对性的信息,月经史正常可基本排除宫外孕,盆腔B超若正常也可排除右侧卵巢囊肿蒂扭转。这样既避免了模型辨认法的简单而漏诊,又快速、经济、有效地确诊了疾病。这个方法与归纳法也不同,假设-演绎方法先根据初步获得的信息提出诊断的假设,再根据这些假设设计出重点的体格检查和实验室检查项目,有针对性地对患者逐步检查,并根据检查结果与提出的假设进行逐一类比,进行排除和鉴别诊断,最后得出较准确的诊断结果。

我们应知道,由于一些疾病的病因和发病机制仍然不明确,临床表现复杂多样,医学科学和检查手段也存在局限性,所以有的疾病是难以通过现有的手段获得明确诊断的。因此,在建立假设和演绎推理确定诊断之前,医生要思维开阔,与患者及家属及时进行沟通,不能只为了获取诊断条件而忽视了患者的经济、躯体以及精神方面的利益。实际工作中,很多医生往往是先开始模型辨认,再运用假说-演绎法,这样病史采集、体格检查和实验室检查都能有针对性和有目的地进行,医生可以在短时间内获得有利于正确诊断的信息。所以,假说-演绎方法特别适合全科医生在全科医疗中的临床推理和判断,既避免了模型辨认法的单一性,又避免了归纳法的"撒网式"检查,在整个过程中,将归纳、演绎和推理的方法贯穿始终,有利于得出正确的诊断(图3-6)。

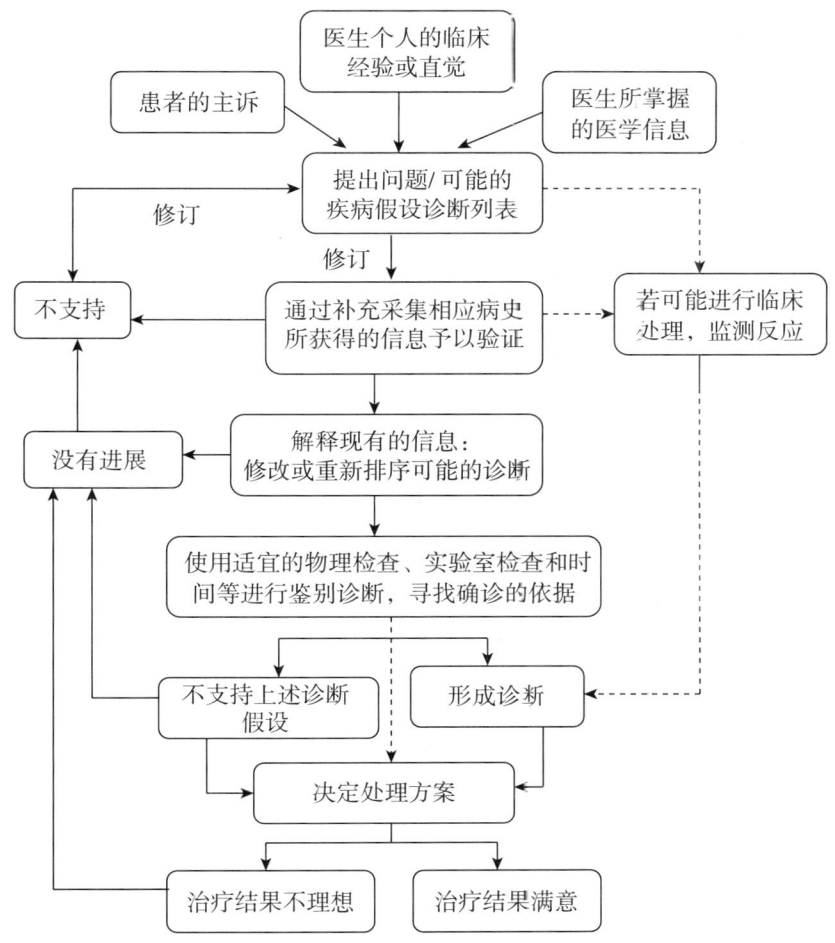

图 3-6 假说-演绎诊断程序图

（二）全科医生临床判断思维的方法

临床推理和判断在全科医疗服务中是全科医生重点需要解决的问题，这个过程是临床诊断思维的最重要的过程。在这个过程中，主观因素占主要的地位，因此，医生要充分发挥主观能动性，将医学理论和临床资料通过严密的逻辑推理和各种思维方法，去伪存真，找到其内部联系，从而得出正确的诊断。临床判断的思维方法很多，现介绍以下几种。

1. 顺向思维法　这种方法一般是典型疾病诊断常用的方法，是根据患者的典型病史、体征和实验室检查为依据直接做出诊断，又可称为直接诊断法。如有患者饮食不洁后出现腹痛、呕吐、腹泻等症状时，可以直接考虑诊断急性胃肠炎。

2. 逆向思维法　这种方法是先根据患者症状、体征的某些特点，考虑为某范围内的某些疾病，然后再进一步检查或者辅助检查，筛选某种或者几种可能的疾病。此种思维方法一般是对较疑难的病例常用的方法。

3. 肯定之否定　这种方法是指对某些疑似诊断先假以肯定，并以此来解释全部病史和临床表现，然后发现其中可能的矛盾，从而否定之前的诊断。临床上有时候为了明确诊断，需要用"肯定之否定"的思维方法。

4. 否定之否定　一般是在诊断初步成立之后，为了进一步证实其诊断的准确性，可用"否定之否定"的方法。先假定该诊断不成立，然后根据其病史和临床表现寻找其他疾病解释的依据，但是结果均不成立，证明之前的诊断成立。

5. 差异法　这种差异比较的方法贯穿于整个思维过程，是其他各种思维方法的基础。即医生在临床判断思维过程中，随时注意不同种类疾病的差异，抓住不同患者的特点，找到其特殊性来帮助诊断。

以上几种临床判断思维方法形式上是独立的，但是在使用过程中是需要综合运用的。在复杂的各类疾病诊断中，大多数疾病是先根据病史和临床表现要点划定疑似诊断的范围，然后以"逆向思维法"逐一排除其他疑似诊断，接着在几个疑似诊断中使用"肯定之否定"的方法进一步排除疑似诊断，最后得出的可能诊断以"否定之否定"的方法进行确定诊断。

> 考点：全科医生的临床思维方法。

（三）全科医生临床诊断的基本过程

临床诊断是一个连续的过程，很多临床专家对这个过程进行了系统的分析。医生在接诊患者时，临床诊断就同时开始了，而影响临床诊断过程的因素主要有两个方面，一方面是医生的临床经验和诊断能力，另一方面是患者对于自身疾病引起躯体或心理不适的反应和描述。

全科医生可以通过全科医疗的健康档案获得患者的背景资料，包括患者的家庭和社会资料，这方面也是全科医疗特有的优势，有时也可弥补医生经验的不足。患者可能受到教育水平、语言表达能力和健康信念等方面的影响，其在患病时的感觉也可以影响对症状和体征的正确描述，给正确临床诊断带来了一定的困难。一般情况下，常规的临床诊断过程主要包括以下几个方面：

1. 病史资料分析　全科医生临床诊断过程中，使用正确的方法和技巧对获得准确的病史资料起到至关重要的作用。通过对尽可能详细的病史资料的分析，全科医生可以在短时间内区分患者疾病的轻重缓急，并根据不同情况及时进行判断，决定是否立刻急诊处理。很多情况下，通过病史资料分析即可排除一些疾病，如月经史正常基本可以排除宫外孕导致的腹痛。全科医生获取了准确的病史资料并分析后，再考虑是否需要进一步检查。不过，正确完善的病史资料的获得和病情分析能力是全科医生需要在长期的全科医疗工作中不断提高和总结才能学会的。

2. 进行优先排序　临床上全科医生在接诊患者后往往可以形成多个假设，这些假设对选择检查项目进一步收集诊断资料起到了指导作用。然后将这些假设按照疾病的严重性和发生率等相关内容来优先排序并处理。严重性疾病，如急性心肌梗死、肺栓塞、急性左心衰等都必须优先处理；如宫外孕有时症状不典型，但只要是孕龄期妇女有停经和下腹痛症状时都应该优先考虑。有时候较轻疾病也应该进行优先排序，如秋冬季节是上呼吸道感染的高发期，在秋冬季节出现相关症状要优先考虑。所以优先排序对于全科医生的临床诊疗来说是个重要的步骤，既可以帮助诊断，急性症状和严重疾病也可以得到优先处理。

3. 提问进行假设检验　对全科医生来说，合理、有效、有针对性的提问是一项基本功，也是衡量一个医生能力和水平的重要方法，即用简单的方式对前面所述的各种假设进行检验，最终验证假设或排除假设。如北方的冬天发生头痛、呕吐的患儿根据流行病学资料可基本排除流行性乙型脑炎，因为流行性乙型脑炎主要是通过蚊虫叮咬传播，好发在秋冬季节。从这个病例来看，正确的提问对进行假设检验的环节是不可缺少的，对于以使用普通物理诊断技术为主的全科医生更具有实用价值。需要注意的是，在提问进行假设检验的过程中，态度要诚恳亲切，语言表达要通俗易懂、简洁明确，这样才能获得更详细、更有价值的信息，对提出假设的检验有很大的帮助。

4. 形成初步诊断并检验　通过病史资料分析、优先排序、假设检验的过程，基本形成初步诊断。但这个诊断不一定是最终的诊断，还需要通过针对性的检验或实验室检查方法来帮助验证，从而获得明确诊断。检验根据假设诊断和初步诊断确定，围绕初步诊断展开，注意要避

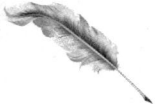

免"撒网式"检验而不考虑患者经济承受能力。这时候,如果检验和初步诊断相符合,疾病基本可以确诊,但是也要排除其他影响因素。在全科医疗中,这个阶段的检验应该是既简明又经济的。如果遇到一些在全科医疗机构不能进行而对诊断又必不可少的检验,可根据患者病情考虑转诊到上一级医疗机构进行明确诊断。

5．临床处理　完成上述工作后,全科医生需要进行的重要任务是从以下两个层面进行临床处理:一是对于在社区可以进行临床处理的问题应及时处理;二是对于尚不能明确诊断的疾病,评估是否存在严重危险因素,根据患者情况及时转诊到上级医院,以免延误患者病情。

（四）概率方法在临床判断中的应用

概率方法属于流行病学的判断方法,其在临床判断中的应用是指某种疾病在不同人群中患病的概率或者发生的可能性,医学中一般表达为某种疾病患病的百分比。医生在进行临床推理、分析和评价时,参考当地人群的疾病流行病学资料和相关数据具有重要意义,如某种疾病的发病率、患病率、死亡率等信息有助于诊断疾病。

1．概率方法在临床思维中的应用　当医生接触患者并从患者那里获得相关信息时,就会下意识地排列着诊断假设,各个假设的概率也会随着病史采集、体格检查和实验室检查等资料信息的增加而发生变化。下面以一位60岁的男性抽烟患者为例:

患者咳嗽很厉害。

医生的判断:感冒80%,慢性支气管炎15%,肺癌5%。

患者咳嗽有痰,有时痰中有血丝,20岁抽烟,每天至少1包。

医生的判断:感冒20%,慢性支气管炎70%,肺癌10%。

患者2个月前咳嗽愈加严重,体重下降10 kg。

医生的判断:感冒1%,慢性支气管炎19%,肺癌80%。

该医生实际上就在使用概率的方法,根据患者的病史、临床表现和特定疾病的关系来判断患者患某种疾病的可能性,同时也开始了鉴别诊断,使用这种方法也增加了临床判断的合理性。但是,需要注意的是,临床思维中的概率不是指该病在人群中的现患率,而是预测值,根据某些特定患者预测患某特定疾病的可能性。但是预测值是随着医生对症状或疾病的关注和解释不同而不同的,从事全科医疗工作的全科医生和从事专科医疗的各类专科医生对同一个症状的预测值就可以差距很大。这是因为全科医生和专科医生的工作区域和服务人群疾病现患率不同。

2．在疾病诊断的假设过程中正确地使用概率　医生在使用概率方法时,要根据患者提供的患病信息与特定疾病的关系来判断患者患某一种疾病的概率。如一个2型糖尿病患者,最近出现双足趾疼痛,检查时发现双足趾红肿、有压痛,实验室检查结果示血尿酸明显升高;对于该患者,糖尿病足的发病率明显要高于痛风,故糖尿病足在诊断中不能排除,但是结合临床资料,该患者还是应该首先考虑痛风诊断的可能。因为不同的假设诊断随着信息的不断增减,其患某病概率也随之增减。由此看出,概率方法在临床判断中要根据患者的具体情况灵活使用,不能机械照搬,医生不能在有意无意之间成为概率方法不自觉的使用者。可以先排出假设清单,然后按照假设-演绎方法进一步设计诊断方法来验证和支持临床诊断的假设。

需要强调的是,临床很多医生都认为实验室检查的结果是100%的准确,其实这是一种误解,如果不能正确理解,则容易造成误诊,全科医生应该在理解检验结果的基础上来指导临床诊断思维的过程。因为事实上,由于人类个体体质的差异、实验室操作程序和实验室结果的误差等,所有的检验结果都有一个分布的范围,任何一种检验结果都会出现真阳性、假阳性、真阴性、假阴性四种结果。正常和异常的范围划分是依据统计学来确定的,但是在指导临床工作时应根据患者的症状和体征参考使用,绝对不能对检验结果一味盲从。

自测题

1. 生物-心理-社会医学模式认为下列哪项最符合新的健康观
   A．自我感觉舒适
   B．健康是身体、精神、道德和社会的完好状态
   C．无心理障碍才算健康
   D．健康应是身心健康
   E．不受病原体感染为健康
2. 以患者为中心的健康照顾模式是在哪个医学模式的影响和指导下发展起来的
   A．神灵主义医学模式
   B．自然哲学医学模式
   C．机械论医学模式
   D．生物医学模式
   E．生物-心理-社会医学模式
3. 患者对医生的期望是
   A．为之解除病痛
   B．提供其他方面的帮助
   C．相互理解
   D．情感交流
   E．以上均是
4. BATHE 问诊方法中，B 代表下列哪一项
   A．背景
   B．情感
   C．烦恼
   D．处理
   E．移情
5. 增强患者遵医行为的因素是
   A．经济上难以承受
   B．药物不良反应
   C．服药时间长
   D．家庭支持
   E．家庭不支持
6. 全科医生在应诊中的主要任务是
   A．确认现患问题
   B．管理慢性病问题
   C．提供预防性照顾
   D．改善就医遵医行为
   E．以上均是
7. 有病的感觉是指
   A．疾病
   B．病患
   C．患病
   D．生病
   E．以上都不是

（李　斐）

第四章

以家庭为单位的健康照顾

第四章数字资源

> **学习目标**
>
> 通过本章内容的学习，学生应能够：
> 1. 说出家庭、家庭结构的概念，家庭的内部和外部结构及家庭功能。
> 2. 理解家庭与健康的相互影响因素。
> 3. 阐述家庭服务的内容。
> 4. 概述家庭生活周期和常见家庭问题。
> 5. 初步学会家庭评估的方法（家系图、家庭圈、家庭关怀度指数等）；能够运用相关方法指导家庭的健康照顾。

以家庭为单位的健康照顾是全科医学的基本原则之一，也是全科医疗服务的专业特征，它强调以家庭为照顾单位，因此，全科医学又称为"家庭医学"，其提供的服务称为"家庭医疗"，它吸收了社会学关于家庭的理论和方法，发展了一整套家庭医疗的知识和技能。近年来，家庭与个人健康的相互影响已逐渐引起社会的极大关注，越来越多的家庭医生、护理工作者和社会工作者重视家庭因素和健康的关系。全科医生长期服务于家庭及其成员，对家庭背景有着全面的了解，这正是全科医生开展以家庭为单位的服务的优势所在，是全科医生同其他专科医生和通科医生相区别的关键特征。

开展以家庭为单位的健康照顾便于了解患者的家庭，有助于找出真正的病因；增加患者对医嘱的依从性。患者的病史及症状需要患者的家庭帮忙提供。通过了解家庭可以找到真正的患者，可以扩大全科医生的服务范围。

 案例 4-1

男性，60岁，企业领导，高血压病史15年，经药物控制，血压一直保持在正常范围。近3月自觉头昏、失眠、全身无力、血压控制不佳，求诊于全科医生。

全科医生体检发现患者表现出焦虑、疲惫，除血压达到130/90 mmHg外，未发现其他异常结果。通过询问该患者家庭背景得知，因孩子已成家在外地工作，家中只有夫妇两人；患者在单位与同事关系和谐且正在办理退休手续；妻子59岁，原来性格温顺、贤惠，但近2个月来脾气变得暴躁，心慌无力，食欲明显增加，情绪易激动，经常因小事苛责丈夫，发生争吵；晚上如丈夫睡觉轻微打鼾，妻子都难以入睡，经常唤醒丈夫制止其打鼾，导致赵某也无法正常入睡，致使其白天经常头昏、乏力，几次检查均发现血压难以控制。

问题：
1. 该家庭现状的结构与发展阶段是什么？
2. 家庭面临和应注意的问题有哪些？
3. 谁是真正的患者？

第一节 家庭概述

一、家庭的定义

家庭是一种极为普遍的社会现象，是人们生活最长久的社会组织，是社会活动最基本的单位。不同学科对家庭有着不同的定义，从医学模式角度，根据家庭的结构和特征，将传统的家庭定义为在同一处居住的，靠血缘、婚姻或收养关系联系在一起的，两个或更多的人所组成的单位。然而，随着现代社会结构与功能的不断变化，家庭的定义和观念也在发生变化，如同性恋家庭、同居家庭、单亲家庭等并不完全符合上述家庭的传统定义，但同样具有家庭功能。因此，为了涵盖不断出现的多种多样的家庭类型，更多强调家庭的功能特征，Smilkstein（1980年）根据家庭功能将家庭定义为："能提供社会支持，其成员在遭遇躯体或情感危机时能相互提供帮助的一些亲密者所组成的团体。"该定义虽然强调家庭的功能，但又忽略了家庭的基本特征。

根据 Stuart（1991年）的观点，家庭具有如下五项特点：①家庭是一个系统或单位。②家庭成员间可能有或没有血缘关系，可能有或没有住在一起。③可能有或没有孩子。④对于未来义务与责任，家庭成员间应有所承诺。⑤家庭照顾提供的功能包括对家庭成员的保护、养育与社会化。

较完善的家庭定义是指"通过情感关系、法律关系和生物学关系连接在一起的社会团体"。这一定义包含了现代的各种类型家庭，突出了情感、血缘和法律婚姻三大要素。

从家庭的发展来看，关系健全的家庭至少应包含以下 8 种家庭关系：

（1）婚姻关系：传统的家庭都是由成年男女通过合法的婚姻而建立的，婚姻是联系家庭的中心纽带。

（2）血缘关系：家庭总是以血缘关系为纽带而延续、扩展，是最古老的一种家庭关系。

（3）亲缘关系：家庭是由婚姻和血缘关系为基础而发展起来的，庞大的亲缘关系也为家庭提供了丰富的内部资源，如岳父母与女婿、公婆与儿媳妇之间的关系等。

（4）感情关系：家庭是满足感情需要的场所，婚姻必须以感情为基础，家庭和婚姻一旦失去了感情，便失去了其应有的作用。

（5）伙伴关系：实际上是一种家庭成员间相伴相爱的关系，如夫妻双方既是配偶，又是生活中的伴侣。

（6）经济关系：家庭是社会最基本的经济消费单位，要满足家庭成员各种经济上的需求。

（7）人口生产与再生产关系：人口生产与再生产需要通过一定的婚姻家庭关系来实现，是家庭独一无二的功能。

（8）社会化关系：家庭承担培养合格的社会成员的责任，包括榜样与模仿、教育与被教育等的关系。而实际上，社会上存在着大量的缺乏上述家庭关系的不健全家庭，如单亲、同居、同性恋等家庭，这些家庭往往存在更多的问题，应是全科医生关注的重点。

> 考点：家庭的概念、家庭关系。

二、家庭的结构

家庭的结构是指家庭组成的类型及各成员相互间的关系，包括外部结构和内在结构两部分。家庭的外部结构又称人口结构，表现为家庭类型的不同，根据家庭人口规模的大小，可分为核心家庭、扩展家庭和其他家庭类型等。家庭的内在结构是指家庭内部的构成和运作机制，反映了家庭成员之间的相互作用及彼此关系，包括家庭的权力机构、家庭角色、家庭沟通和家庭价值观等方面。家庭结构影响到家庭成员的相互关系、家庭资源、家庭功能及疾病的传播等。

（一）家庭的外部结构

1．核心家庭（nuclear family） 指由父母及其未婚子女组成的家庭，也包括无子女夫妇家庭和养父母及其养子女组成的家庭。随着我国社会经济文化的发展，核心家庭比例不断增高，已成为目前家庭类型的首位。

核心家庭仅有一对夫妻关系存在，其特点是人数少、结构简单、关系单纯，只有一个权力和活动中心，便于做出决定。但同时核心家庭对亲属关系网络的依赖性较少，可利用的社会资源也少。另外，家庭关系存在着亲密和脆弱的两重性，一旦出现危机，可能会因家庭内、外的支持较少而导致家庭解体。

2．扩展家庭（extended family） 指由两对或两对以上的夫妇及其未婚子女组成的家庭，可分为主干家庭与联合家庭。

（1）主干家庭（stem family）：由一对已婚子女同其父母、未婚子女或未婚兄弟姐妹构成的家庭。主干家庭也是一种主要的家庭形式，在我国占家庭类型的第二位。主干家庭往往有一个权力和活动中心，还存在一个次中心，但家庭关系不如联合家庭复杂。因其具有直系血缘关系和婚姻关系，也称为"直系家庭"。

主干家庭能在一定程度上培养代际同情心，联络代际感情。它能在赡老、抚幼和管理家务上提供一些便利。不足之处是家庭中有两对夫妻、两个中心，因而由谁执掌家庭权力问题有时难以解决，容易发生婆媳冲突。

（2）联合家庭（joint family）：又称复式家庭，指由至少两对或两对以上同代夫妇及其未婚或已婚子女组成的家庭，包括由年长的父母同几对已婚子女及孙子女构成的家庭，或两对以上的已婚兄弟姐妹组成的家庭。这种几世同堂、人口规模较大的大家庭曾是中国的传统家庭类型，但现在联合家庭已逐渐减少。

扩展家庭因家庭多代，具有人数多、结构复杂、关系繁多的特点，同时存在一个权力中心及几个次中心，或几个权力中心并存，难以做出一致的决定，且家庭功能易受多重相互关系的影响，但家庭内外可利用的资源较多，有利于家庭遇到危机时提高适应度，抵御外界力量的侵袭。

3．其他家庭类型 包括单身家庭、单亲家庭、同居家庭、群居体及同性恋家庭等。在我国，随着社会文化和城市化的发展、人口流动性的增加，这类家庭呈现增多的趋势。这些家庭虽然不具备传统的家庭形式，但也表现出家庭的主要特征，行使着家庭的类似功能，而且家庭的问题也更多，全科医生应予以更大的关注。

（二）家庭的内在结构

1．家庭权力结构 是指家庭的决策主体与决策方式。即一般意义上的一家之主。反映了家庭决策者在做出决定时家庭成员之间的相互作用方式，没有权力中心的家庭将处于散漫状态，难以统一行动，无法完成家庭应有的职能。理想的家庭权力结构可以帮助家庭成员及时做

出正确的决定和选择。常见的家庭权力机构可分为4种类型：

（1）传统权威型：家庭受所在地社会文化传统的影响而形成的决策方式，如在男性主导的社会，男性中的长者，比如父亲，通常是一家之主，家庭成员都认可他的权威，而不考虑其社会地位、职业、能力、收入和健康状况如何。

（2）工具权威型：家庭中负责供养家庭或掌握家庭经济大权的一方被认为是权威人物，由他（她）来做决策，而不论其在家庭中的角色，如妻子或子女处于这种位置，也可成为家庭决策者。这在目前市场经济环境下较为多见。

（3）分享权威型：家庭成员根据各自不同的兴趣、知识与能力情况，分享家庭的决策权，共同协商做出决定，这是现代社会推崇的类型。这类家庭又称民主家庭。

（4）情感权威型：由在家庭情感生活中起主导作用的人作为决策者，家庭成员因对他（她）的感情而承认其权威。如中国传统的"妻管严"家庭即属此现象。

家庭权力结构并非一成不变的，它会受到社会发展、家庭变迁、社会价值观的改变等因素的影响而转化为另一种家庭权力结构的类型。家庭权力结构是全科医生进行家庭评估和采取干预措施的重要参考资料，全科医生必须首先弄清家庭的决策者，与之协商，获得其正确的积极合作，才能有效地对家庭提供建议，实施干预。如一名17岁的女高中生，由母亲陪同前来就诊。该女生被确诊为单纯性甲状腺功能亢进症，采用药物治疗。医生要求母亲对其用药实行监督，然而经过3个月治疗，病情未见明显好转，其父亲对女儿天天吃药的治疗方案极不赞同，认为治疗应主要靠锻炼。由于父亲是一家之主，母亲在女儿的治疗方案上不敢过多干涉，导致女儿没有按照医嘱按时用药。

2．家庭角色　角色是指与某一特定的身份相关联的行为模式，人处在不同的社会地位，从事不同的社会职业都要有相应的个人行为模式，即扮演不同的社会角色。同样，家庭角色是家庭成员在家庭中的特定身份，代表着在家庭中所应执行的职能，反映出在家庭中的相对位置和相互关系。家庭角色功能正常与否，是影响家庭功能的重要因素之一。

家庭角色如同其他社会角色一样，要按照社会和家庭为其规定的特定模式去规范角色的行为，这些特定模式的行为称为角色期待。对于所有的家庭成员都存在传统的角色期待，比如父亲和丈夫的家庭角色，被认为承担养家糊口、做出重要决定的角色，这就是传统家庭对男性的角色期待；或者，妻子和母亲的传统角色被认为是富于感情，承担抚养子女、照顾老人、操持家务的角色。当然，各个家庭对同一角色的期待内容会有所不同，同时，各种传统的家庭角色正在发生着变化，如父亲分担家务、母亲外出工作养家等，这与社会潮流、特定的教育程度和文化背景等因素有关。

家庭角色要实现角色期待，完成相应的角色行为，需要一个学习、发展的过程，这个过程称为角色学习。包括学习角色的责任与特权和学习角色的态度与情感。这种角色行为的学习发展过程是无止境的，当角色发生转变，有了新的角色期待后，便要开始一个新的学习周期，以适应角色的转变。如某人原来是女儿的角色，受到父母的关爱，现在父母因病瘫痪卧床，女儿既要工作赚钱，又要料理家务、照顾父母，完成许多从前由父母所完成的角色行为，完成了新的角色转换。

但是，当某个家庭成员实现不了对其的角色期待，或适应不了角色转变时，便会在内心产生矛盾、冲突的心理，称为角色冲突。它可以由自身、别人或环境对角色期待的差异所引起。如父母对孩子未来的发展持不同态度，孩子就会感到迷茫。或者由于一人同时身兼几个不同的家庭角色而引起冲突，如婆媳吵架时，丈夫夹在父母和妻子之间不知所措，左右为难。角色冲突是普遍存在的，不过，可以通过角色协调使得角色冲突尽可能地降至最低限度。协调新旧角色冲突的有效方法是角色学习，即通过观念培养和技能训练，以提高角色扮演能力，使角色得以成功转换。

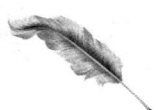

家庭角色功能的优劣是影响家庭功能的重要因素之一，进行家庭评估时应考虑到家庭角色的问题。全科医生在判断家庭角色是否具有充分功能时，可依据下面的5个标准：

（1）家庭对某一角色的期待是一致的。

（2）家庭各成员都能适应自己的角色模式。

（3）家庭角色的行为模式应符合社会规范，被社会接受。

（4）家庭成员在心理上乐意扮演自己的角色，不会产生反感。

（5）家庭角色应具有一定的弹性，在必要时能适应角色转换，承担各种不同的角色。

3．家庭沟通

（1）家庭沟通类型：沟通是家庭成员相互作用的关键，是相互间交换信息、沟通感情和维持家庭系统稳定的必要手段，也是了解、评价家庭功能的重要指标。

沟通由沟通信息的发送者、信息和接受者3个元素组成，在这个传递过程中任何一个环节出现差错都会导致沟通不良或误解，影响到相互关系，如发送者表达不清、信息模糊不明等。根据家庭沟通的内容和方式不同，家庭沟通的类型有：

1）以沟通内容分类：可分为情感性沟通和机械性沟通。内容与情感有关时，称为情感性沟通，如带有情感色彩的语言（"亲爱的""我爱你"）和肢体动作（拥抱、亲吻）等；内容仅为传递普通信息或与家居活动的动作有关时，称为机械性沟通，如"今晚我有应酬，不回家吃饭了"和"把油递给我"等。情感性沟通受阻一般发生在家庭功能不良的早期；而机械性沟通亦中断时，往往已到了家庭功能障碍的中、晚期。

2）以沟通方式分类：一方面看描述信息的表达是清晰的还是隐晦的，如妻子反感丈夫饮酒，信息清晰的表达，妻子会说"我不喜欢你饮酒"；而信息隐晦的表达，妻子就说"喝茶比喝酒好"。另一方面，看信息是直接还是间接指向接受者，若是直接的，称为直接沟通，如妻子对丈夫说"你应该更关心我一些"；若是影射或间接的，称为间接沟通或替代性沟通，如妻子为博得丈夫的关心而大谈其同学的丈夫是如何懂得浪漫和关心的。当出现信息的描述是隐晦性和间接性沟通时，预示着家庭的功能不良。家庭沟通应采取清晰而直接的方式，一部分家庭问题可能就出现在沟通方式上。

（2）家庭界限与家庭气氛：家庭界限是指家庭成员在家庭内、外活动的规则，形成了有别于家庭内外的界限。家庭界限不清或过于对外开放，家庭容易散漫、受到外界的干扰和威胁；而当家庭界限过于封闭时，家庭易与外界隔离，缺乏正常的社会交往和信息交流。因此，家庭界限需要保持一定的开放性，才能真正维持家庭稳定，使家庭成员得到发展。家庭气氛主要指家庭中的感情气氛，是家庭成员通过相互之间的交往表现出来的，决定于家庭成员间相爱的程度、表达能力、个性及家庭沟通习惯等。家庭气氛主要包括和谐型和冷漠型，营造良好的家庭气氛有利于家庭成员的健康和发展。

4．家庭价值观 家庭价值观是指家庭成员共有的判断是非的标准以及对某些事情所持有的看法与态度，它规范了各个家庭成员的思维和行为方式，也深深影响着家庭成员对外界干预的感受和反应性行为。各个家庭成员可有自己的价值观，它们可以相互影响并形成家庭所共有的价值观。价值观的形成深受当地的传统、宗教、社会文化环境等因素的影响，在相同的社会环境中是极不容易改变的。其中家庭的疾病观、健康观等健康信念模式更是直接影响着家庭成员的就医与遵医行为、形成生活方式及实行预防保健措施等方面，因而对维护家庭健康至关重要。全科医生必须充分了解家庭的价值观，特别是疾病观和健康观，确定健康问题在家庭中的地位，帮助家庭纠正错误的健康观，树立正确的健康观，并同家庭成员一起制订出有效的健康计划，这对维护和促进家庭成员的健康意义重大。

➢ 考点：家庭的内部和外部结构。

三、家庭的功能

(一) 家庭功能的两个方面

家庭作为个体与社会发生联系的主要连接点，同时具备两个方面的功能，一是满足家庭成员个人对内最基本需求。二是满足家庭成员对外的最基本需求。

(二) 家庭的功能

家庭功能具有基础性、多样性，并且会随着社会文化的发展而变化，有些功能退化直至消失，有些则得到强化。但其最基本的功能始终是满足家庭成员在生理、心理及社会各个层次的最基本的需要。家庭的内、外作用是相互联系、相互影响的，这些基本功能具体表现在6个方面（表4-1）。

表 4-1 家庭功能

家庭功能	对家庭成员（对内）作用	对社会（对外）作用
满足情感需要	满足家庭成员之间爱与被爱的需要	缓冲个人和社会之间的关系
满足生殖和性需要	生育子女，传宗接代，满足性需求	延续种族，调节和控制性行为
抚养和赡养	抚养指对下一代人的培养与照料	稳定社会功能
	赡养指对上一代人的供养和照顾	
经济功能	生产和消费，提供劳动力	维持经济秩序
社会化功能	培养子女的社会化	创造社会角色及给予子女合法地位
保护功能	身体、精神的保护、支持和健康管理	社会的安定

四、家庭的资源

个人和家庭在其发展过程中，总会遇到各种困难、压力事件，严重时可导致家庭危机。此时，个人和家庭就会寻求支持，以克服困难，度过危机。这种为维持家庭基本功能，应付压力事件和危机状态所必需的物质和精神上的支持称为家庭资源。家庭资源可分为家庭内资源和家庭外资源。可以说，家庭资源的充足与否直接影响到家庭及其成员对压力和危机的适应能力。

(一) 家庭内资源

家庭内资源包括家庭的经济、医疗保健、感情和结构等资源支持。

1. 经济支持 家庭对成员提供的各种金钱、财物的支持。
2. 维护支持 家庭对成员名誉、地位、权利和健康的维护和支持。
3. 医疗处理 为家人提供及安排医疗照顾。
4. 爱的支持 家人对成员的关怀及精神支持，满足家人感情需要。
5. 信息和教育 为家人提供医疗信息及建议，及家庭内部的健康教育。
6. 结构支持 家庭住所或设施的改变，以适应患病成员需求。

(二) 家庭外资源

家庭外资源包括社会、文化、经济、医疗等资源。

1. 社会资源 亲朋好友及社会团体的关怀与支持。
2. 文化资源 文化、传统、习俗教育等方面的支持。
3. 宗教资源 宗教信仰、宗教团体的支持。
4. 经济资源 来自家庭之外的收入、赞助、保险、福利等。
5. 教育资源 教育制度、方式、水平等。
6. 环境资源 居所的环境、社区设施、公共环境等。

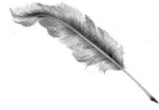

7. 医疗资源　医疗保健机构、卫生保健制度及卫生服务的可及性和可用性。

全科医生可通过与患者、家属会谈或家访等方式,了解患者家庭的资源状况,评估家庭内、外资源的可利用程度,必要时可将结果记录下来,存入健康档案。当发现家庭资源不足或缺乏时,全科医生应充分发挥其管理者和协调者的作用,帮助患者及家庭寻找和利用家庭内、外资源。

第二节　家庭与健康

家庭是个人健康和疾病发生、发展的最重要的场所,与疾病的发生、发展有着密切的联系;同时,任何家庭成员的疾病也影响着其他家庭成员的健康,甚至影响着整个家庭的功能。全科医生所提供的医疗保健服务总是在一定的家庭背景下观察与处理个人问题的。因此,了解家庭与健康和疾病之间的关系是全科医学必不可少的内容。

一、家庭对健康的影响

（一）家庭对健康影响的机制

健康的家庭,结构完整、功能良好、成员和睦、感情融洽,可以促进家庭成员的身心健康。相反,家庭结构不完整、家庭功能障碍、家庭关系紧张、感情有隔阂的家庭对家庭成员的身心健康是不利的。一般来讲,家庭对健康的影响机制如下。

1. 生理机制　家庭经济基础良好、居住环境适宜和营养合理等,从物质生活方面保证人们的身体健康,有利于保证人们的衣食住行和就医需求,增强人体抵抗力,防止疾病发生;夫妻之间和谐的性生活也有助于身体健康;家庭通过优生、优育来提高人口质量,避免或减少不利于健康的遗传因素,提高家庭成员的身体素质;培养成员的良好生活习惯和行为方式,也可以减少疾病,尤其是慢性病的发生和死亡。

2. 心理机制　家庭成员之间相亲相爱,精神愉快,情绪稳定,尊老护幼,使人体生理代谢调节保持平衡;各种家庭因素,如家庭压力或生活事件,破坏维持家庭成员心理平衡的家庭人际关系,破坏提供物质和精神生活的家庭微环境时,可直接影响个体的情绪状态,导致机体发生生理病理变化,出现病态表现;当有疾病发生时,能给予精神上的巨大支持,使患者树立战胜疾病的信心,保持情绪稳定,促使早日康复。大量动物和人体实验显示,神经系统能直接影响机体的免疫功能,压力可引起免疫抑制和疾病增多。

3. 行为机制　人们在日常生活中有很多行为,如吸烟、酗酒、合理饮食、适当锻炼、遵医行为、就诊次数等与健康密切相关,一些是增进健康的行为,一些是有害健康的行为。健康相关行为的形成与家庭环境密切相关,家庭成员具有相似的生活习惯和行为方式,如父母吸烟,子女吸烟的可能性比不吸烟父母的子女要大。家庭成员具有相似的生活方式与习惯,一些不良习惯,如不健康的饮食可能会成为家庭成员的通病,明显影响家庭成员的健康。家庭的信仰和价值观决定家庭成员采取何种方式来对待疾病和健康。家庭危机也是促成某些不良行为生活方式的原因之一,可能会增加饮酒、吸烟、服镇静剂等,而酗酒与肝硬化,意外事故和自杀常常相关。家庭成员的求医行为决定他们的健康状况,家庭成员的健康信念,求医行为在家庭成员之间相互影响,一个成员的健康观和就医行为往往会受到另一成员或整个家庭的影响,如家庭成员的就医过多或就医过少。

家庭因素对健康的影响通过上述3条途径发生作用,三者间常常是相互联系和相互影响的,如经济收入较差的家庭,不仅物质生活得不到保障,导致不良身体健康状况,并且也可能导致家庭关系的不和睦,家庭紧张,产生心理疾患,同时家庭成员可能采取一些有害的行为来麻痹自己,如酗酒、吸毒等。

（二）家庭结构异常对健康的影响

家庭结构异常最常见的原因是丧偶和离婚，是对健康危害较大的事件。二者均能给家庭成员造成心理上的严重刺激，甚至导致疾病发生。有人追踪观察903名新近居丧的男女为期6年，并与对照组比较，居丧第1年观察组病死率达12%，第2年7%，对照组分别为1%和3%，可见丧偶第1年的病死率大大增加。另外，丧偶带来的孤独感，导致抑郁症和焦虑症的发病率升高。离婚导致许多单亲家庭或祖孙隔代家庭，离婚不仅影响父母，更重要的是影响子女身心健康，尤其对儿童的教育和成长极为不利。随意草率的离婚，可能引起离婚双方的生活环境恶化，心理上产生被抛弃感、孤独感，导致精神紧张、心理功能失常，生活信心和劳动能力降低。美国有资料报道，70岁以下离婚男女死于心脏病、胃癌、肺癌的相对危险度为2，高血压为3，肝硬化为7；离婚者自杀率是正常者的5倍，发生车祸的概率比一般人高4倍。

（三）家庭功能失调对健康的影响

1. **家庭关系失调** 主要指家庭成员之间的感情关系不和谐，甚至破裂，主要包括夫妻关系和亲子关系失调。夫妻关系失调表明夫妻间冲突不断，矛盾重重，并得不到及时调整，最终导致感情破裂，家庭失和。对夫妻本人，不愉快的情绪长期得不到化解，可引起心理功能失常，发生身心疾病；对家庭其他成员，尤其是子女，生活在充满矛盾的家庭中，精神受到压抑，逐渐降低对环境的适应力，产生自卑，道德规范差，怨恨父母，发生精神疾病或不健全人格的危险性增加，甚至走上犯罪道路。亲子关系失调主要表现为父母对子女过分保护和虐待两个极端的方面。对子女过分保护，将会养成其自私、任性、傲慢的性格，造成其心理脆弱、缺乏独立性等。过多身体接触、婴儿化时期延长和干预孩子独立性都是过分保护的表现；父母对子女的漠视、冷酷、体罚等，易使其形成自卑、孤僻、胆怯、恐惧、仇恨的性格，这常是成年人某些慢性病的根源。

2. **养育功能失调** 对于未能优生优育，家庭人口众多而经济状况欠佳的家庭，无法发挥正常的养育功能，没有良好的物质生活条件，得不到良好的教育。生活质量低下，易发生各种疾病，如营养不良、传染病、感染等。一旦患有疾病，其治疗和康复也得不到有效保证，加重家庭负担，形成恶性循环。

3. **社会化过程不良** 家庭是儿童生理、心理和社会等方面成熟的必要环境与条件，个人身心发展最重要的阶段大多数是在家庭内完成的。儿童时期是否能合理地社会化对儿童智力、个性、意志等品质的形成有举足轻重的影响。大量的研究和证据表明，家庭的缺陷与儿童的躯体、行为上的疾病密切相关。家庭功能失调或家庭结构异常造成的家庭不和、家庭气氛紧张甚至家庭解体，均不利于儿童的社会化。如长期得不到父母照顾与自杀、抑郁和社会病态人格3种精神障碍有关，青少年犯罪与家庭的不幸、溺爱、遗弃等也有一定关系。同时，在这一时期，父母的行为对儿童的人格形成有着重大影响，父母应起到模范和表率作用。

（四）家庭环境对健康的影响

家庭居住面积过小导致拥挤，是家庭环境影响健康的主要因素。过分拥挤的家庭环境不仅为疾病传播创造了条件，而且导致家庭成员身心障碍。在拥挤的环境中居住，引起的心身障碍比对疾病传播更为重要。过分拥挤使家庭成员间的活动和交往无法保持适当的界限和距离。对于家庭成员来讲，容易导致压抑感和沉闷感，不仅使成员之间原有的矛盾更易激化，并不断产生新的矛盾。对夫妻来讲，性活动和感情交流明显受限制，导致夫妻关系紧张和性功能障碍。对儿童来说，更容易接触到成人的弱点，父母难以树立起应有的威信，并影响父母与孩子之间的交往；同时儿童过早了解到父母的性活动，在心理上出现早熟；在拥挤的家庭环境中成长的儿童在性格上常缺乏独立性，过分依赖父母；由于没有足够的活动场所，儿童常喜欢成天在外游荡，受社会不良习气的影响较大，受父母的约束太少，严重者可以发展到犯罪。

二、疾病对家庭的影响

1. **遗传的影响** 人的健康与其遗传基因有重要联系，这类疾病以基因缺陷作为遗传特征由前代传给后代，遗传因素使暴露人群表现为对某病的易感性，形成易感人群。一些疾病通过家族遗传因素直接产生，如精神分裂症、先天性痴呆症；另一些是由母亲孕期各种因素的作用而产生。目前，一些发病率比较高的疾病，如高血压、糖尿病、恶性肿瘤等都与遗传因素有一定关系，很多遗传疾病可以被预防和控制。研究还发现，一些影响健康的生理和心理特性也受遗传的影响，家庭成员在这些方面经常有类似的遗传倾向。现在，先进的医学知识和技术使其中的很多疾病可以被预防。全科医生应了解相关的遗传学知识，适时地将"易感家庭"转诊给遗传病专家，并能够让该家庭清楚地了解疾病的性质及专家建议的含义。

2. **疾病传播的影响** 细菌、病毒的感染以及各种神经官能症多易在家庭中传播。研究表明，病毒感染在家庭中有很强的传播倾向；链球菌感染与急、慢性家庭压力有关；另有研究证实，有神经疾患的人的配偶也有产生类似疾患的倾向，特别是在结婚7年以后，而患神经性疾患的母亲，其孩子更可能染上神经症。全科医生对于此类患者的家庭情况应适当了解和干预，以减少疾病的家庭传播，改善对患者的照顾。

3. **疾病对成长的影响** 儿童尿床与低社会阶层、父母照顾不良有关。患儿非发作性惊厥，明显与低社会阶层、精神疾患、父母亲情剥夺和不良保健有关。神经质母亲的孩子，有患神经质的危险。

4. **疾病康复的影响** 家庭的支持对各种疾病尤其是慢性病和残疾的治疗和康复有很大影响。如糖尿病控制不良家庭与家庭凝聚度低和冲突度高有关，因为糖尿病患者控制饮食的关键在于家庭的合作和监督；脑卒中瘫痪等慢性患者的康复与家人的密切支持相关。在凝聚度较好和低冲突的家庭中，患者的预后将会好得多。

5. **疾病预防的影响** 科学研究认为，动脉脂质沉积从两三岁的孩子已开始出现，等到临床症状出现时，往往已发展出不可逆的变化。这说明疾病预防应从幼儿做起，从家庭开始，从生活方式、健康的心理行为起步，方能保障家庭成员的健康。家庭功能良好、相互作用模式正常，能有效地预防心理疾病。

6. **疾病对家庭经济的影响** 重大疾病可对家庭经济造成不良影响，其中高额医疗费用以及由于病患造成的劳动力降低或丧失导致患者家庭经济水平下降，从而引发一系列家庭问题。

三、生活事件对家庭的影响

生活事件是指在社会生活活动过程中所遭遇的各种生活变故，如升学、结婚、离婚、亲人死亡等。重大的生活事件可以造成心情紧张、精神压力增大，从而对疾病的发生发展产生直接或间接的影响。家庭是提供生活资源的重要场所，同时也是绝大多数人遭受生活事件的重要来源。

美国华盛顿大学精神病专家霍尔姆斯（Holmes）曾对5000多人进行调查，他把人们所经历的主要生活事件划分为若干等级，以生活变化单位（life change units，LCU）为指标加以评分，编制了生活事件心理应激评定表。结果发现，LCU指数高的生活压力事件绝大部分都来源于家庭内部，如丧偶、子女死亡等家庭生活事件。生活事件可粗分为四类：①家庭生活事件，如丧偶、离婚、分居、家人健康变化、家庭矛盾与和解、家庭增添新成员等；②个人生活事件，包括伤病、生活环境与习惯改变、获得荣誉或违法行为等；③工作生活事件，如退休、失业、调动工作等；④经济生活事件，包括经济状况较大变化、大额贷款或还贷款等。

生活事件所表现出来的压力程度和大小可通过观察生活事件对家庭、个人及健康状况的发生、发展的影响来衡量。研究发现，令人高兴的生活事件同样可以产生较大的压力，而同样的

生活事件对不同家庭和个人产生的压力也不同。另外，不同的社会文化背景对生活事件的压力会有不同的评价。

生活变化单位（LCU）累计积分对预测家庭成员疾病有一定意义。中国正常人生活事件评定量表（单位 LCU）见表 4-2。

表 4-2 中国正常人生活事件评定量表（单位 LCU）

家庭生活事件	合计	青年	中年	更年期	老年	个人生活事件	合计	青年	中年	更年期	老年
配偶死亡	110	113	112	100	104	开始恋爱	41	45	36	38	57
子女死亡	102	102	106	97	84	行政纪律处分	40	36	43	42	43
父母死亡	96	110	95	81	60	复婚	40	42	40	36	35
离婚	66	65	68	61	60	子女学习困难	40	34	44	44	29
父母离婚	62	73	58	58	54	子女就业	40	29	44	52	39
夫妻感情破裂	60	64	60	53	56	怀孕	39	44	38	33	27
子女出生	58	62	60	49	48	升学就学受挫	39	41	39	41	26
开除	57	61	52	54	74	晋升	39	28	44	47	40
刑事处分	57	49	59	62	80	入党、入团	39	29	41	53	59
家属亡故	53	60	52	44	32	子女结婚	38	34	41	39	33
家属重病	52	56	53	48	37	免去职务	37	36	38	36	34
政治性冲击	51	47	52	51	71	性生活障碍	37	42	36	32	19
子女行为不端	50	51	52	47	46	家属行政处分	36	31	40	42	36
结婚	50	50	50	50	50	名誉受损	36	37	37	35	33
家庭刑事处分	50	43	53	54	53	中额借贷	36	32	38	40	33
失恋	48	55	45	44	42	财产损失	36	29	40	43	34
婚外两性关系	48	48	52	41	39	退学	35	44	30	33	33
大量借贷	48	43	50	49	53	好友去世	34	40	33	28	26
突出成绩荣誉	47	43	49	47	47	法律纠纷	34	32	35	34	37
恢复政治名誉	45	41	46	51	46	收入显著增减	34	28	38	42	23
重病外伤	43	42	43	46	47	遗失重要物品	33	31	34	39	31
严重差错事故	42	41	41	47	40	留级	32	38	29	30	26
夫妻严重争执	32	30	34	29	28	和上级冲突	24	21	27	23	30
搬家	31	22	36	39	25	入学或就业	24	26	25	23	14
领养继子	31	32	32	29	16	参军复原	23	20	23	32	25
好友决裂	30	36	28	25	23	受惊	20	20	21	25	14
工作量显著增减	30	25	31	35	38	业余培训	20	20	21	22	16
小额借贷	27	23	30	32	20	家庭成员外迁	19	17	20	20	19
退休	26	18	28	35	29	邻居纠纷	18	16	20	21	17
工作更动	26	25	27	26	25	同事纠纷	18	16	20	19	16
学习困难	25	26	25	23	17	睡眠重大改变	17	12	19	21	25
流产	25	25	26	25	23	暂去外地	16	12	18	18	22
家庭成员纠纷	25	23	25	29	19						

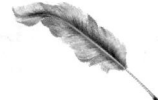

生活变化单位（LCU）与十年内重大健康变化有关。将一年内，个人遭遇的生活变化单位（LCU）进行累计，0～149分——无意义；150～199分——轻度生活变故（33%的得病机会）；200～299分——中等生活变故（50%得病机会）；300分以上——重大生活变故（80%得病机会）。研究者发现，生活变化单位分值和心源性猝死、心肌梗死、糖尿病、结核病、白血病、多发性硬化、运动创伤和交通事故有类似的关联。

四、家庭危机

生活事件作为压力源作用于个体和家庭，会导致家庭功能障碍或进入病态。家庭对于压力事件的认知程度以及应付压力事件的家庭资源的多寡，决定了家庭对压力的调适能力。若家庭资源充足，家庭可以通过良好的调适，恢复到原来的平衡状态或达到一个新的平衡；当家庭内外资源都不足或缺乏时，家庭即可能陷于危机，家庭通过一定的调适，会暂时处于一种病态平衡状态，但最终会由于适应不良，进入彻底的终末失衡状态。

一般来说，家庭危机可分为耗竭性危机和急性危机两种。耗竭性危机是指一些慢性压力事件逐渐堆积到超过个人和家庭所能召集到的资源限度时所出现的家庭危机；急性危机是指当一种突发而强烈的紧张事件迅速破坏了家庭平衡时，即使能及时得到新的资源，家庭也不可避免而出现的家庭危机。

引起家庭危机的常见原因可分为以下四类：

1．意外事件引发的危机　这类危机是由家庭外部的作用引起的，一般无法预料，是各类危机中最不常发生、最单纯的一种，如意外死亡、破产、火灾、遭绑架等。

2．家庭发展伴随的危机　此类危机是伴随着家庭生活周期各阶段特有的变化所引发的，具有可预见的特点。一类是无法避免的，如结婚、生子、入学、退休和丧偶等；另一类是可以预防的，如青少年性行为、中年离婚、不道德事件等。

3．与照顾有关的危机　家庭因某些原因而长期依赖外部力量，如家庭依靠福利机构救济、家庭有慢性患者长期需要医生的照顾等。一旦外部力量发生改变，而家庭并没有做好准备，则会产生危机。

4．家庭结构造成的危机　这类危机源于家庭内在结构存在的问题，可以造成家庭矛盾的突变与恶化。由于起因在内部，故有反复发作的特点。发生时，可以有或无压力事件的触发。常见于暴力家庭、酗酒家庭、通奸家庭，以及常用离婚、自杀、离家出走等来应付普通压力的家庭。处理这类危机时，全科医生应透过表面现象，探究家庭深层的根本原因。

第三节　家庭生活周期及其照顾

家庭与个体一样，有其发生、发展和消亡的过程。家庭遵循这种发展规律，完成特定的家庭功能，且在特定的家庭阶段会面临不同的家庭问题。全科医生应该能够预测、评估家庭在不同发展过程中可能出现的问题与危机，并利用家庭资源，通过家庭教育与咨询为个人及其家庭提供必需的服务。

一、家庭生活周期概念

家庭生活周期（family life cycle）是指家庭遵循社会与自然的发展规律所经历的产生、发展与消亡的过程，通常经历恋爱、结婚、分娩、抚养孩子、孩子成家立业、空巢、退休直至死亡等时期。其中的任何重大事件，如结婚、分娩、患病、死亡等，不仅会对家庭系统及其成员的心理发育产生影响，还会对家庭成员的健康造成影响。Duvall 根据家庭在各个发展时期的结

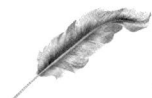

构与功能特征,将家庭的发展过程分为8个阶段:新婚期、第一个孩子出生、有学龄前儿童、有学龄儿童、有青少年、孩子离家创业、空巢期和退休。实际上,并非每个家庭都会经历上述8个阶段,家庭变故,如离婚、再婚等都会使家庭生活的阶段发生变异,而这样的家庭可能存在更多的问题。

二、不同家庭生活周期的主要问题及其照顾重点

解决不同时期的健康问题是伴随着家庭进入一定时期而产生的特定的家庭任务。了解家庭生命周期可帮助全科医生鉴别正常和异常的家庭发展状态,预测和识别家庭在特定阶段可能或已经出现的问题,及时进行健康教育和提供咨询,采取必要的预防和干预措施,以避免出现严重后果。如某新婚夫妇在婚后不久即在家庭关系、新的亲戚关系及沟通等适应方面出现很大的问题,夫妻关系不融洽,婚姻出现危机,后经其所在的社区全科医生的帮助与协调,才避免了婚姻的破裂。表4-3描述了家庭在不同生活周期中面临的主要健康问题及其照顾重点。

表 4-3 家庭生活周期面临的问题与服务重点

阶段	定义	家庭问题	保健服务重点
新婚	男女结合2年内	性生活问题 计划生育问题 交流与沟通问题 适应新的社会关系	性生活指导 婚前健康指导 计划生育指导 心理咨询
第一个孩子出生	最大孩子介于0~30个月	父母角色的适应 经济压力问题 照顾幼儿的压力 母亲健康问题	母乳喂养 哺乳期性生活 新生儿喂养 预防接种 婴幼儿营养与发育
有学龄前儿童	最大孩子介于30个月~6岁	儿童的身心发育问题 孩子上幼儿园的问题	合理营养 监测和促进生长发育 疾病预防 形成良好的习惯 防止意外事故
有学龄儿童	最大孩子介于6~13岁	儿童身心发展问题 离家上学问题 适应学校环境问题	除有学龄前儿童的保健内容外,还包括正确引导,应对学习压力合理社会化
有青少年	最大孩子介于13~20岁	学习问题 性问题 异性交往和恋爱	防止意外事故 健康生活指导 青春期教育和性教育 防止早婚和早恋
孩子离家创业	最大孩子离家至最小孩子离家	父母开始有孤独感 更年期问题 疾病开始增多 重新适应婚姻关系 照顾高龄父母	心理咨询 消除孤独感 定期体检 更年期保健
父母独处（空巢期）	所有孩子离家至家长退休	重新适应两人生活 计划退休后的生活 疾病问题	防止药物成瘾 意外事故防范 定期体检 改变不健康生活方式
退休	从退休至死亡	适应退休生活 经济收入下降 生活依赖性增强 面临老年病、衰老、丧偶、死亡	慢性病防治 孤独心理照顾 提高生活自理能力 提高社会生活能力 丧偶期照顾 临终关怀

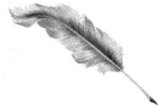

1. 新婚期　男女婚后应相依相伴、同甘共苦，新婚开启时期，因为夫妻双方存在各自的家庭观念和习俗，所以新婚夫妇会面临以下问题：①适应问题，新婚夫妇各自的生活习惯、性格、价值观、信仰等不同，常有适应不良及压力，需要相互适应与磨合；②性生活与家庭计划，性生活的协调、避孕、遗传性问题等；③怀孕的相关问题，怀孕的计划、时间，与生活、工作的冲突及协调，对产前检查、孕期保健的支持等；④人际关系的问题，处理新的人际关系，接纳对方的亲友，需建立情感的适应。全科医生应预先了解双方对婚姻的态度和适应情况，以便指导生育计划、孕期保健，并指导新婚夫妇做好准父母的心理准备。

2. 第一个孩子出生期（介于0～30个月）　全科医生应协助处理先天畸形及异常，如新生儿黄疸、疝气、隐睾、婴儿腹泻、先天性甲状腺功能低下、佝偻病等。协助父母处理婴幼儿的喂养问题，如喂养方法及营养添加，并进行发育评价，确定预防接种时间。这一阶段全科医疗照顾重心是围绕婴幼儿的哺育及健康问题，减轻父母的担忧。此阶段婴幼儿心理处于原我状态，不需要太多地约束孩子活动，但须告诫父母重视孩子安全，防止意外事故发生。同时，此期还应重视产妇产后的护理，应按照医疗常规、定期上门随访。看护处理产后的恶露及检查子宫复旧的状况，有无妇科感染及乳房护理等妇科问题。

3. 学龄前幼儿期（30个月～6岁）　此阶段的主要任务是促进小儿的成长发育。此阶段幼儿的心智发育特别迅速，如语言发展，2岁时词汇急速增加，3岁可运用基本语法，4岁能与人交谈。由于幼儿喜欢发问、尝试和模仿，家庭医生应告知家长对孩子多以启发式游戏代替枯燥学习，并注意言传身教，以优良的行为和举止作为孩子仿效的榜样。学龄前儿童自我意识尚未成熟，仍以自我为中心，应注意引导儿童的理性思维。

身体健康方面，此期儿童生长发育较慢，告诫家长不需过于担心。儿童常有挑食、食欲减退等情况，应注意其情绪、饮食、便秘问题。在此期常有上呼吸道感染，需注意并发症的发生；以及摔伤、烫伤等安全问题，应加强安全防范及儿童的环境卫生。

4. 学龄儿童期（6～13岁）　此阶段孩子到了入学年龄，学习知识、道德价值、社会规范及人际关系。其认知能力和社会能力逐步增加，以自我为中心行为逐渐减少，但会遇到困难，出现适应障碍、学习障碍、行为障碍等。为此常表现出情绪不安、学习困难、惧学及身体不适，且出现腹痛、头痛、气喘等躯体症状。全科医生应协助家长鼓励儿童努力学习，并使之从中获得满足，逐渐形成毅力，促使儿童精神成长。此年龄段常出现听力、视力障碍，咽喉感染、肥胖、肾炎等问题，女孩常有泌尿系感染等，全科医生应关注此类问题并及时处理。

5. 青少年期（13～20岁）　青少年期是人生身心变化最显著的阶段，身高体重快速增加，第二性征及性功能出现。

青少年在心理社会方面尚不成熟，追求独立自主，自我认同，常表现出尖刻、冲动、叛逆、不愿妥协的行为。全科医生应指导家长，需要理解儿女，尊重其独立自主，平等地与之沟通。在合理范围内让其发挥自主性，不要随意严加指责，否则会起到相反的作用，但要注意避免出现偏离行为和误入歧途。

青少年喜欢冒险，易于染上网瘾、毒瘾，出现婚前性行为及精神问题等。全科医生应施以心理咨询纠正其偏离行为，并特别注意隐私保密。他们重视外表，常因外表的疾病而造成心理困扰，应给予心理支持及积极的治疗。

此时段，青少年父母已步入中年阶段，全科医生应开始着手慢性疾病的防治，安排必要的定期检查，如周期性地检查血压、血糖、血脂、肝功能、乳房、妇科等，这一阶段全科医生已肩负起了医疗与照顾的双重责任。

6. 孩子离家期（中年期）　孩子离家求学、创业或结婚，与父母已变为成人间的关系。告诫父母不宜过多约束成年子女，以免造成疏离，应以精神支持辅助子女。此阶段，保健重心完全转移到对中年父母的照顾。他们身体功能出现减退现象，如易发生心脑血管疾病、处于癌症

的好发年龄、男女更年期的到来。全科医生应注意其是否存在慢性病的危险因素，如吸烟、高糖、高脂、肥胖、高盐等，多进行家庭宣教、筛查和防治工作，并指导家长开始培养自我兴趣及社交，以排遣空虚和寂寞，告诫配偶之间多加关心。

7．空巢期　空巢是指家中仅剩二老，子女皆已成人离家。此段时期双亲常出现心理社会障碍，易患焦虑、失眠、忧郁等。女性多发生骨质疏松、腰酸背痛等不适，全科医生应告知其丈夫，多给予妻子心理安慰和关心，多携伴活动；男性易发生心脑血管病、前列腺肥大、关节炎等，全科医生宜对其注意疾病防治。

双亲此时可能升格为爷爷奶奶，建议他们尽量少干涉青年夫妻的生活方式，以免滋生困扰。在经济上，全科医生应告诫其为未来的退休生活早做规划。

8．退休期　此期男女均已超过65岁，步入老年期，疾病多、残障多，身体老化明显。此期老人最需要熟知自己状况的全科医生。应多上门随访、检查身体、指导用药、营养咨询和指导合理的活动，并安排社区护士随访，照顾老人并解决疾病问题。

老人除焦虑和忧郁外，还易患妄想性精神病、阿尔茨海默症、心脑血管病、瘫痪等。全科医生应早加预防、及时发现、及时处理，协同子女处理老人诸多的躯体、心理疾病。必要时，做好临终照顾，使家庭生活周期画上完满的句号。

家庭生活周期的变化与发展的八阶段中，发展任务各不相同，如果能够顺利地适应这些家庭发展任务，就能为适应下一阶段任务做好准备，否则将出现相关的家庭问题而影响家庭的正常发展。

第四节　家庭的健康评估工具

一、家庭评估的概念和意义

家庭评估是完整的家庭照顾的重要组成部分，其目的是了解家庭的结构与功能，分析家庭成员健康状况，掌握家庭中健康问题的真正来源。它包括对家庭及其成员的基本资料的收集、对家庭结构和功能的评估、对家庭生活周期各阶段的判断、对家庭压力和危机的评估以及对家庭资源的充分了解等。

家庭评估有客观评估、主观评估等几种类型，客观评估是指对家庭客观的环境、背景、结构和功能等进行了解和评价；主观评估是指用自我描述或主观测验等方法分别了解家庭成员对家庭的主观感受。

目前全科医疗广泛应用的家庭评估方法有：家系图、家庭关怀度指数（APGAR量表）、家庭圈和McMaster家庭评估模型等。家系图主要反映家庭的客观资料，家庭关怀度指数和家庭圈主要反映家庭成员对家庭功能状态的主观感觉，多用于评价家庭功能，而McMaster家庭评估模型则用于有功能障碍家庭的整体性评估。其中，家庭基本资料和家系图被全科医生广泛使用，常记录于健康档案中。

二、家庭评估基本资料的收集

家庭评估基本资料包括每位家庭成员的基本资料，如姓名、性别、年龄、角色、职业、教育、婚姻及主要健康问题等，以及家庭类型、内在结构、居住环境、健康信念等。

1．家庭环境　包括家庭地理位置、周边环境、居住条件、邻里关系等。

2．家庭成员的基本情况　包括姓名、性别、年龄、职业、家庭角色、文化程度、婚姻及主要健康问题等。

3．家庭经济状况　家庭主要经济来源、年平均收入、开支情况、消费观念等。

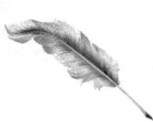

4. 家庭健康生活　家庭所处的生活周期、家庭主要生活事件、家庭生活方式（如吸烟、酗酒及锻炼等）、家庭健康信念、疾病预防、自我保健和利用卫生资源的方式与途径等。

三、家庭评估常用工具

（一）家系图

家系图（family tree）又称家族谱，是以符号的形式来描述家庭结构、家庭遗传问题、家庭成员相互关系及家庭重要事件等情况的树状图谱，便于全科医生迅速掌握家庭有关健康的基础情况和重要信息。作家系图的目的是对家庭背景和潜在的健康问题做出实际的总结。家系图相对比较稳定，较短时期内变化不会太大，是家庭健康档案的重要组成部分。

家系图一般由三代及以上组成。绘制的原则是：长辈在上，子孙在下；同辈中，长者在左，幼者在右；夫妻中，男在左，女在右；夫妇双方的家庭都应包含在内。家系图的绘制一般是从家庭中首次就诊的患者这一代开始，向上下延伸，或者也可以从最年轻的一代开始，也可以从中间开始。在代表每个人的符号旁边，可按需要加注出生日期、重大生活事件、遗传病、慢性病、过敏史等资料。一般可在 5～15 分钟内完成，其内容可不断积累、修改。家系图常用的符号及绘制示例见图 4-1 和图 4-2。家系图制作完成后，可从家庭结构、家庭人口学信息、家庭生活事件、社会和健康问题这四方面阅读家系图而获得信息。

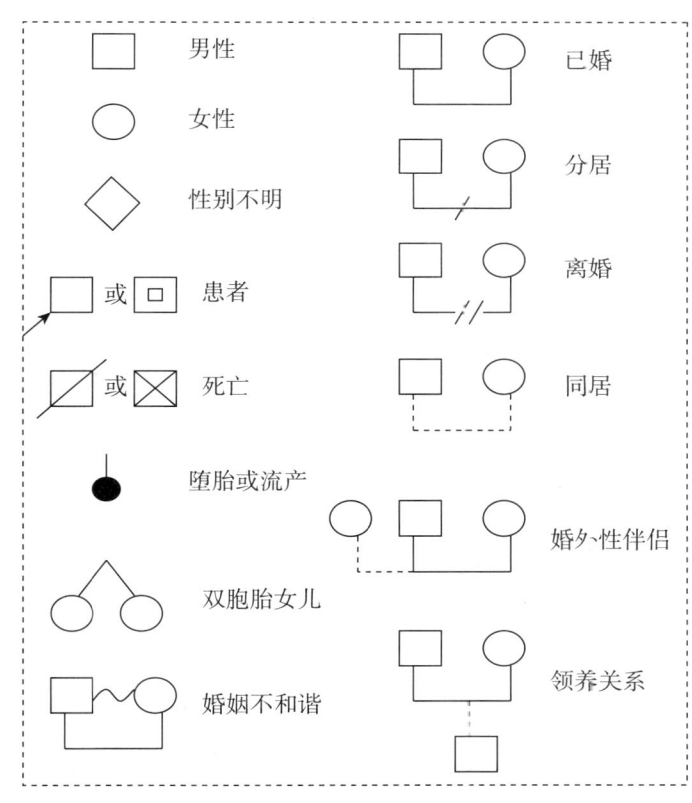

图 4-1　家系图常用符号

（二）家庭圈

家庭圈是由某一家庭成员（患者）描述家庭内情感关系的方法，反映的是患者主观上对家庭的看法及其家庭网络关系，是一种主观评价家庭功能的方法。

家庭圈的绘制方法是先让患者画一个大圈，再在大圈内画上若干个小圈，大圈代表其整个家庭，小圈代表患者和他认为最重要的家庭成员。小圈的大小代表在家庭中的权威性或重要

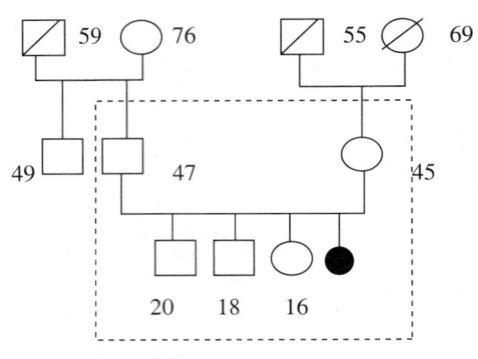

图 4-2　某一家庭的家系图

性的大小，圈越大，表示在家庭中的地位越重要；小圈之间的距离代表家庭成员之间的亲密程度，距离越远，表示关系越疏远。因文化背景的差异，患者可以在大圈内画出他认为对他很重要的"家庭"的其他部分，如家庭中的宠物等。绘制时，全科医生可暂时离开，让患者独自完成，一般 2～3 分钟即可完成。随后，医生让患者解释图的含义或根据图中发现的问题向患者提问，从而使医生了解患者的家庭状况和家庭问题。家庭圈也可以随着被测者不同时期个人观点改变而发生变化，因此，情况变化时应重新绘制，以便医生能获得新资料，开展下一步咨询或治疗。

家庭圈示例见图 4-3（疏远型）与图 4-4（亲密型）。

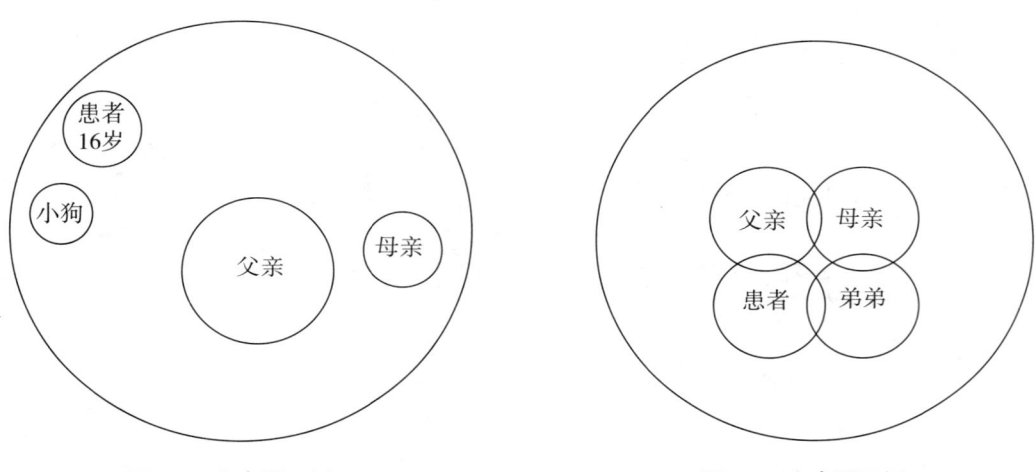

图 4-3　家庭圈示例一　　　　　　　　　图 4-4　家庭圈示例二

图 4-3 是由一个 16 岁的患者自己绘制，其父亲在家中处于主导地位，其与父母关系疏远，患者处于自卑状态，很少跟父母交流，觉得在家庭中与自己关系最亲密的是家里养的小狗。图 4-4 则提示患者全家人关系融洽，亲密度高。

（三）家庭关怀度指数

家庭关怀度指数（family APGAR index），又称 APGAR 量表，是由 Smilkstein 于 1978 年设计的用来检测家庭功能的问卷，是一种比较简便的、能反映家庭成员对家庭功能的主观满意程度的工具。由于其问题较少，评分容易，可以粗略、快速地评价家庭功能，因而易于在基层使用，也是全科医生较为常用的家庭评估方法，很适用于有心理问题或家庭问题的患者。

家庭关怀度指数测评量表由两部分组成，第一部分测量个人对家庭功能的整体满意度，共 5 个题目，每个题目代表一项家庭功能，其名称、含义及问卷形式见表 4-4 和表 4-5。第二部分是了解受测者与家庭其他成员间的个别关系,采用开放式问卷的形式,分良好、较差、恶劣3种程度,因这部分较为复杂,不在本教材叙述。

表 4-4　APGAR 问卷的名称和含义

	名称	含义
1	适应度（Adaptation）	家庭遭遇危机时,利用家庭内、外资源解决问题的能力
2	合作度（Partnership）	家庭成员分担责任和共同做出决定的程度
3	成熟度（Growth）	家庭成员通过相互支持所达到的身心成熟和自我实现的程度
4	情感度（Affection）	家庭成员间相互关爱的程度
5	亲密度（Resolve）	家庭成员间共享时间、金钱和空间的程度

表 4-5　家庭关怀度评估 APGAR 问卷

家庭档号：_____　填表人：_____　病历号：_____　____年__月__日

家庭关怀度评估表（Family APGAR）

下面5个题目,能够让我们更清楚了解你和你的家庭,请根据实际情况,在适当空格内打[√],若有更多资料,请写在[补充说明]栏内,在这里所谓的[家人]是指与你住在一起的家人,或感情联系最密切的人,如有问题请随时提出讨论。

	经常这样 （2分）	有时这样 （1分）	几乎很少 （0分）
1. 当我遇到困难时,可以从家人处得到满意的帮助 　补充说明：_____	□	□	□
2. 我很满意家人与我讨论各种事情,以及分析问题的方式 　补充说明：_____	□	□	□
3. 当我希望从事新的活动或发展时,家人都能接受且给予支持 　补充说明：_____	□	□	□
4. 我很满意家人对我表达感情的方式,以及对我的情绪(如愤怒、悲伤、爱)的反应 　补充说明：_____	□	□	□
5. 我很满意家人与我度过时光的方式 　补充说明：_____	□	□	□

＊此部分由本科室人员填写

＊Family APGAR 得分：
＊Family APGAR 评估：

以上问卷中有5个问题,各有3个答案可供选择,若选"经常这样"得2分,"有时这样"得1分,"几乎很少"得0分。将5个问题得分累加,总分7~10分表示家庭功能良好,4~6分表示家庭功能中度障碍,0~3分表示家庭功能严重障碍。另外,通过分析每一个问题得分情况,可以粗略了解家庭功能障碍的基本原因,即哪一方面的家庭功能出了问题。

"家庭关怀度指数"可以帮助全科医生了解患者可能得到的家庭照顾或支持的程度,"关怀指数"较高表明患者能得到良好的家庭照顾或支持;反之患者将更依赖于医疗保健服务。应注意,个人对家庭的满意度不能完全反映家庭功能的实际状况。当患者频繁求医而病变又不具有特异性,治疗顺从性突然改变,或出现明显的行为问题,应想到家庭功能失调的情况而予以评估,以早期家族评估治疗为妥。

（四）家庭外资源的评估——ECO-MAP 图

ECO-MAP 图是把家庭作为一个整体，来记录、分析家庭外资源的简单方法。在调查清楚家庭外资源后，可根据需要，将具体项目注在各标题下面，圈的大小表示资源的多少，不同的连线则表示这些资源与家庭之间关系的联系密切程度。示例见图 4-5。

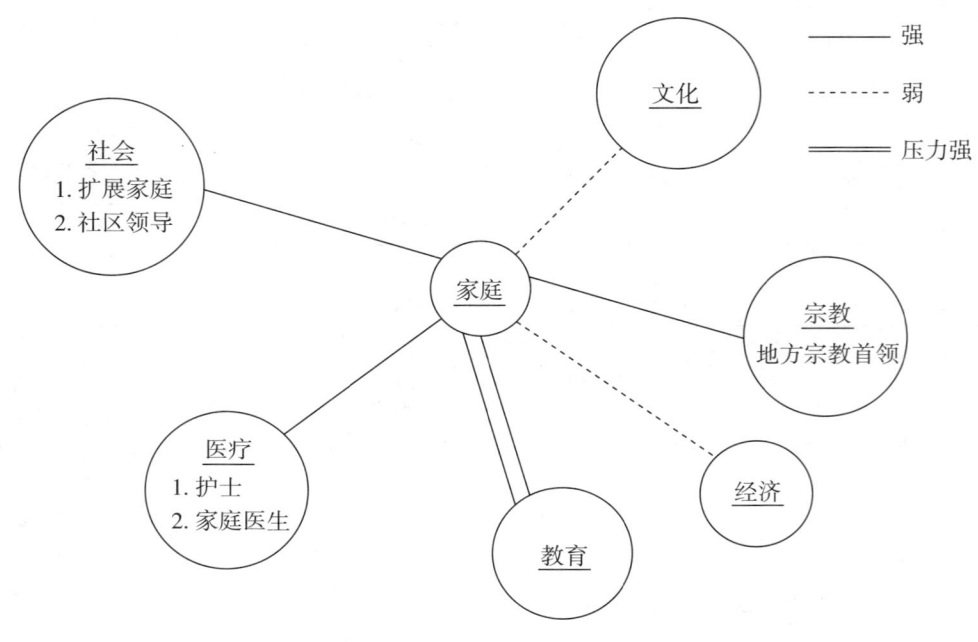

图 4-5　ECO-MAP 图

第五节　家庭医疗照顾

家庭医疗照顾是全科医生充分考虑服务个体的社会、家庭背景及家庭对疾病发生和治疗的影响与作用，通过对特定家庭的评估、咨询、干预等手段，使家庭正常发挥其应有的功能，维持家庭的正常发展，为家庭成员的幸福和患者的治疗与康复创造良好条件。

目前在基层医疗中常见的家庭医疗照顾形式有家庭访视、家庭咨询、家庭病床、家庭治疗，其中家庭治疗大部分是由经过专门训练的专业人员来完成。

一、家庭健康照顾中的三级预防

家庭是预防疾病的重要资源，是实施预防措施的良好场所，根据家庭生活周期预测家庭问题，提供预防性保健。家庭三级预防工作（表 4-6）列举了在三级预防中家庭参与的工作内容。

表 4-6　家庭预防工作内容

预防级别	家庭预防工作内容
一级预防	预防生活方式疾病，如不合理饮食、吸烟、酗酒、缺乏体育锻炼 健康维护，如免疫接种、健康筛查、健康监测 家庭咨询，如指导性生活、婚姻指导、产前保健、老年人保健
二级预防	医生同患者共同监测健康 医生鼓励患者及时就医，及早发现、诊断和治疗 监督患者合理、及时用药及用药安全
三级预防	对患慢性病的家庭成员，督促其遵医嘱，提高生活质量 指导家庭成员适应患慢性病所带来的变化 对家人患重病或临终所带来的家庭危机做出调适

二、家庭访视

20世纪50年代,家庭访视曾是许多国家家庭医生日常工作的重要组成部分。之后,随着经济的发展、交通的便利、电话的普及、医院的增多等,家庭医生的家访率逐渐下降。近年来,由于老年人口的增多、慢性病的流行、医院费用的昂贵、仪器的便携性等原因,医生的家访率开始回升。在我国基层医院家庭病床科的医生,也是主要以家访的形式为患者提供服务。

（一）家访的种类

按照家访的目的,可将家访分为三类:

1. 评估性家访　目的是对照顾对象的家庭进行评估,通常是一次性的,常用于有家庭问题或心理问题的患者,以及年老体弱患者的家庭环境考察。

2. 连续照顾性家访　目的是为患者提供连续性的照顾,常定期进行,主要用于患有慢性病或行动受限的家庭病床患者,以及临终患者。

3. 急诊性家访　目的是临时处理附近的紧急情况,多为随机性的。

（二）家访的适应证

1. 某些急症患者　尽管在大城市中通讯和急救网络较发达,急症患者常被家属或急救车直接送入医院急诊室治疗,但是,在居民区内的社区卫生服务机构工作的全科医生还是可能会被请到居民家中诊疗患者,如急性腰背痛患者、年龄过大的患者等,很适合在家中处理。尤其在远离医院的地区,基层医生更是急症患者在各种场合（包括患者家中）的急救者。

2. 行动不便、家庭病床的患者　患严重脑卒中、慢性心血管疾病、退行性病变等的患者以及采用家庭病床的患者,因行动受限而无法出门看医生,需要医生提供上门服务。

3. 有心理社会问题的患者及遵医嘱不良的患者　遇到有上述问题的患者时全科医生应该进行家庭访视,了解患者的家庭状况,分析问题产生的原因。

4. 新成为服务对象的患者　对这类患者首次家访的目的通常是评估其家庭情况,了解可以利用的家庭资源。

5. 患多种慢性病的老人　对于患多种慢性病的老人进行家庭访视可以了解其用药及遵医情况,与照顾者或家属谈话可以发现潜在问题。此外,家访还是观察居所设施、消除易造成老年人跌倒的危险因素、预防老年人受伤的重要途径。

6. 临终患者及其家庭　在城市中,许多患者都是在医院的抢救室里度过其临终阶段的,但更多的患者则是在家中度过其人生的最后阶段。临终会给患者带来痛苦,死亡给家庭带来巨大的压力。全科医生因与患者及其家属有着良好的关系,而在整个临终照顾的过程中更能发挥重要的支持作用。

7. 有新生儿的家庭　在我国目前的医疗保健体系中,新生儿的母婴访视通常由专门妇幼机构的工作人员完成。但在医改的形势下,将来更趋向于由居民所在的社区卫生服务机构中的全科医生来完成此项工作。

三、家庭咨询

家庭咨询的内容往往是家庭问题,并且是所有家庭成员的共同问题,因此家庭咨询的对象是整个家庭。引起家庭问题的原因是多种多样的,如家庭成员间的交往方式问题、家庭成员缺乏知识和技能、家庭内资源缺乏以及家庭遭遇感情危机和紧张事件等。当家庭处于良好的功能状态、家庭资源充足时,家庭本身可以有效地解决家庭问题,而当家庭处于功能障碍的状态时,家庭本身无法有效地解决家庭问题,导致家庭危机,因此需要全科医生提供必要的咨询和干预,帮助家庭度过危机。

当然,全科医生作为咨询者不是以权威、决定者、解决者的身份去从事咨询活动,其不

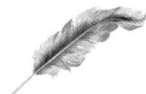

可能代替家庭成员去解决问题，问题最终还是要靠家庭自己去解决，应充分发挥他们的主观能动性。另外，咨询包含一系列相关的支持行动，要运用各种不同的交往手段，最终产生多种效应；咨询者可能用同情、关心和感情上的共鸣去取得对方的信任；咨询者可能用自己的期望和无微不至的关怀去激励对方改变自己的行为。因此，咨询也是一种综合性的服务，而且它是一种更具艺术性的服务。通常进行的家庭咨询往往针对以下内容：

1．家庭遗传学咨询　包括遗传病在家庭中发病的规律、是否可以结婚和生育、预测家庭成员的患病可能等。

2．婚姻咨询　夫妻之间的相互适应问题、感情发展问题、性生活问题、角色扮演问题、生育问题等。

3．其他家庭关系问题　如婆媳关系、父子关系、母女关系、兄弟姐妹关系、继父、继母、领养子女的关系等。

4．家庭生活的问题　孩子出生、孩子离家、夫妻退休、丧偶、独居等。

5．子女教育和父母与子女的关系问题　儿童青春期的生长发育问题、与父母的关系适应问题、角色适应与交往方式问题、独立性与依赖性的平衡问题、人生发展与父母期望问题等。

6．患病成员的家庭照顾问题　家庭成员患病的过程和预后；家庭应做出什么反应、家庭照顾的作用和质量等。

7．严重的家庭功能障碍　往往是家庭成员间的交往方式问题或家庭遭遇重大的生活事件。

四、家庭病床

为了不断满足人们日益增长的医疗保健康复的需要，近年来家庭病床治疗保健康复模式在世界范围内获得了长足的发展。但病情复杂、严重、多变的患者，仍需要到医院治疗，家庭病床不能取代医院病床。同时，由于家庭病床缺少相应的法律规范，在发展过程中也遇到了一定的医疗风险，经常导致医疗纠纷。

（一）家庭病床的特点和作用

1．家庭病床的特点　家庭病床是以家庭为单位，服务对象是各种需要在家里进行治疗和护理的患者，多数是慢性病患者和老年患者。家庭病床可保持治疗护理的连续性，使患者在自己家中即能得到科学的治疗和护理。

2．家庭病床的作用

（1）减轻社会及家庭的经济负担。

（2）有利于疾病的康复。

（3）为患者就医提供方便。

（4）合理利用卫生资源。

（5）向社会提供更多的护理服务。

（6）向社会传播卫生知识。

（二）家庭病床的服务内容与方式

1．家庭病床的服务内容

（1）送医送药、打针、输液、吸氧、换药、导尿、针灸、推拿等。

（2）特殊检查：心电图检查，X线检查，B超检查，快速血糖检测及胸、腹腔穿刺抽液等。

（3）家庭特需护理、临终关怀服务等。

（4）电话健康咨询。

2．家庭病床的服务方式

（1）家庭保健：对病情较重或长期慢性病患者，应每周上门巡诊2次或2次以上。康复期患者，每10天巡诊一次。也可根据患者需要随时巡诊。

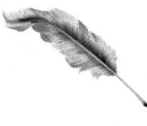

（2）家庭健康网络服务：对于健康人群，为了增强保健意识，提高生活质量，可建立健康网络，通过电话进行健康咨询，开展健康教育。

五、家庭治疗

当家庭咨询未能解决家庭问题和家庭危机时，就必须启动家庭治疗，家庭治疗包括家庭咨询的所有内容，但比家庭咨询更广泛、更全面，涉及教育、预防、支持和激励，但家庭治疗更着重于帮助家庭应付在改变家庭成员间相互作用方式中遇到的抵触。

家庭治疗的过程可归纳为5个基本方面：会谈、观察、评估、干预和效果评价，即家庭治疗者通过与家庭面对面交往的过程，了解家庭的动力学过程，评价家庭的功能状况，鉴定家庭问题的性质和原因，然后，帮助家庭制订干预计划，并与家庭合作，实施干预计划，最后评价干预的效果，及时调整干预计划和措施。通过以上过程交替进行，逐渐达到改善家庭功能的目的。

全科医生要提供家庭治疗服务，必须接受专门的训练，而家庭治疗一般不作为全科医生的训练内容，全科医生只需掌握家庭咨询的技能。

自测题

1. 现代家庭所追求的家庭权力结构是
   A．传统权威型
   B．情况权威型
   C．分享权威型
   D．感情权威型
   E．工具权威型
2. 现代社会比较理想和主要的家庭类型是
   A．联合家庭
   B．主干家庭
   C．单亲家庭
   D．核心家庭
   E．隔代家庭
3. 中国"妻管严"家庭的权力结构属于
   A．传统权威型
   B．工具权威型
   C．分享权威型
   D．情感权威型
   E．情况权威型
4. 由父母、一对已婚子女及第三代人组成的家庭称之为
   A．联合家庭
   B．扩展家庭
   C．主干家庭
   D．核心家庭
   E．重组家庭
5. 家庭内资源不包括
   A．信息资源
   B．文化资源
   C．情感支持资源
   D．经济支持资源
   E．医疗处理资源
6. 根据家庭生活周期分期，最需要妇幼保健指导的阶段是
   A．新婚期家庭
   B．第一个孩子出生家庭
   C．学龄前期家庭
   D．学龄期家庭
   E．青少年期家庭
7. 做家系图的目的是
   A．对家庭背景和潜在的健康问题做出总结
   B．对家庭功能进行描述
   C．描述家庭生活周期
   D．描述家庭资源
   E．描述家庭成员间的关系

（张　岳）

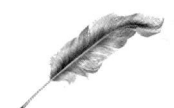

第五章 以社区为范围的健康照顾

学习目标

通过本章内容的学习，学生应能够：
1. 说出社区的概念与构成要素。
2. 阐述社区卫生诊断的概念及步骤与方法。
3. 阐述社区卫生服务的概念、特点，社区卫生服务的内容与意义。
4. 掌握COPC的定义与特征，了解其实施过程与注意事项。

案例 5-1

男性，62岁，退休工人，因便血就诊。据患者称，近1个多月来粪便外染有鲜血，肛门部不痛，以往有内痔史，亦曾有过此种情况，但3～5天即自愈。医师给予"痔疮锭"纳肛，并嘱用高锰酸钾溶液坐浴。半个月后，并未见效，复诊时医师做直肠指诊检查，发现俯卧位8点钟方位有内痔，并未触及肿块，仍嘱按前法继续治疗。其后数月，一直按内痔治疗，便血时多时少，终未痊愈。病后半年，便血不止并且大便次数增多，经纤维结肠镜检查发现在距肛缘10 cm处有肿块，活组织检查证实为直肠腺癌，做了直肠癌切除术。

问题：
假如你是基层的全科医生，你认为本案例给了我们什么启示？

第一节 社区与健康

一、社区的定义

社区（community）一词源于拉丁语，其基本含义为具有共性的团体。对社区一词的解释，比较有代表性的包括：

德国社会学家托尼斯（Tonnies）于1887年定义社区是"以家庭为基础的历史共同体，是血缘共同体和地缘共同体的结合。"美国学者哥派林（Goeppinger）定义为："社区是以地域为基础的实体，由正式和非正式的组织、机构或群体等社会系统组成，彼此依赖，行使社会功能。"世界卫生组织（WHO）1978年的定义是："社区是以某种经济的、文化的、种族的或某种社会的凝聚力，使人们生活在一起的一种社会组织。"

我国著名社会学家费孝通于 20 世纪 30 年代给社区的定义是："社区是若干社会群体（家庭、氏族）或社会组织（机关、团体）聚集在某一地域里所形成的一个生活上相关联的大集体。"

社区是宏观社会的缩影，是区域性的社会，家庭是社区的基本单位。

> 考点：社区的定义。

二、社区的构成要素

社区是由一定数量的人群组成的，社区人群具有共同的地理环境、文化背景、信仰、利益和需求等。因此，社区人群间有强大的认同感、归属感和凝聚力。社区的构成要素一般包括下列 5 个方面。

1．一定数量的人群　一定数量和质量的人群是构成社区的主体，也是构成社区的第一要素，他们既是社会产品的创造者和消费者，又是社会关系的承担者。人口要素的内容包括人口的数量、构成和分布。WHO 认为一个有代表性的社区，人口数为 10 万～30 万人。

2．一定的地域　这是社区存在的基本自然环境条件，为社区人群提供生产和生活的场所及资源，同时也制约和影响着这一地域内人们的生产与生活方式。WHO 提出的社区面积为 5～50 平方千米。

3．一定的生活服务设施　这是社区人群生活和生产必需的物质条件，包括学校、医院、商业网点、交通、通讯、文化娱乐设施等。这些生活服务设施的完善程度和运行质量是衡量一个社区文明和发展程度的重要标志。

4．特定的生活方式和文化背景　由于长期生活在同一地域，人们往往会形成一些相同的生活方式、风俗习惯、行为模式以及价值观等。这是社区发展的内在因素，是将社区人群凝为一体的纽带，使社区人群具有情感上和心理上的认同感和对社区的归属感。

5．相应的生活制度和管理机构　为满足社区群众的需要和解决社区面临的问题，社区应建立一定的管理机构和管理制度，以保障社区的正常运行。

在我国，一般将社区分为城市社区和农村社区。城市社区通常由两部分构成，一部分是功能社区，主要由企业、事业单位或机关、学校等构成；另一部分是生活社区，即由居民家庭构成，一般指街道或居委会。农村社区一般指乡（镇）或村。

> 考点：社区的构成要素。

三、社区环境对健康的影响

生活环境是指与人类生活密切相关的各种自然条件和社会条件的总和。针对特定社区的生活环境称为社区环境，是社区居民生活、学习、工作的局域环境。社区环境的质量既与较大的地区环境乃至全球的环境关系密切，又有自己的局域性环境特点。重视社区环境卫生是保障社区居民健康的重要条件，社区卫生工作者必须了解社区环境因素与健康的密切关系，增强社区卫生服务的针对性，促进社区人群健康水平的不断提高。

社区环境包括社区自然环境和社会环境。

1．自然环境　社区自然环境，如空气、水、土壤、动物、植物、气象条件和地理环境等，都对社区人群的健康有重要影响。自然环境对人群健康的影响具有两面性。具有正常化学组成的空气、水、土壤，适宜的太阳辐射，良好的微小气候，优美的绿化等，对健康具有促进作

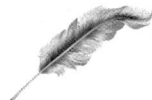

用。但在某些地区，由于原生环境的水、土壤里某些元素过多或过少，从而影响当地居民摄入量，对健康产生不利的影响，从而出现生物地球化学性地方病，如地方性氟中毒、碘缺乏性疾病等。社区卫生工作者应积极利用环境中的有利因素，控制、消除不利因素。

同时，由于人类的生产、生活活动，产生大量的废弃物质和有害物质，这些物质大量进入环境会对环境造成污染和破坏。这些污染物可通过呼吸道、消化道、皮肤等多种途径进入人体，对人体健康产生严重影响。如近年来出现在我国许多地区的雾霾、土壤的重金属污染以及水体污染等，都对当地人群的健康乃至经济、社会发展产生了严重威胁和影响。

2. 社会环境　社会环境是指人类在自然环境的基础上，在长期的社会生产和劳动中所形成的非物质环境，包括社会制度、经济、文化、风俗习惯、宗教信仰及在特定的环境下形成的心理因素等。

社会经济的发展可促进人群健康水平的提高。经济的发展可帮助人们加快社会基础设施建设，建立和完善社区医疗保障，加大卫生和教育事业的投入，为人们提供更多的医疗卫生资源和受教育的机会。经济的发展还可改善和保护周围的环境，使环境更有利于人群的健康。但我们也应看到，经济发展对社区人群健康带来的不利影响，如环境污染，生活方式改变，生活节奏加快，流动人口增加等可导致各种传染病、慢性病的发生。人际关系复杂、工作压力过大，长期紧张疲劳、交通、住房拥挤等可导致异常心理出现，如紧张、焦虑、烦恼、抑郁等，这些不良心理因素可导致心身疾病的发生。

行为生活方式是人们长期受一定的民族习俗、道德规范和家庭影响而形成的生活习惯和生活态度，也是影响人群健康的重要因素。好的行为生活方式可以促进健康，如合理营养、适当的体力活动、规律的作息制度、良好的就医、遵医行为等。不良的行为生活方式则会损害人们的健康，如吸烟、酗酒、赌博、不合理饮食、久坐少动等。

社区人口的文化教育水平与人群健康同样密切相关。受过良好教育的人，接受的卫生知识多，在日常生活中较注意自我保健，健康水平相对较高。

社区人口数量也会对人群健康产生影响，若社区人口数量过多，超过了社区人口容量，就会导致住房拥挤、服务设施及卫生资源相对不足等，从而影响人群健康状况。社区的交通状况也与社区人群的健康相关，甚至影响人们的就医行为，人们可能由于交通不便而不能及时就医，导致疾病抢救和治疗的延误。

四、社区内常见的健康问题

医学的目的是为了帮助人们解除病痛，提高人群的整体健康水平。全科医生的工作正是通过具体的疾病诊疗和健康照顾等活动的开展，帮助人们解决健康问题，从而实现保护人群健康的目标。

任何一个人发生就医行为时，必定有他的动机，而这个动机就是要解决他的健康问题，包括他自己察觉到的健康问题，他担心可能出现的健康问题，或者希望避免出现的健康问题。

健康的问题种类繁多，但常见的问题却相对集中。全科医疗中临床常见的问题有：行为生活方式相关健康问题，如吸烟、酗酒问题、缺乏锻炼、超重与肥胖问题、营养过剩和营养不良问题、记忆力减退问题、避孕问题、青少年怀孕问题。此外，全科医生还要面对大量常见症状、疾病的诊断、治疗和干预等问题。

国外有人统计，在一个全科医生的诊所中下列15种就诊目的及15种诊断占其工作量的60%左右。

常见的15种就诊目的：腿部不适、咽喉痛、腰痛、咳嗽、体格检查、关于药物的咨询、感冒、手臂问题、腹痛、妊娠检查、头痛、疲劳、血压高、体重增加、创伤。

常见的15种诊断：一般医疗检查、急性上呼吸道感染、高血压、软组织损伤、急性扭伤、

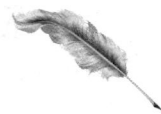

出生、抑郁或焦虑、缺血性心脏病、糖尿病、皮炎或湿疹、退行性骨关节病、泌尿系统感染、肥胖、急性下呼吸道感染、非真菌性皮肤感染。

我国居民就诊时的主诉表达形式或常见的诊断与国外稍有不同,以头晕、心悸、失眠、腹胀、食欲减退等为主诉的居多。慢性胃炎、胃溃疡、慢性肠炎、慢性肝炎、慢性胆囊炎、慢性支气管炎等是常见于基层诊所的诊断。尽管各种主诉和诊断的出现频率不同,但常见健康"问题"相对比较集中是肯定的。

第二节 社区卫生诊断

全科医生要想提供良好的社区卫生服务,必须先弄清楚本社区人群的健康状况、健康需求及社区的具体条件,便于针对性地制订、实施卫生保健措施。因此,在社区开展卫生服务时要进行社区卫生诊断,这是做好社区卫生服务工作的重要前提。

一、社区卫生诊断的概念

(一)社区卫生诊断的定义

全科医生进入社区开展全科医疗服务,向社区居民提供"长期负责式的照顾",首先要做到的就是全面了解社区的特征及社区居民的健康状况,因此,必须开展社区卫生诊断。社区卫生诊断就是以流行病学的研究方法为基础,通过社区卫生调查,收集并分析资料,明确社区存在的主要健康问题及影响因素,并确定优先解决问题的时序及防治策略的过程。社区卫生诊断是制订社区卫生干预计划的基础,并为评价干预效果提供基线资料,还能为政府及卫生行政部门制定社区相关卫生政策、合理配置卫生资源提供重要参考。

(二)社区卫生诊断的目的

就像治疗个体患者一样,有了准确的诊断才能开展有针对性的治疗。社区卫生工作者要想提供良好的社区卫生服务,就需要有一个准确、完整的社区卫生诊断,继而制订出有效的卫生服务计划。同时,社区卫生诊断还是制定卫生政策、合理配置卫生资源的重要依据。社区诊断的目的包括以下几个方面:

1. 发现社区存在的主要卫生问题,确定社区居民的卫生服务需要与需求。
2. 确定社区需优先解决的卫生问题,分析问题产生的主要原因。
3. 了解和发掘社区资源,评价解决社区卫生问题的能力。
4. 为制订社区卫生服务计划提供必要的参考资料。
5. 为社区干预效果的评价提供基线数据。

社区卫生诊断是组成社区卫生服务工作周期的重要环节。社区卫生服务的工作周期包括社区诊断、制订社区卫生工作计划、组织实施计划及效果评价4个环节(图5-1)。这4个环节循序渐进,周而复始,不断推动社区卫生服务工作的开展。

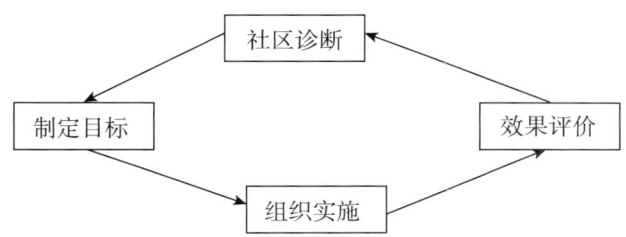

图 5-1 社区卫生服务工作的工作周期

（三）社区卫生诊断与临床诊断的比较

社区卫生诊断以社区人群为对象，通过询问社区的人群，查阅各种资料，使用定性和定量的调查方法，经过科学分析和综合归纳信息，对人群的主要健康问题、影响因素以及处理策略提出建议。它是以流行病学为基础，体现整体人群的发病率、死亡率和环境致病因素对健康的影响，其基本目标是预防、控制并消除疾病。

社区卫生诊断与临床诊断在观念、方法和内容上有许多相似之处，但又有明显的区别。社区卫生诊断以社区人群为对象，主动发现健康问题的过程，而临床诊断则以患者个体为对象，通过对患者各种体征和生化指标的收集、整理和综合判别分析，给患者所患疾病做出专业的结论，它是在疾病发生之后进行的。两者在评价对象、存在问题、收集资料、评价方法和结果处理等方面都存在差别（表5-1）。

表5-1　社区卫生诊断与临床诊断的比较

项目	临床诊断	社区卫生诊断
对象	就诊者（个人）	社区（人群+环境）
问题表现	症状、体征	事件、反应和健康状况
方法	临床推理	人口统计方法
		流行病学方法
		卫生统计学方法
		行为测量法
		社区文献资料
资料来源	询问病史	居民自发反映
	体格检查	健康档案记录
	实验室检查	日常医疗活动日志
		社区调查
		社区筛检
结果	确定疾病名称	发现社区卫生问题
	找出病因	找出问题存在的原因
	进行疾病个人诊断	形成社区卫生诊断报告
	处方或治疗方案	制订社区卫生计划，干预措施
	效果评价	效果评价

二、社区卫生诊断的调查范围和指标

（一）调查范围

主要涉及以下6个方面：

1. **健康方面**　调查自然、理化、生态和社会的环境，调查健康行为和相关行为危险因素，还要调查卫生服务市场，如卫生服务需要、需求、供给、利用和方便程度。

2. **流行病学方面**　调查健康、亚健康和各种疾病在时间、地域和人群的分布特征状况，从中发现人身的公共卫生问题和卫生服务市场的需求。

3. **卫生管理方面**　调查政策、卫生规划、卫生服务构架、规章制度、全程服务、安全性、与职工医疗保险的业务衔接。

4. **卫生服务市场方面**　调查卫生服务价格、卫生资源配置数量、配置结构。

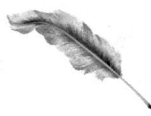

5．卫生经济方面 调查疾病经济负担、卫生服务利用效率、成本-效果、成本-效益。

6．社会价值趋向方面 调查居民健康诉求、卫生服务效用、卫生服务满意度。

（二）主要指标

1．自然、理化和生态环境指标 地理方面的经纬度、海拔高度；气象方面的年降水量、年季风向、风力级别、气温、湿度、大雾和沙尘天数；理化方面的空气质量、饮用水源水质量、噪声级别；绿化面积占辖区面积比例、人口密度、老鼠密度、犬密度；地下水位的变化资料。

2．社会学指标 ①人文环境：包括政策、法规、制度、规章、纪律、文学、艺术、习俗、服务设施、使用工具和生活用品等。如区域卫生规划、社区卫生服务覆盖范围、享受医疗保障制度覆盖人群、人均居住面积、灶具类型、厕所类型、家庭电话普及率、家庭电视普及率、安全饮用水人群覆盖率等。②人口资料：如人口数量、性别比、出生率、粗死亡率、人口自然增长率、65岁及以上人口占总人口比、14岁及以下人口抚养比；年龄、民族、职业、婚姻状况、家庭人口数；流动人口相关信息。③一般健康水平：如新生儿死亡率、婴儿死亡率、0～4岁儿童死亡率、孕产妇死亡率；各年龄段的睡眠时间。④居民收支、诉求和满意度：如居民人均年收入、人均年支出、人均年医药费支出；居民卫生服务诉求和对社区卫生服务价格、医疗水平、服务态度、安全、方便等满意度。

3．卫生市场指标 ①卫生需要：如各类疾病的发病率、患病率、残疾率、伤害发生率；病伤种类、病伤严重程度；应就诊率、应住院率；死因别死亡率、死因构成。②卫生需求：如实际就诊率、患病未就诊率、未就诊原因构成比；实际住院率、未住院率、未住院原因构成比；居民去不同医疗机构比例、去各种医疗机构的原因。③卫生供给：如每千人病床数、每千人卫生技术人员数、每千人医生数、每千人护士数；社区卫生服务中心覆盖人口数、每千人社区观察床位设置数、社区卫生服务中心平均日开放时间、每个人员工作时间。④社区卫生服务效率：如医生年服务中心门诊人次数、医生年静脉注射治疗观察患者次数、医生年家庭访视次数、观察床使用率、平均一工作日观察床平均周转人次。⑤卫生服务方便性：如居民步行到社区卫生服务中心的平均时间、居民到社区卫生服务中心的平均距离、卫生服务机构每天服务时间、服务种类等。

4．卫生经济指标 ①疾病个人社会负担和卫生服务成本：包括病伤休工或休学天数、服侍病伤误工天数；处方平均金额、单病种医疗费、治疗疾病的总费用、个人负担医疗费用、住院总费用、个人负担住院费用；因病伤就医租车住宿费、额外营养费、陪护费；各项卫生服务需要的福利成本。②卫生服务产生的社会效益和服务单位自身收益，包括预防控制疾病工作，减少疾病伤害节省的费用和增加社会生产收益。

5．卫生服务管理指标 针对行政管理和业务管理进行，如医疗保险报销统计、居民健康档案建档率、疾病管理率和疾病控制率、接诊疾病构成。

6．居民行为指标 包括健康教育覆盖率、健康知识知晓率。

7．居民价值意向指标 如社区各阶层的诉求和服务满意度指标。

三、社区卫生诊断的步骤

（一）明确社区卫生诊断的目的

社区卫生诊断应有明确的目的，可以是诊断社区卫生需要或需求，也可以是评价某项社区干预措施的效果等，可以是综合性的，也可以是特异性的。

（二）资料的收集

明确了社区卫生诊断的目的后，社区卫生服务者应依据影响健康的相关因素进行综合、系统的分析，确定诊断内容与范围，并通过一定的方法收集相关资料。

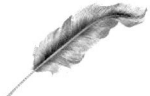

（三）资料的分析

针对收集到的各类资料，根据其特点分门别类进行数据处理。

1. 资料整理与审核　对收集到的社区卫生诊断资料，在开始分析之前应先完成收集资料的质量评价工作，包括可靠性、完整性和准确性等。

2. 数据录入与清洗

（1）排序检查：对收集到的资料按编号进行排序检查，根据调查表编制计算机录入程序，建立数据库和逻辑审核程序。通常使用 EpiData 软件。需注意入户调查表中家庭成员编号要正确，民族代码要统一，疾病编码要采用 ICD-11 编码方法。

（2）资料录入：应由两组数据录入人员分别按调查表顺序进行录入，然后进行两次录入比较，录入完成后进行两组录入数据的比较，如检查出某一数据两次录入不同时应与调查表进行核对，修改错误的数据，再进行比较、修改，直至无误为止。

（3）数据清洗：对数据进行逻辑检查和异常数值的检查，清除异常数值。

3. 统计分析　根据调查资料的性质选择适合的统计方法进行统计分析，一般经数据核对无误后，先用 EpiData 软件建立数据库，进行数据录入、二次录入比较和修改，再输出为 SPSS 或 SAS 数据库，使用 SPSS 或 SAS 统计分析软件进行分析，现有资料的数据汇总与分析也可应用 Excel。

根据资料的性质选择适合的统计指标对所获数据进行统计分析，基础分析重点是对数据资料进行统计描述，分类变量应用构成比或率；数值变量资料应用均数和标准差或中位数与四分位数间距。同时设计统计表、统计图，表达统计分析结果。

4. 做出诊断并写出诊断报告　根据资料分析结果，确定社区主要健康问题及其影响因素，并根据普遍性、严重性、紧迫性、可干预性及效益性等原则确定优先干预的内容。根据诊断结果完成诊断报告。社区卫生诊断报告一般包括社区基本情况、调查内容、调查方法、调查人群、调查结果与分析、发现的主要问题及原因、解决问题的策略和方法、干预的可行性分析等。

四、资料的来源及收集方法

（一）资料来源

为确保社区卫生诊断结果的正确性，资料收集必须是原始的、真实的、可靠的，且收集的资料必须具有一定的代表性。根据资料的来源，可将资料分为现成的和非现成的两类，不同的资料可以通过不同的途径获取。

1. 现成的资料　包括常规性统计报表、经常性工作记录和以往做过的调查研究资料。这些资料可以从卫生行政部门、民政部门、公安部门、卫生服务机构及科研院校等机构收集，如公安部门的人口出生和死亡登记、户籍资料、卫生部门的疾病统计资料、医疗机构的病历记录等。利用现有统计资料的优点是方便、易得、省时省力，缺点是资料在针对性、完整性、准确性等方面可能无法完全满足社区诊断的需要，只适用于社区的初步诊断。

2. 非现成的资料　这是指在现有资料无法满足需要时，针对社区某一特定问题专门进行的调查（又称专题调查）所获得的资料，如个体与家庭的健康资料、人群危险因素资料等。此类资料的优点是可以对特定的问题及其影响因素进行深入细致的研究，缺点是对人力、物力和财力的需求较大。根据资料的收集方法可分为定量调查与定性调查资料。

（二）资料的收集方法

根据资料的收集方法，可将社区卫生诊断资料分为定量资料与定性资料两大类，不同类型的资料可采用不同的方法进行收集。

1. 定量资料的收集　定量资料常以调查问卷作为收集工具，其结果可以用统计数据来表

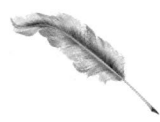

示，较客观、说服力强，能够推论一般情况，故较为常用。常用的定量调查方法有问卷访谈法、自填法和信访法等。

(1) 问卷访谈法：是由调查者根据事先设计的调查问卷对调查对象逐一进行询问来收集资料，又可分为面对面访谈和电话访谈。访谈法的优点是调查员可以解释问卷中易误解或不理解的内容，使调查结果的针对性更强，问卷的回收率也很高，缺点是非常耗费时间、人力和物力。

(2) 自填法：是由调查者在现场将问卷直接发给调查对象，由调查对象按照问卷和填写要求，对问卷中的问题逐一作答并自己填写在问卷上。此方法回收率较高，资料的质量较高，同时对人力、时间消耗不大。

(3) 信访法：是指调查者将调查问卷邮寄给调查对象，由调查对象按要求填写完毕后再寄回给调查者。该方法的优点是比较节省时间和费用，缺点是被调查者遇到问题时无法得到准确的回答，调查的质量得不到保证，问卷的回收率较低。

2. 定性资料的收集　收集方法主要有观察法、深入访谈法和专题小组讨论等。

(1) 观察法：观察者根据研究课题，直接或间接地对研究对象进行观察来收集有关资料的方法。其优点是能够收集到比较真实、生动、及时的资料，以及无法用语言表达的资料。缺点是受时间、观察对象及其自身的限制，不适合大范围的调查。

(2) 深入访谈法：研究者根据访谈提纲，通过与研究对象的交谈了解其对某些问题的想法、感觉和行为。访谈对象主要包括社区行政领导中的关键人物、主管领导、医务人员、专家与学者等，即主要是掌握本社区卫生事业开展重要资源的人。其优点是操作简单、方便可行、信息量大、灵活性高、使用范围广、控制性强。主要缺点是成本较高、时间长、结果难以进行定量研究，以及结果易受访谈对象周围环境的影响。

(3) 专题小组讨论：通过召集一个讨论小组（通常为10人左右），对某一研究专题进行讨论的一种定性研究方法。专题小组讨论对象可以是本社区卫生人员、本社区的居民代表、本社区的行政管理工作人员等。该方法的优点是经济、易行，能在相对较短的时间内直接听取目标人群的意见，反馈及时，从而获取对某些问题的深入了解。缺点是讨论结果易受被访者心理因素及环境的影响，比较费时，同时参加者人数较少，结果往往不具有代表性。

第三节　社区卫生服务与COPC

一、社区卫生服务

(一) 社区卫生服务的概念

1999年1月16日，国务院十部委在联合下发的《关于发展城市社区卫生服务的若干意见》中，将社区卫生服务（community health service）定义为：社区卫生服务是社区建设的重要组成部分，是在政府领导、社区参与、上级卫生机构指导下，以基层卫生机构为主体，全科医师为骨干，合理使用社区资源和适宜技术，以人的健康为中心、家庭为单位、社区为范围、需求为导向，以妇女、儿童、老年人、慢性病人、残疾人等为重点，以解决社区主要卫生问题、满足基本卫生服务需求为目的，融预防、医疗、保健、康复、健康教育、计划生育技术服务等为一体的，有效、经济、方便、综合、连续的基层卫生服务。

社区卫生服务的对象包括健康人群、亚健康人群、高危与重点保护人群、患者。

(二) 社区卫生服务的原则及特点

1. 原则　开展社区卫生服务的原则包括：

(1) 坚持公益性质，注重公平、效率和可及性。

（2）坚持政府主导，鼓励社会参与，多渠道发展。

（3）坚持实行区域卫生规划，立足调整现有卫生资源，健全社区卫生服务网络。

（4）坚持公共卫生和基本医疗并重，中西医并重，防治结合。

（5）坚持以地方为主，因地制宜，积极推进。

2．特点　社区卫生服务作为国家卫生保健体系，根植于社区最基层的服务，具有以下特点：

（1）基本性服务：社区卫生服务是整个卫生保健体系的基础，为社区居民提供安全、有效、便捷、经济的公共卫生服务和基本医疗服务。社区卫生服务中心及其全科医生在社区面临的，通常是常见病和常规性诊治。所以，提供最基本的卫生服务是其特性之一。

（2）综合性服务：不同于医院的"流水线式"服务，社区卫生服务既要看病，更要看人。全科医生以生物-心理-社会医学模式为指导，全面考虑和解决服务对象个性化的健康问题，并熟悉其生活、工作等社会背景和个性类型，再提供"人性化"的卫生服务。因此，社区卫生服务的对象是多元的，不分性别、年龄和疾病类型；内容是"六位一体"的，即预防、医疗、康复、保健、健康促进及计划生育等全面介入；诊断是生理、心理、社会三维的，不仅防治躯体疾病，还关注心理和社会方面的痛苦和不适；范围是涵盖社区中的所有家庭和个人，包括"三诊三床"服务（门诊、出诊、转诊；住院病床、家庭病床、日间观察床）。所以，社区卫生服务是"全方位"和"人性化"的综合性服务。

（3）连续性服务：社区卫生服务是从生前到死后的全过程服务，包括整个生命周期和健康-疾病发展各个阶段的服务。这种连续性服务使全科医生可以利用时间作为诊断工具，鉴别严重疾病和一般问题，同时由于其诊断和治疗能获得全程反馈和监督，更有利于疾病的防治。如急性传染病防治需要连续性监视，才能有效控制传播途径、追踪传染源；慢性传染病（如结核病）需要监督患者不间断治疗，才能确保痊愈、防止耐药；慢性非传染病（如高血压、糖尿病等）的预防和治疗需要终生监控，才能有效控制危险因素，矫正生活方式，延长健康生命。所以，无论英国的全科医生制还是美国的健康维持组织都是在固定区域内对固定居民提供责任医生的连续性服务，而医患也在连续性的服务过程中建立起相互信任、彼此认同的合作关系。

（4）协调性服务：社区卫生服务中心及其全科医生是卫生保健网络中的网底，向上需要掌握各级各类医疗机构和专家的信息，向下要熟悉患者、家庭和社区的健康状况和卫生资源。一旦需要，社区卫生服务机构和全科医生能调动卫生保健体系以及家庭、社会的力量，通过会诊、转诊等措施，协调专科医生、患者、家庭和社区等方面相互配合，共同解决患者的健康问题或医疗方案，保证治疗的正确、有效和质量。社区卫生服务还要协调医疗和预防的协作与分工，善于以"医疗为切入口，加强预防保健"的渐进式方针，推进社区的预防和健康教育。

（5）可及性服务：社区卫生服务的可及性是指社区居民能够获得所需服务的能力。健康是生存的基本权利，居民公共卫生服务和基本医疗服务的可及性是社会公平的标志，发展社区卫生服务的一个重要目的就是为了公共卫生覆盖社区，基本医疗普及全民，其中包括：①预防服务的可及性，全社区人群通过计划免疫、妇幼保健、健康教育等措施，降低相关疾病的发病率、死亡率。②健康筛查和疾病监测的可及性，如肿瘤的早期发现、高血压的监控和结核病的直接督导下短程化疗（directly observed treatment short-course，DOTS）等，能大大提高社区卫生服务的效果和效率。③基本诊疗服务的可及性，体现在地理上的接近、使用上的方便、关系上的亲切、心理上的信任、病情上的熟悉、结果上的有效等。WHO倡导80%的基本医疗在社区解决。如上海居民在3公里半径和15分钟步行时间内，可以找到社区卫生服务机构；每3000名居民拥有1名全科医生和0.5名社区护士；开通社区卫生服务热线，24小时随时提供上门服务。④信息的可及性，全科医生熟悉自己的患者，了解社区的优势和缺陷，居民也熟悉和信任自己的医生，并乐意提供疾病及其他背景信息，这种以互信为基础的健康与疾病信息的

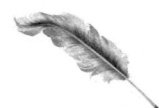

可及性，最大限度地为正确、有效诊疗提供了保障。⑤经济负担的可及性，在不同医疗保障覆盖率和分担程度的人群间和不同收入水平的人群间，社区卫生服务的可及性存在明显差异。同时，扩大社区门诊服务或家庭医疗服务会带来住院服务的降低和增加低收入人群和无医疗保障人群的卫生服务利用。

（三）社区卫生服务的工作内容

社区卫生服务机构提供公共卫生服务和基本医疗服务，开展健康教育、预防、保健、康复、计划生育技术服务和一般常见病、多发病的诊疗服务。

1．社区健康教育与健康促进　健康教育是通过有组织、有计划、有系统的教育活动，提高人们的健康知识和自我保健能力，自觉采纳有益于健康的行为与生活方式，消除或减轻影响健康的危害因素，预防疾病，促进健康，提高生命质量。健康教育既是公民素质教育的重要内容，也是初级卫生保健的重要任务之一。健康促进是促进人们控制和改善自身健康能力的过程，增进人们与自然和社会环境之间的协调，平衡个体对健康的选择与社会责任之间的关系。健康促进包括健康教育和其他能促使行为和环境向有益于健康改变的完整系统，不仅需要个体行为改变，还要求政府行为和社会支持，促发个人、家庭和社会的健康潜力。

2．社区预防　从广义讲，健康教育和保健是最基本的病因预防，基本医疗、计划生育包含了病前预防，而康复是已经发病的临床预防，所以预防在社区卫生服务中无所不在；从狭义讲，社区预防主要指具体的传染病预防控制、慢性非传染疾病管理、营养与食品卫生、环境与职业卫生、学校卫生、精神障碍防治等公共卫生和疾病防控。

3．社区康复　社区康复是指患者（或残疾者）在临床治疗后，回到社区继续接受医疗保健服务，使患者在社区或家庭环境通过康复训练，加快恢复生理功能，解除心理障碍；使残疾者能更多地获得生活和劳动能力，重新有尊严地平等享受社会权利和承担义务。社区康复体现了临床医疗和预防保健相结合，综合性、连续性、协调性的健康功能恢复和角色重建服务。

4．社区保健　社区保健的重点是脆弱人群，包括婴幼儿保健、妇女保健、老年人保健、残疾人保健等，此外，精神卫生保健也逐渐成为社区保健的一个重要内容。

5．社区计划生育服务　社区计划生育服务工作是落实基本国策的落脚点，在育龄妇女系统管理、计划生育宣传教育、晚婚晚育、优生优育、生殖健康等政策、技术、措施都是通过社区卫生服务相关人员提供并指导使用。

6．社区医疗　社区医疗以门诊、出诊、家庭病床等为主要医疗服务形式，为社区居民提供一般常见病、多发病的诊疗，贯彻预防为主，使用适宜技术，控制医疗费用。并根据需要协调转诊和会诊等服务工作。在发达国家和我国部分城市，还开展临终患者的安宁医疗服务，以减轻患者的痛苦和家属的辛苦。在基本医疗服务之外，社区卫生服务中心及其全科医生，还需要为社区全体居民建立和更新个人健康档案。

（四）发展社区卫生服务的意义

1．有利于卫生事业适应社会需求　卫生事业的发展有多方面内容，其中适应社会需求是最重要的一个方面。由于人口数量和人口结构的变化，影响人民健康水平的主要疾病谱的变化，居民人均收入和教育水平的提高，使得人们对卫生服务的需求也发生了很大的变化。人们普遍期望能就近、方便地得到卫生服务。

2．有利于优化配置卫生资源　我国目前卫生服务的社会需求大部分在基层，即卫生服务的社会需求呈"正三角形"的分布。但是，我国大部分的卫生资源却配置在城市和较大的医疗卫生机构，使卫生资源的配置呈"倒三角形"；显然，这是一种不合理的配置状态。开展社区卫生服务可以引导卫生资源从上层向基层的流动，使卫生资源的配置与需求相对应，变"倒三角形"为"正三角形"，改善卫生资源使用效益。

3．有利于抑制医药费用的不合理增长　我国目前医药费不合理上涨的重要原因之一是本

应在社区解决的医疗卫生问题被吸引到了城市上层机构，特别是大医院，使大医院做了许多应是小医院或社区做的事情，技术效率不能充分发挥；同时造成了消费者直接费用和间接费用的增加。社区卫生服务是卫生费用控制的重要环节，全科医生则是控制医疗费用的守门人。

4．有利于加强预防战略　目前，我国正处于第一次卫生革命和第二次卫生革命并存的特殊时期。医学模式、疾病谱、死亡谱已经发生了变化，特别值得重视的是慢性非传染性疾病的预防。社区卫生服务的特点表明，全科医生可将所负责的家庭、人群的健康状况完全纳入自己的视野，自始至终地给予监测、管理和及时必要的服务，这是落实预防措施最关键的环节。

5．是实现"人人享有卫生保健"的基础　WHO 指出：21 世纪人人享有卫生保健的总目标是提高卫生的公平性，确保所有人群利用可持续的卫生系统和服务，使所有人获得更长的期望寿命和提高生活质量。因此，开展社区卫生服务，提高人民群众的生活质量，实现人人享有与社会经济发展相适应的保健服务是大势所趋。

6．是转变医学模式的最佳途径　从生物医学模式转变为生物-心理-社会医学模式，是全球医学发展的大趋势，全科医生深入社区和家庭，一言一行都脱离不了群众和患者的生理和心理、家庭和社会的各种信息。全科医生不仅需要学习生物医学知识，还必须学习心理学、行为科学、社会医学、公共关系学、卫生经济学、医学法学、预防医学、健康教育学、康复医学等知识和技能，与医学模式转变是一致的。

二、以社区为导向的基层医疗

以社区为导向的基层医疗（community oriented primary care，COPC）是全科医学的基本原则，它要求全科医师在医疗实践中，不仅提供针对个体的医疗服务，还提供兼顾患者家庭和社区群体的健康照顾，是一种将社区和个人的卫生保健结合在一起的系统性照顾策略，为全科医师开展整合个体和群体的健康照顾提供了有效的方法和模式。

（一）COPC 的定义

COPC 是指将以个体为对象、以治疗为目的的基层医疗与以社区为范围、重视预防和保健的社区医疗有机结合起来，同时解决个体医疗和社区保健的基层医疗模式。COPC 要求在基层医疗中充分重视社区、环境、行为等因素与个人健康的关系，把服务的范围由单一的临床治疗扩大到社区，以流行病学的观点提供完整的照顾。COPC 关注社区，通过社区诊断发现问题，分析社区内影响健康的因素，动员基层医疗和社区的力量，实施以社区为范围的健康目标。

COPC 是全科医师提供完整的社区健康照顾的重要手段。COPC 的实施需要团队合作、社区参与，体现了全科医学综合性、协调性等原则。全科医师应把提供以社区为导向的基层医疗作为自己的基本职责。这种服务把预防医学的观念、流行病学的方法与为个人及其家庭提供连续性、综合性和协调性服务的日常诊疗活动相结合，通过实施 COPC，主动服务于社区中的所有个人和家庭，从而维护整个社区的健康。

> 考点：COPC 的定义。

（二）COPC 的特征

COPC 是基层医疗的一种服务模式，是社区群体卫生保健与个体卫生保健的结合，其基本特征主要表现为：

1．将流行病学、社区医学的理论和方法与临床技能有机结合。
2．开展的项目是为社区全体居民健康负责。
3．通过社区诊断确定社区健康问题及其主要特征。
4．根据问题解决的优先原则，制订可行的解决方案。

5．充分发挥全科医师作为社区健康协调者的作用，充分动员社区资源参与 COPC 实施。

6．同时关心就医者和未就医者。

7．保证医疗保健服务的可及性和连续性。

（三）COPC 的基本要素

开展 COPC 一般需要具备 3 个基本要素。

1．一个基层医疗单位（如街道或乡镇卫生院）　该基层医疗单位应能够为社区居民提供具备可及性、综合性、协调性、连续性和负责性的健康照顾。

2．一个特定的社区或人群　可以是生活型社区或功能型社区，也可以是生活型社区或功能型社区人群中的特定人群。

3．一个确定及解决社区主要健康问题的实施过程　是指社区诊断计划和 COPC 的实施过程。

> 考点：COPC 的特征和基本要素。

（四）COPC 的实施过程

COPC 的实施过程是一个动态且周而复始的循环过程，从确定社区及目标人群到通过社区诊断明确社区特征和需要优先解决的卫生问题，再到卫生服务计划的制订与实施和效果评价，对于 COPC 实施本身来说是动态的过程，而对于社区健康照顾来讲，每一个 COPC 实施过程的终点也将是下一个 COPC 实施过程的起点。COPC 的指导思想就是通过不断更新的社区卫生服务计划来不断追求社区健康新的目标，促进社区人群健康水平的不断提高。其实施过程包括以下几个步骤（图 5-2）：

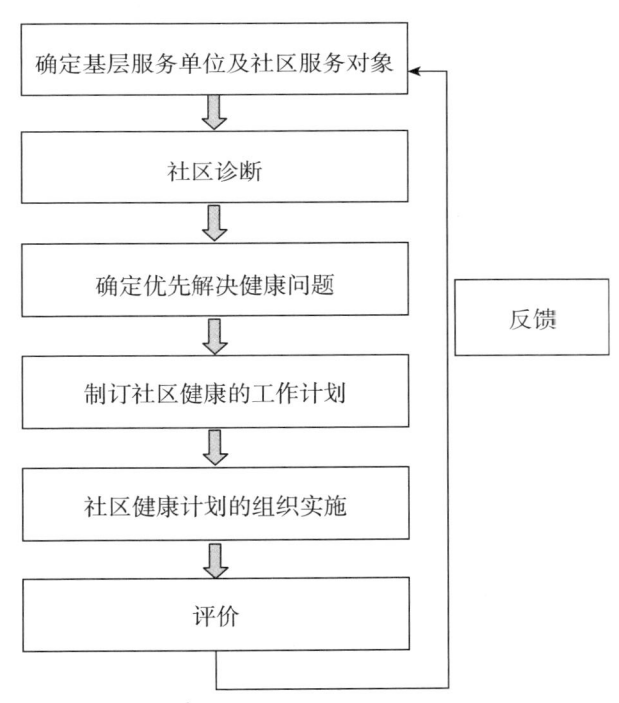

图 5-2　实施 COPC 的基本步骤

1．确定社区、社区人群以及基层医疗单位　实施 COPC 时，首先要确定社区的范围，如确定某个街道、居委会、乡、镇为一社区。在确定社区人群时，全科医生既要考虑整个人群，又要特别关注那些不常来看病的人群的情况。同时，还要确定一个主要负责的基层医疗单位，如确定由街道社区卫生服务中心作为负责实施COPC的基层医疗单位。

2．通过社区诊断，确定社区主要健康问题　确定人群后，全科医生要运用流行病学、卫生统计学的方法评价社区人群的健康问题和主要危险因素、卫生服务状况和可利用的卫生资源，确定社区主要的健康问题。社区健康状态的评价及主要健康问题的确定，除基层医疗单位和全科医生外，还需与流行病学专家、社会医学专家以及社区行政机构共同讨论研究。

例如，某城市社区有人口83 688人，男性、女性分别占50.9%和49.1%。人群前五位慢性病的患病顺位是：高血压、糖尿病、冠心病、慢性阻塞性肺疾病和骨关节病。社区人群的高血压患病率为16.4%，知晓率为49.6%，治疗率为56.9%，控制率为19.2%；糖尿病患病率为13.1%，知晓率为40.8%，治疗率为55.6%，控制率为21.2%。通过分析，认为影响该社区居民整体健康水平的主要因素是：居民对高血压、糖尿病知识的知晓率低，血压控制率低，血糖控制率低，糖尿病系统管理率低，同时发现居民不参加体育锻炼，口味偏咸。该社区的主要健康问题是：高血压和糖尿病。

3．确定需优先解决的健康问题　大多数社区不具备同时解决社区人群中所有健康问题的人力、物力及财力，所以必须集中有限的资源全面综合地解决某一个或者某几个主要的健康问题。同时，应考虑社区的客观需要和居民的需求及社区现有的和潜在的资源，并结合社区居民和相关部门的意见，确定解决问题的优先顺序。

在确定优先解决的健康问题时，应遵循以下5个原则：①普遍性，即所确定的要优先解决的健康问题在社区的人群中普遍存在，而不仅仅局限于某一区域或人群。通常以某种卫生问题发生频率的高低来表示，如疾病的发病率和患病率等。②严重性，即所确定的要优先解决的健康问题对社区内居民的健康状况影响很大，所造成的后果较为严重，如慢性病所致的生活自理能力丧失、生活质量下降、家庭负担过重等。③紧迫性，即所确定的要优先解决的健康问题已经引起了政府的强烈关注，国家出台了相应的政策，要求必须在近期内解决，如对儿童进行脊髓灰质炎疫苗的强化免疫。④可干预性，即所确定的要优先解决的健康问题能够通过某些特定的措施或活动加以解决或改善，如改变不良生活行为习惯可以降低高血压的发生率。⑤效益性，即在相对固定的资源条件下，解决该健康问题所取得的社会效益与经济效益均最佳，即具有较高的成本效益，如给新生儿接种乙肝疫苗可预防乙型肝炎的发生，降低乙型肝炎的发病率。这一干预措施被公认为具有较高的成本效益。

4．制订社区干预计划　确定优先解决的问题后，应制订社区干预的计划，计划包括确定目的和目标，以及实现目标的策略和方法，即应明确要做什么，何时做，怎样做及由谁来做。应结合社区居民和社区管理机构的意见制订计划方案，以便取得支持，保证计划的落实。计划要尽可能详细，一般分为四步：工作准备、布置任务、实施和评价。

5．计划实施　COPC的实施以基层医疗单位为主，并动员社区各种资源，如慢性病防治机构、健康教育机构、居委会、工会、学校等。政府、其他社会团体的参与尤为重要，COPC的实施要积极争取行政部门的支持。COPC项目的负责人应有较强的社会工作能力，一般由基层的单位负责人和社区管理机构的领导共同承担。

计划实施过程中应注意：实施之前应进行广泛的群众宣传，以调动全体居民的积极性，主动配合COPC的实施。实施的过程要重点加强监控，监控的目的是提高干预的质量，必须在实施前建立质量监控的技术和评价方法，计划实施后要及时追踪计划实施情况，评价实施效果，及时调整实施方案。

6．计划评价　这是指根据预先确定的目标，对整个项目各项活动的发展和实施、适合程度、效率和效益等进行分析比较，判断目标是否达到以及达到的程度，为方案制订者提供有价值的反馈信息，以改进和调整方案的实施。COPC项目的评价是实施COPC的最后一步，是整个计划的一个重要组成部分，评价必须要针对整个人群，评价应包括计划实施后的正面和负

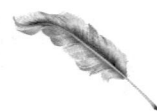

面影响。

评价包括过程评价和效果评价。过程评价贯穿于项目的每个阶段，其目的是通过监测和评价各阶段活动的进展情况，干预活动的效果，进行信息反馈，这对于及时了解项目的实施进展，调整不符合实际的计划，保证项目的成功非常重要。效果评价主要评价计划是否达到干预的目的，包括近期影响评价和远期效果评价。近期影响评价的目的是确定项目实施后的直接效果，如居民行为的改善或政策的变化；远期效果评价的目的是评价项目实施后对最终目的或结果的作用，即项目执行的长期效果，如患病率或健康状况的改变，人们的生命质量是否得到改进等。对社区健康项目来说，主要强调过程评价和近期影响评价。

（五）COPC 的实施阶段

从单纯的基层医疗服务发展到 COPC 模式，有一个发展的过程，尤其需要医师和社区转变观念，更新知识和服务技能。根据 COPC 实施的情况，一般把 COPC 分为 5 个发展阶段或等级。

0 级：未开展 COPC，无社区的概念，不了解所在社区的健康问题，只对就医的患者提供非连续性的照顾。

1 级：对所在社区的健康统计资料有所了解，缺乏社区内个人健康问题的资料，根据医师个人的主观印象确定健康问题的优先顺序及解决方案。

2 级：对所在社区的健康问题有进一步的了解，有间接调查得到的社区健康问题资料，具备制订计划和评价的能力。

3 级：通过社区调查或建立的健康档案资料，能掌握社区 90% 以上居民的个人健康状况，针对社区内的健康问题采取对策，但缺乏有效的预防策略。

4 级：社区每位居民均能建立个人健康档案，掌握个人的健康问题，建立家庭和社区健康档案，采取有效的预防保健和疾病治疗措施，建立社区内健康问题资料的收集渠道和评价系统，具备解决社区健康问题的能力和协调管理社区资源的能力。

0 级是 COPC 的原始阶段，4 级是 COPC 实施的理想阶段，也是 COPC 的目标。目前我国大部分医疗单位处于 0 级或 1 级阶段。

> 考点：COPC 的实施阶段。

（六）实施 COPC 的注意事项

1．COPC 的实施必须得到社区组织的广泛支持，社区参与是 COPC 实施的基础，COPC 应将提高社区参与能力作为重点，注重社区各种资源的协调和利用。

2．COPC 的实施需要全科医生具备全科医学的知识、技能，具备一定的社会工作能力，充分发挥团队合作精神，稳步推进 COPC 的实施。

3．COPC 的实施应在了解社区居民健康状况的基础上进行。

4．COPC 的实施过程中，应加强过程评价，了解进展情况和效果，进行信息反馈，调整计划，达到预期的效果。

（七）COPC 的实施条件

国外多年开展 COPC 的经验证实，COPC 的实施应具备保证实施过程顺利进行的各种条件，如：

1．来自政府、基金会或个人的资金支持。

2．有一定的学术力量支持。

3．知识结构合理，能够开展 COPC 的社区医疗服务团队。

4．基层医生（或全科医生）有积极开展 COPC 的意愿，并有足够的时间保证。

三、社区卫生服务与COPC

社区卫生服务是以解决社区主要卫生问题、满足基本卫生服务需求为目的的基层卫生服务。COPC把预防医学的观念、流行病学的方法与为个人及其家庭提供连续性、综合性、协调性服务的日常诊疗活动进行了有机结合，是基层医疗的一种模式，是传统公共卫生与临床医学实践的结合，为社区卫生服务提供了一种新型的服务模式和发展思路。通过实施COPC，使医生的服务由个人扩大到家庭乃至整个社区，主动服务于社区中的所有个人及家庭，从而维护和促进整个社区的健康。

自测题

1. 全科医学综合性照顾服务内容主要体现在
   A．重视人胜于重视疾病
   B．包括医疗、预防、保健、康复和健康促进
   C．协调动员各类资源
   D．查询家庭问题，了解病因及恶化因素
   E．患者所有的健康问题都由全科医生处理

2. 全科医学"连续性服务"体现在下列哪项
   A．全科医生对社区中所有人的生老病死负有全部责任
   B．全科医生在患者生病的过程中均陪伴在患者床边
   C．患者的所有健康问题都要由全科医生亲手处理
   D．全科医生对人生各阶段以及从健康到疾病的各阶段都负有健康管理责任
   E．服务内容包括医疗、预防、康复和健康促进

3. 下列哪项是社区诊断的重点
   A．明确社区内最难解决的健康问题
   B．了解社区可利用的资源
   C．确定社区内需优先解决的卫生问题
   D．了解社区解决卫生问题的能力
   E．确定健康问题产生的原因

4. 全科医生所从事的社区健康工作，首要任务是
   A．找出社区卫生问题
   B．设定工作目标
   C．制订社区工作计划
   D．运用社区卫生资源
   E．培训工作人员

5. 下列关于"以社区为导向的基层医疗"的描述，正确的是
   A．是社区医学和专科医学在社区实践中的优化组合
   B．其英文全称缩写是"COPC"
   C．是通过在社区诊所的服务来了解人群健康问题的来龙去脉
   D．其服务对象是社区的病人或求助者
   E．其实施阶段共可分为"1～4"4个阶段

6. 下列描述关于COPC的基本要素不正确的是
   A．一个基层医疗单位（社区范围）
   B．一个特定的人群
   C．一套成熟的管理模式
   D．可以是一个生活型社区
   E．一个确定和解决社区主要健康问题的实施过程

（孟　松）

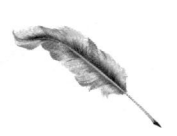

第六章 以预防为导向的健康服务

第六章数字资源

学习目标

通过本章内容的学习，学生应能够：
1. 说出三级预防策略的内涵，临床预防的概念、特点，全科医生的预防优势。
2. 学会临床预防的常用方法。
3. 掌握健康教育与健康促进的概念；熟悉健康教育的计划、实施与评价。

新时期我国的卫生工作方针是"以基层为重点，以改革创新为动力，预防为主，中西医并重，将健康融入所有政策，人民共建共享"。当前，影响人群健康的疾病主要是慢性非传染性疾病，这类疾病大多无法完全治愈，但通过积极的预防可降低人群患病危险，减少发病，以最少的医疗卫生投入获取最大的健康效益；传染性疾病的防治同样重要，如艾滋病、禽流感、手足口病、冠状病毒性肺炎等等新发的传染性疾病不断造成威胁，唯有"以预防为先导"才能最大限度地控制疾病流行，降低疾病危害。全科医生立足基层，面向群众，是落实"预防为主"方针，促进健康共建共享的重要力量。"以预防为导向的健康照顾"更是全科医学的基本原则之一。全科医生在其服务过程中，除了诊疗服务，还应积极做好预防服务，将其服务对象定位于社区中的全体人群，包括患者、高危人群和健康人群。

第一节 全科医生的预防医学优势

一、三级预防策略

古人云："上医治未病之病，中医治欲病之病，下医治已病之病。"好的医生，应在疾病自然史的每一个阶段，采取必要措施来防止疾病的发生或延缓疾病的恶化。现代预防医学倡导在疾病自然史中"未病、欲病（临床前期）、已病（临床期和临床后期）"的不同阶段都要采取积极的预防措施，称为三级预防策略，具体概括为：

1. **一级预防（primary prevention）** 又称病因预防，是在疾病或伤害发生前针对各种危险因素而采取的预防措施，即无病先防。一级预防的目的是控制或消除疾病的危险因素以防止疾病的发生，提高人群的健康水平。

针对引发疾病的物质环境、心理因素和社会因素，采取综合性的社会卫生措施，包括针对一般人群的健康促进和针对高危人群的健康保护等措施。前者是通过创造或维护良好的生产、生活环境，使人群增强健康意识，避免或减少危险因素的暴露，从而促进健康，其具体措施包括健康教育、自我保健、环境保护、优生优育、卫生监督等。后者是对暴露于危险因素的高危

易感人群实行特殊保护，以避免疾病的发生，其具体措施有职业防护、劳动保护、戒烟限酒、预防接种等。在三级预防中，病因预防是最积极的预防。

2．二级预防（secondary prevention） 亦称为临床前期预防，是在疾病自然史中的临床前期（亚临床期）通过实施阻止或延缓疾病发展的积极措施，来阻止疾病进入临床阶段，减轻疾病的严重程度，防止并发症的发生，即有病早治。二级预防措施的原则是"三早"，即在临床早期做到早发现、早诊断和早治疗，故又称"三早"预防。目前许多慢性病病因不明者居多，且往往是多因素协同作用，完全做到一级预防是不太可能的。但由于它们发生和发展的时间较长，做到早发现、早诊断，并加以早期治疗是完全可行的。

早期发现的措施包括：由社区卫生服务机构和全科医生承担的慢性病筛查、周期性健康体检、高危人群检查和社区专科门诊等；也可以通过社区和全科医生的健康教育和辅导，由居民进行日常性的自我检查，如血压自测、乳房自查等。

3．三级预防（tertiary prevention） 是在疾病的"临床期"及"临床后期"采取的措施，即对已出现疾病的患者，予以治疗、康复乃至终末期照顾，其目的是防止伤残和促进功能恢复，提高生命质量，延长寿命，降低病死率。常用的措施包括积极有效的临床治疗、疾病康复和各种训练等。

三级预防一般由住院治疗（对症治疗）和社区家庭康复（康复治疗）两个阶段组成。住院治疗的目的在于积极治疗、防止病情恶化，减少并发症，防止伤残，争取病而不残。近年来，由医务人员在临床场所实施的临床预防已成为医学发展的一大趋势。康复阶段是在病情控制后，在社区或家庭进一步进行康复治疗和训练，促使患者躯体、功能、心理进一步康复，争取残而不废。

近来，有学者根据疾病发生、发展的自然过程，将预防医学的任务分为6个层次：①健康促进，即非特异性预防，主要是针对危险因素通过健康教育改变人们的不良行为和不健康的生活方式，最终达到理想的健康状态；②特异性防护，针对特异性致病因子，采取相应的预防措施，达到防止疾病的发生、维护个人及群体健康的目的；③早期诊断、及时治疗；④限制残疾；⑤康复；⑥临终患者的照顾。

三级预防涉及预防、医疗、康复、心理、行为、社会等多个领域，需要多学科协同完成。其中，全科医生工作中应树立预防医学观念，积极主动参与承担三级预防措施，主要承担患者的健康教育和咨询、病例发现、筛检和周期性健康检查，以及生命质量评价和改善等临床预防工作。

> 考点：三级预防策略的内涵。

二、全科医生的预防医学优势

"以预防为导向的健康照顾"是全科医学的基本原则之一，全科医生面向社区，具备将临床医学实践与预防医学服务有机结合的优势，是立足基层落实一级、二级预防的最佳吹哨人，是开展临床预防服务的最佳承担者，主要表现在：

1．全科医生立足于社区，与社区居民接触密切，既增加了社区居民就医的机会，也增加了全科医生向社区居民提供预防服务的机会，因此，便于实施临床预防服务。

2．全科医生所接受的教育和训练，使得他们既掌握了临床知识和技能，又掌握了预防保健知识和技能，预防观念的加强为提供有针对性的预防性服务和"防、治、保、康"一体化的全方位服务打下了良好的基础。

3．由于全科医生向社区居民及其家庭提供的是一种连续性照顾，这种照顾有利于全科医

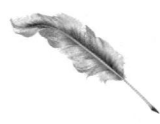

生与居民建立一种朋友式的、彼此信赖的医患关系。因此，全科医生比临床专科医师更能熟悉并掌握居民个人、家庭、社区的完整背景，观察到疾病的全过程，便于为个人和家庭制订有针对性的预防保健计划，对患者及其家庭开展深入细致的健康教育，胜任全方位、立体化的预防保健服务。

4．全科医生在其服务过程中会接触到处于疾病或健康问题不同阶段的人而不仅仅只是患者，因此，全科医生有条件同时为患者和社区居民提供一、二、三级预防服务。

5．全科医生有较强的社会工作能力和医疗资源协调能力，能充分利用社区内外各种资源，提供包括公共卫生和临床预防在内的协调性服务。这一特点也有利于预防工作的开展。

三、全科医生的预防医学理念

全科医生要贯彻"以预防为导向"这一基本原则，在全科医疗实践中体现出"预防"的特点和态度，这就要求全科医生必须具备一定的预防医学理念，包括：

1．把预防医学服务看成是日常全科医学实践的重要组成部分。对于任何患者，全科医生除了处理现患疾病外，还应主动为其进行必要的健康及危险因素评价，提供有针对性的周期性健康检查计划，给予个性化的危险因素干预措施。

2．把与服务对象及其家庭的每一次接触都看成提供预防医学服务的机会。

3．采用以预防医学为导向的病史记录和健康档案，这是全科医生为个人、家庭和社区提供以预防为导向的健康照顾的必要工具。一般包括4个部分：①针对就诊者及其现患疾病，处理措施中包含疾病预防的内容；②根据就诊者的年龄、性别、职业、健康危险因素等量身定制周期性健康检查计划；③根据家庭的基本情况、生活周期、资源及功能状况等，为家庭提供健康维护服务；④充分理解并主动、有效使用针对人群疾病预防和健康促进的社区健康档案。

4．全科医生在为个人及其家庭提供服务时，若发现某问题在社区中广泛存在或某种疾病在社区中有流行倾向，在进行社区诊断的基础上，应利用社区内外的各种资源，大力开展社区预防，主动维护和促进社区居民的健康。

5．提供连续性、综合性、协调性、个体化的临床预防服务。

6．主动把全科医学服务实践的目标定位为提高社区全体居民的健康水平。

第二节 全科医生的临床预防服务

一、临床预防的概念及其开展的意义

（一）临床预防的概念

临床预防是预防医学的重要组成部分。临床预防又称个体预防，是指临床医生在临床场所（包括社区卫生服务场所）通过对患者、健康人和无症状者的危险因素进行评价，然后实施个性化的干预措施来预防疾病和促进健康的预防性服务，常常是第一级和第二级预防的结合。

对于因不同原因前来就诊的患者，全科医生都应主动地评估其健康危险因素，积极加以处理，将临床预防服务作为日常诊疗工作的重要内容。

临床预防医学的概念最早是1976年加拿大卫生福利部提出的，当时评估了78种疾病临床预防方法的有效性，并对临床应用提出建议。1984年，美国预防服务专家组编辑出版《临床预防服务指南》，对60种疾病的169种预防措施进行了系统论述，主要涵盖筛检、健康教育、免疫和化学预防等。最新版本的《2010—2011 USPSTF 美国临床预防服务指南》，于2012年3月8日由美国预防医学工作组发布，共有67种临床预防服务的建议。

在实践过程中,临床预防与传统预防医学的目标是一致的,即预防疾病、维护和增进人类健康。但两者强调的侧重点和提供服务的场所有所不同。临床预防具有公共卫生服务的理念,但是更多使用临床医学的方法,相比之下服务的对象更显个体化。与临床医学相比,临床预防更积极地关注疾病的预防,而不是消极地应付疾病的治疗;临床预防对有病或无病者均提供预防照顾,而临床医学一般仅服务于患者。概括起来讲,临床预防具有以下特点:

1. 以临床医生为主体。
2. 在诊疗过程中提供机会性预防。
3. 防治结合。
4. 所提供的预防性服务措施是综合性的。
5. 以慢性病为主的预防。
6. 强调个体预防与群体预防相结合。

> 考点:临床预防服务的概念、特点。

(二)开展临床预防服务的意义

在我国,全科医生开展临床预防医学服务的重要意义主要是贯彻落实国家卫生工作"预防为主"的方针,降低疾病的发病率和死亡率,有效预防、控制疾病慢性化过程,促进临床医生加强预防意识,有利于社区卫生服务的科学开展,还可以带来良好的成本效果、成本效益,减轻家庭和社会经济负担,延长人群寿命。此外,全科医生具有开展临床预防医学服务的优势,是执行临床预防医学服务措施的最佳人选。我国当前的医疗卫生体系中县级以下基层医疗卫生机构,大多同时承担临床诊疗服务和预防医学服务,但重临床、轻预防的现象客观存在,临床医生和预防保健从业人员业务相互独立的情况比较普遍。基层临床医生应向全科医生转变,建立全科医学思维,树立大预防观念,开展临床预防医学服务,将有助于促进临床与预防融合互补,强化基层公共卫生和预防医学服务效益。

二、常用的临床预防服务基本方法

常用的临床预防服务基本方法包括患者教育、筛检、免疫接种、化学预防、机会性就诊等。

(一)患者教育

1. 患者教育的概念　患者教育(patient education)是健康教育的一种具体形式,是一种有计划的教育介入,其对象包括患病者、高危人群和健康人群。但全科医生在其日常诊疗实践中更多的是对具有某种健康问题的患者个体进行的有针对性的教育,这种健康教育的方式即为患者教育。其目的是为服务对象提供健康信息,促使其采取有益于健康的行为,去除不良生活方式和行为,增强遵医行为,预防疾病,促进健康。患者教育包括针对健康人群和高危人群的一般性健康教育及针对患者的个体化教育两个层次。

2. 患者教育的目的

(1)了解患者的需求,改善医患关系,增强患者的遵医行为。

(2)改变患者错误的疾病因果观和不良的健康信念模式,促使其正确地认识和评价自身的健康问题,了解自身健康问题的性质及其发生、发展的规律,学会适当地利用医疗服务。

(3)了解控制自身疾病的有效方法,掌握药物治疗的要领,熟悉有关疾病预防、保健和康复的措施。

(4)改变不良行为,采取有利于自身健康的行为和生活方式,并为自己的健康负责。

(5)尊重患者的知情同意权,发挥患者及其家庭的主观能动性,减少医疗纠纷,提高服务质量。

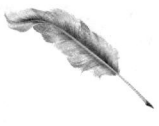

(6) 促进合理利用卫生资源，降低医疗费用，提高服务效果和效益。

3．患者教育的步骤

(1) 了解患者及其背景，确定教育策略。包括：患者的年龄和性别、文化程度和职业、疾病因果观和健康信念模式、需要和期望，疾病的性质和类型等。

(2) 了解患者是否存在不良的行为问题，确定教育的重点。患者的行为问题通常有以下几个方面：①对自身的健康问题缺乏了解，表现为焦虑，不适当地利用医疗资源；②对医嘱缺乏了解，不适当地执行医嘱；③对医生隐瞒病因或病情，使医生无法做出正确的诊断或判断；④对医生缺乏信任，在治疗过程中有抵触情绪和不合作行为；⑤存在不良行为方式和生活习惯，对其危害性认识不足。

(3) 了解患者产生不良行为的原因，确定教育的具体措施。患者产生不良行为的原因可能是：①缺乏知识或认知能力；②缺乏相应的技能；③存在不良的信念、态度、情绪；④存在不良的社会、环境因素。针对以上原因可分别采取以下措施：①传播有关知识，用通俗易懂的方法提高患者的认识；②提供技能训练的机会，进行技能培训；③通过沟通、交流，改变患者的信念、态度，改善患者的情绪；④调整或改善社会、环境因素。

(4) 确定教育的内容、方法和计划。

(5) 实施教育计划。

(6) 评价行为改变的程度，及时给予患者鼓励，坚定其信心。

4．患者教育的内容

(1) 疾病的性质及其发生、发展规律。

(2) 疾病因果观和健康信念模式。

(3) 疾病的预防、治疗、保健、康复的相关信息。

(4) 药物治疗的有关知识。

(5) 各种健康危险因素的作用及控制。

(6) 患者的责任和义务、就医行为及遵医行为。

(7) 各种资源的合理利用。

(8) 社会、伦理学问题。

5．患者教育的方法

(1) 与患者直接会谈和交流。

(2) 开展讲座。

(3) 向患者发放相关资料、图片或录像。

(4) 向患者展示相关实物或样本。

(5) 开展小组讨论，组织患者家属和有相同经历或有类似问题的人参与讨论。

(6) 医院环境布置，利用板报、宣传画、横幅等营造健康教育氛围。

➤ 考点：患者教育的概念、目的与方法。

(二) 筛检

1．筛检的概念　筛检（screening）是应用快速、简便的检验、检查或其他手段，对未识别的疾病或缺陷做出推断性鉴定，从表面看似健康者中发现某病的可疑患者或缺陷者。筛检试验不是诊断，对筛检阳性者需做进一步的检查。筛检的目的在于早发现，以便于早诊断和早治疗，对于及时控制疾病的发展、降低治疗费用、合理利用卫生资源非常重要。作为全科医师，早发现和早诊断疾病是必须掌握的基本原则。

2．筛检的原则　不是所有疾病或健康问题都适用于筛检的方法，提供筛检服务时应考虑

以下基本原则：

(1) 所要筛检的疾病或健康问题应是当地目前重大的公共卫生问题。

(2) 所要筛检的疾病或健康问题应有有效的治疗方法。

(3) 对所要筛检疾病的自然史了解较清楚。

(4) 筛检方法应具有良好的灵敏度和特异度。

(5) 筛检技术简便易行、安全，群众易于接受。

(6) 费用低廉或可接受。

3．筛检的实施途径

(1) 定期健康检查（periodical health examination）：早在18世纪，欧洲一些国家就有定期进行健康检查的观念。在我国，许多企事业单位也通过定期体格检查的方法为单位职工进行健康检查，一般是每1～2年1次。这种健康检查使用的是相同格式和内容的体检表，缺乏个性化的项目，针对性差，易造成资源浪费。另外，人群的覆盖面小，难以普及到广大居民，同时，医生对体检对象的整体健康状况缺乏了解，因而效果和效益都不高。20世纪70年代末，北美一些国家对定期健康检查的必要性、可行性、方法、手段及检查项目进行了系统的研究和讨论，提出了周期性健康检查的概念，得到医学界的广泛认可。

(2) 周期性健康检查（periodic health examination）

1) 概念：周期性健康检查是运用格式化的健康筛检表格，由医生根据就诊者的年龄、性别、职业等健康危险因素，有针对性地为个人设计的健康检查计划。这种检查与传统的健康体检相比，更具科学性、系统性和针对性，效果更好，效益更高，是社区医生实施一、二级预防的有用工具。该措施以无症状的个体为对象，目的在于早期发现病患的危险因素，从而能够早期进行防治。

2) 周期性健康检查的优点：①利用服务对象到医院就诊或医生家访时实施，经济、方便，可节省医疗费用；②针对个人具体的情况而设计健康检查计划，具有较高的针对性，有利于早期发现疾患或问题，效果好；③所针对的疾病或问题、采取的措施和方法、确定的检查项目和时间间隔都预先经过流行病学研究，具有较高的科学性和社会效益。

3) 设计周期性健康检查项目的原则：①所检查的疾病或健康问题必须是社区的重大卫生问题；②接受检查者应属于该健康问题的高危人群；③所检查的疾病或健康问题应有有效的治疗方法，目前尚无有效治疗方法的疾病不宜作为周期性健康检查的项目；④该病有较长的潜伏期；⑤该病在无症状期接受治疗比症状出现后开始治疗有更好的疗效；⑥采用的检测方法简便易行，居民易于接受；⑦检测方法要兼顾特异性和灵敏性；⑧符合成本效益，应充分考虑社区卫生经费的开支情况；⑨根据患者的实际情况和相应的临床指南确定检查的时间间隔。

> 考点：筛检的基本原则；定期健康检查和周期性健康检查的区别；周期性检查项目设计原则。

（三）免疫接种

免疫接种（immunization）是指用特异性抗原或抗体使机体获得对疾病的特殊性免疫力。免疫接种是公认的最有效、最可行、特异性的一级预防措施，具有有效、经济、方便的优点。免疫接种分为计划性接种和应急性接种。前者又称计划免疫，后者是在疾病有向人群传播流行威胁时所进行的接种，可选择最易感人群作为接种对象。

1．计划免疫　计划免疫（planning immunization）是根据传染病的疫情监测结果和人群免疫水平的分析，按照科学的免疫程序有计划地使用疫苗对特定人群进行免疫接种，从而达到控制和消灭传染病的目的。

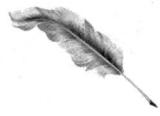

计划免疫工作是当前我国卫生防疫工作的主要组成部分。其主要内容是按照免疫程序，对 7 周岁以下儿童有计划地进行卡介苗、脊髓灰质炎减毒活疫苗、百白破三联混合制剂（diphtheria-pertussis-tetanus，DPT）、麻疹疫苗和乙肝疫苗的基础免疫及加强免疫接种，从而达到防治结核、脊髓灰质炎、百日咳、白喉、破伤风、麻疹及乙型肝炎等疾病的目的，即"五苗防七病"。

以下是国家卫健委颁布的儿童免疫程序（表 6-1）。

表 6-1　国家卫健委颁布的儿童免疫程序

月龄	接种疫苗
出生后 24 小时内	乙肝疫苗（第 1 次）、卡介苗（初免）
1 月龄	乙肝疫苗（第 2 次）
2 月龄	百白破混合制剂、脊髓灰质炎疫苗（第 1 次）
3～4 月龄	百白破混合制剂、脊髓灰质炎疫苗（第 2 次）
4～5 月龄	百白破混合制剂、脊髓灰质炎疫苗（第 3 次）
6 月龄	乙肝疫苗（第 3 次）
8 月龄	麻疹减毒活疫苗（第 1 次）
18～24 月龄	麻疹减毒活疫苗（第 2 次）或麻腮风疫苗
2 周岁	百白破混合制剂加强 1 次
4 周岁	脊髓灰质炎疫苗加强 1 次、卡介苗复种 1 次
7 周岁	精制白喉类毒素、破伤风类毒素 1 次
12 周岁	卡介苗第 2 次复种（农村）

合适的接种剂量不但直接影响免疫反应，还影响免疫效果。以下是我国计划免疫正确的接种剂量和部位（表 6-2）。

表 6-2　我国计划免疫正确的接种剂量和部位

疫苗	剂量	接种部位和途径
卡介苗	0.1 ml	上臂三角肌中部皮内注射
麻疹疫苗	0.2 ml	上臂三角肌下缘皮下注射
百白破	0.5 ml	上臂三角肌或臀部外上 1/4 处肌注
脊灰疫苗	1 粒（液体疫苗为 2 滴 / 人份）	口服
乙肝疫苗	1.0 ml	上臂三角肌肌注
白破二联	0.5 ml	上臂三角肌肌注
破伤风类毒素	0.5 ml	上臂三角肌肌注

因接种疫苗可能出现不良后果，WHO 规定下列情况为常规免疫禁忌证：

（1）免疫异常者：免疫缺陷、恶性疾病（如恶性肿瘤、白血病、淋巴瘤等）以及应用皮质类固醇、烷化剂、抗代谢药物、放射治疗而免疫功能被抑制者，不能使用活疫苗；活疫苗不应用于孕妇。HIV 阳性者可接种活病毒疫苗，如麻疹活疫苗，因为儿童患麻疹的危险性高于疫苗

所致的危险。有症状的 HIV 感染者不应接种卡介苗。

（2）既往接种疫苗有严重不良反应需要连续接种的疫苗（如 DPT），如果前 1 次接种后出现严重反应，如过敏反应、虚脱、休克、脑炎或出现惊厥等，则不应继续接种。

（3）神经系统疾病患儿：对有进行性神经系统疾患的病儿，如未控制的癫痫病、婴儿痉挛和进行性脑病，不应接种含有百日咳的疫苗。

（4）急性疾病：接种时接种对象正患有发热或明显全身不适的急性疾病者，应推迟接种。

2．非计划免疫　非计划免疫疫苗是指由公民自费并且自愿受种的其他疫苗。下面介绍我国目前常用的非计划免疫疫苗的免疫程序和预防作用。

（1）麻腮风疫苗：接种时间是 1.5～2 周岁注射 1 针，基础免疫后 4 年加强 1 针。用于预防麻疹、风疹、腮腺炎。

（2）水痘疫苗：接种时间是 1 周岁时注射 1 针（另 1～12 岁 1 针次，13 岁以上 2 针次，间隔 6～10 周）。用于预防水痘。

（3）流行性感冒疫苗：接种时间在 1～3 周岁每年注射 2 针，间隔 1 个月。3 周岁以上每年接种 1 次即可。用于预防流行性感冒。

（4）A 群流脑疫苗：免疫接种年龄 6～18 月龄，注射 2 针次，间隔 3 个月，3、6、9 岁各加强 1 针。用于预防 A 群流脑引起的脑脊髓膜炎。

（5）甲肝减毒活疫苗或甲肝灭活疫苗：非冻干疫苗接种时间为 2 岁时注射 1 针，基础免疫后 4 年加强 1 针。灭活疫苗接种时间 2～16 岁接种 2 针，间隔 6 个月，16 岁以上接种 1 针。用于预防甲型肝炎。

（6）乙肝高效免疫球蛋白：尤其是母亲乙肝表面抗原阳性的新生儿应与乙肝疫苗一道在出生 24 小时内尽早接种乙肝高效免疫球蛋白。

（7）人用狂犬病纯化疫苗：暴露前人群，常年接种，基础免疫注射 3 针（0 天、7 天、28 天），每次 1.0 ml，此后 1 年加强 1 针（1.0 ml）；暴露后人群，应急接种，按照疫苗说明书要求进行接种。

（8）B 型流感嗜血杆菌疫苗：接种时间是 2、4、6 月龄各注射 1 次，12 月龄以上接种 1 针即可。用于预防 B 型流感嗜血杆菌引起的肺炎脑膜炎。

目前，我国人群的免疫接种服务一般由公共卫生专业人员提供，但全科医生应负有检查、提醒患者及家属的责任。

（四）化学预防

1．概念　化学预防（chemoprevention）是指对无症状的人使用药物、营养素（包括无机盐）、生物制剂或其他天然物质作为一、二级预防为主的措施，提高人群抵抗疾病的能力，以防治某些疾病。对有既往病史的人使用预防性化学物质预防疾病复发，也属于化学预防。如给孕妇补充叶酸以降低神经管畸形婴儿出生的危险；给青少年、孕妇补充含铁物质以降低缺铁性贫血的发病率；给 OT 试验阳性但无临床症状者抗结核药物以预防结核病，均属于化学预防。

2．常用的化学预防

（1）叶酸：用于先天性心脏病和神经管畸形的化学预防。叶酸是一种水溶性 B 族维生素，经叶酸还原酶及二氢叶酸还原酶的作用形成四氢叶酸，参与体内很多重要反应及核酸和氨基酸的合成，而核酸的合成又是细胞增殖、组织生长和机体发育的物质基础；妊娠初期增补叶酸可减少先心病和先心病伴心外畸形的发生。

（2）阿司匹林：用于预防心脏病、脑卒中。小剂量的阿司匹林主要抑制血小板中环氧化酶 21（COX_{21}）和减少血栓素 A_2（TXA_2）的生成，用于预防心脑血管疾病和短暂性缺血，如脑血栓、冠心病、心肌梗死、偏头痛、人工心脏瓣膜或其他手术后的血栓闭塞性脉管炎等。阿司匹林作为化学预防药物，其主要副作用是引起出血性疾病，据此，也应正确地评估其禁忌证后

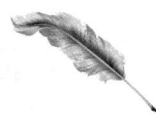

再决定用量，使用后应注意随访和监测。

（3）雌激素：用于绝经后妇女预防骨质疏松症和冠心病。骨质疏松症是造成老年人骨折的主要原因。对于绝经期后妇女单独使用雌激素，或雌激素联合孕激素使用的替代疗法，可以有效地提高骨质无机盐的含量，降低骨质疏松性骨折的患病率和缺血性心脏病的患病率。但有乳腺癌病史者禁用该法。子宫内膜癌、未明确诊断的异常阴道流血和活动性血栓性静脉炎也被认为是相对禁忌证。

（4）异烟肼：用于结核的预防。预防化疗的主要对象：①有与活动性肺结核、结核菌素试验阳性肺结核患者密切接触的儿童及青少年。②儿童及青少年结核菌素反应新阳转者。③成年人结核菌素强阳性反应，有下述情况者：伴有X线肺部病灶，结核病可能性较大；X线提示有非活动性结核病变；同时患有结核病相关疾病，如糖尿病、硅肺病、肿瘤或长期服用肾上腺皮质激素和免疫抑制剂；艾滋病毒感染合并结核菌感染。

（五）机会性就诊

机会性就诊，又称病例发现（case finding）、机会性筛检（opportunistic screening），是对就诊患者或陪同就诊的家人实施的一种预防性检查或测试，目的是发现患者就诊原因以外的其他疾病或健康问题。如为感冒的老年患者测量血压以检测其是否患有高血压病，为因咳嗽、咳痰就诊的中年女性患者做宫颈涂片以检测是否有宫颈问题等。病例发现是临床医生在门诊中易于执行的早期诊断措施，对疾病的预防可以起到事半功倍的效果，在全科医疗中应予以鼓励和推崇。

> 考点：化学性预防的常用方法；机会性就诊的定义。

第三节　健康教育与健康促进

一、健康教育与健康促进概述

（一）健康教育

1. 概念　健康教育是指通过信息传播和行为干预，帮助个人和群体掌握卫生保健知识，树立健康观念，自愿采纳有利于健康的行为和生活方式的教育活动。

2. 策略　健康教育的基本策略是信息传播、行为干预和社区组织，它是一个从设计、实施到评价的完整工作过程。

信息传播是指通过各种传播渠道和技术媒介传递健康信息、普及卫生保健知识、提高人们健康意识、引导人们采纳健康行为的活动。根据传播项目中所强调的传播主题，在受众研究的基础上形成核心信息，核心信息是传播干预的行为焦点，是设计健康信息和传播材料的基础。如围绕"安全注射"这一传播主题，便可形成"儿童除了打疫苗，减少注射最安全""能吃药就不打针，能打针就不输液""安全注射要做到：一人一管一针头一销毁""不安全注射可以传播乙肝、艾滋病"等核心信息。信息传播形式包括语言传播（如演讲、咨询、专题讲座、授课）、文字传播（如标语、传单、小册子、课本、板报、科普读物、报刊、广告等）、形象传播（如美术、标本和模型、文艺、展览等）、电子媒介传播（如幻灯、广播、录音、电影、电视等）。当前，社区健康教育常用的方式包括利用专题讲座，开展集中针对性教育，借用微信、微博等网络交流渠道，进行线上线下健康教育。

行为干预是指通过行为指导和技能训练等，帮助、促使受教育者实现特定行为改变的活动，常用的行为干预的方式，如模拟、示范、案例研究、实际操作、个别指导、小组讨论、询

问式学习以及各类以学习技能为主的培训等。此外，一些行为矫正技术，如脱敏法、冲击法、强化法等是行为干预的特殊而有效的形式。

3．原则　健康教育实施过程中应遵循以下原则：

（1）思想性：健康教育内容应符合党和政府的路线、方针、政策，有利于社会主义物质文明和精神文明建设。要以我国的卫生工作方针、卫生法规为依据，开展不同人群、不同种类疾病的健康教育活动。

（2）科学性：健康教育所传播的内容必须有科学依据、实事求是，切忌主观、片面、哗众取宠。应采取正面教育方法，不搞恐吓、强行命令。

（3）针对性：健康教育应根据受教育人群的不同背景，如经济地位、文化地位、心理状态、需求特征等，选取不同内容、形式和方法，以取得良好的实际效益。

（4）群众性：健康教育的对象是各种不同的人群，因此，必须有广泛的群众参与。为此，健康教育的方式方法要易于为群众所接受、通俗易懂，采用群众喜闻乐见的形式和熟悉的语言。

（5）艺术性：健康教育应力求教育内容与教育形式具有艺术感染力，使得健康教育内容家喻户晓、印象深刻。

4．健康教育的内容

（1）宣传普及《中国公民健康素养——基本知识与技能（2015年版）》。配合有关部门开展公民健康素养促进行动。

（2）对青少年、妇女、老年人、残疾人、0~6岁儿童家长、农民工等人群进行健康教育。

（3）开展合理膳食、控制体重、适当运动、心理平衡、改善睡眠、限盐、控烟、限酒、控制药物依赖、戒毒等健康生活方式和可干预危险因素的健康教育。

（4）开展高血压、糖尿病、冠心病、哮喘、乳腺癌和宫颈癌、结核病、肝炎、艾滋病、流感、新型冠状病毒肺炎、手足口病和狂犬病、布鲁菌病等重点疾病健康教育。

（5）开展食品安全、职业卫生、放射卫生、环境卫生、饮水卫生、计划生育、学校卫生等公共卫生问题健康教育。

（6）开展应对突发公共卫生事件应急处置、防灾减灾、家庭急救等健康教育。

（7）宣传普及医疗卫生法律法规及相关政策。

（二）健康促进

1．概念　WHO对健康促进所作的定义是："健康促进是促使人们提高、维护和改善自身健康的过程"。健康促进的基本内涵包括个人行为改变和政府行为（社会环境）两个方面，并重视充分发挥个人、家庭、社会的健康潜能。

2．健康促进的活动领域　健康促进的目的是积极改变人群不健康行为，改进预防性卫生服务，以及创造良好的自然与社会环境。健康促进主要涉及以下5个领域：

（1）制定促进健康的公共政策：为让人们更容易做出有利于自身健康的选择，健康促进要求各级政府组织和各部门的决策者把健康问题提到议事日程上，并要求非卫生部门实行健康促进政策，包括政策、法规、财政、税收和组织改变等。

（2）创造支持性环境：健康促进在于为人们创造一个舒适、满意、安全的生活和工作环境，促使自然和社会环境向有利于人们健康的方向发展。

（3）发展个人技能：健康促进通过向人们提供健康信息，教育并帮助他们提高做出健康选择的技能，从而使人们能够更好地控制自己的环境和健康，为应对人生各阶段可能出现的健康问题做好准备，并能很好地应对各种慢性疾病和意外伤害。

（4）强化社区性行动：健康促进是通过具体有效的社区行动来实现其目标的。健康促进活动应充分发动社区力量，让社区组织积极有效地参与卫生保健计划的制订和执行，挖掘社区资

源，帮助社区居民认识自己的健康问题，并提出解决问题的办法。

（5）调整卫生服务方向：个人、卫生工作人员、社会团体、卫生部门、工商行政机构和政府，共同分担健康促进中卫生服务的责任。

3．策略　健康促进的核心策略是社会动员。社会动员包括：

（1）开发领导层：目标是争取各级领导的重视、认同并在政策、经费和人员等方面给予支持；具体措施包括专题汇报、形成与利用重大事件、利用决策人周围的关键人物、会议、考察、新闻媒体、签定责任书等。

（2）动员社区、家庭与个人参与：目标是发动他们参与社区卫生保健的各项活动，改变不良的卫生行为和生活方式。社区的基层组织是动员的主要对象。此类动员的最佳途径是健康教育。

（3）建立和加强多部门间的合作：健康涉及社会生活的各个方面，单靠卫生部门不可能解决与健康有关的所有问题。必须积极建立和发展合作伙伴关系，要善于发现开展项目的共同利益、共同关心的社会问题，重视个人交往和双方的能力建设。

（4）发挥非政府组织作用：非政府组织是指独立于政府机构之外的各种团体和组织，如社团、学会等。

（5）专业人员参与：动员卫生专业人员积极参与卫生项目，加强对专业人员的培训，提高其技术水平，明确其职责和权利。通过社会动员可实现社区成员观念的转变，促进社区可利用资源的合理配置并形成领导支持、部门协调、人人参与的良好工作机制。

> 考点：健康教育的内容；健康促进的活动领域与策略。

（三）健康教育与健康促进的相互关系

1．健康促进是一项要求全社会参与和多部门合作的社会工程，健康促进的概念比健康教育更为广泛，不仅包含了健康教育的行为干预，还强调行为改变所需的组织、政策和经济支持等环境改变策略。

2．由于健康促进是在组织、政治、经济、法律上提供支持环境，因此，它对行为改变的作用比较持久并且带有约束性；而健康教育通过自身认知态度和价值观念的改变而自觉采取有益于健康的行为和生活方式，因此，它更适合于那些有改变自身行为愿望的人群。

3．健康促进涉及整个人群和人们社会生活的各个方面，而健康教育仅限于某一部分人群或仅针对某一疾病的危险因素。

4．社区和群众参与是巩固健康促进的基础，而人群的健康知识和观念是主动参与的关键。通过健康教育可激发领导者、社区和个人参与的意愿，营造健康促进的氛围，因此，健康教育是健康促进的基础，健康促进如不以健康教育为先导，健康促进就难以实施。

（四）健康教育与健康促进的意义

健康教育被WHO列为初级卫生保健八大要素之首，在实现健康目标、社会目标和经济目标中具有重要地位。随着疾病谱、死亡谱的改变，威胁人们健康和生命的主要疾病多与不良的生活方式、不健康的行为以及有害的职业、环境因素有关。通过健康教育可促使人们自愿采纳健康的生活方式和行为，降低致病危险因素暴露水平，从而预防疾病、促进健康，健康教育是卫生保健事业发展的必然趋势。

健康教育和健康促进是一项低投入、高产出、高效益的保健措施。美国疾病预防控制中心研究结果显示，如果美国男性公民不吸烟、不过量饮酒、采纳合理的饮食和进行经常性锻炼，其平均寿命可期望延长10年，与之相比，美国用于提高临床医疗技术的投资，每年数以千亿美元计，却难使美国人口期望寿命增加1年。

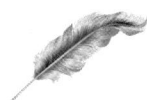

> 考点：健康教育与健康促进的关系。

二、社区健康教育服务规范

（一）社区健康教育的概念

社区健康教育（community health education）是指以社区为单位，以社区人群为教育对象，以促进社区居民健康为目标，有组织、有计划、有评价的教育活动与过程。

（二）社区健康教育的目的

1．引导、发动和促成社区人群树立健康意识，关心自身、家庭和社区的健康问题，积极寻求导向健康最高水平的行为，努力避免生活中的失衡、疾病和意外。

2．通过改变社区人群的知识、态度、信念、价值观和理解力，促使其经常与医护保持联系，逐步做到合理膳食、适量运动、控制情绪、遵医嘱用药、改变不良生活习惯、养成良好的卫生行为和生活方式，减少患病机会，提高生活质量，延长期望寿命，维持最健康状态，成为心理品质健全的健康者。

3．引领、督促社区人群积极参与社区健康教育与健康促进规划的制订和实施，增强适应社会变化的能力，不断提高自我保健和群体健康水平，逐步走向康复，赢得健康，为健康教育确立的"普及健康知识，建立健康态度，实践健康行为，增进全民健康意识"的最终目标做出应有的贡献。

（三）社区健康教育的发展

伴随社区健康教育与健康促进工程的稳步发展，各国社区健康教育与健康促进在卫生工作中的地位日趋重要。早在20世纪20—30年代，我国"乡镇教育"与"乡村建设运动"的倡导者们，在城乡建立了若干健康教育实验区，其中尤以河北定县（现河北定州市）效果明显。当时针对农村的四大病根——贫、愚、私、弱，提出了以生计教育治贫、以文化教育治愚、以民众教育治私、以卫生教育治弱的方针。全县实施卫生教育的组织为保健院、联村保健组，每村设有保健员。定县的经验影响深远，可以说是开创了中国农村社区健康教育的先河。

20世纪70年代以来，欧洲芬兰的北卡累利阿（North Karelia）地区，针对该地区高血压、冠心病的高发率，在全区实施从改变不健康生活方式入手的全方位健康教育计划，包括控烟教育和膳食教育，即从食用奶油转变为植物油制成的人造黄油，从食用全脂奶粉转为食用低脂奶粉，从食用清煮咖啡转为饮用滴滤式咖啡，减少钠摄入量，增加水果和蔬菜摄入量等。经过15年努力，取得了明显成效，总吸烟率从52%下降到35%，吸烟量净下降28%，血清胆固醇水平下降11%，中年男性缺血性心脏病死亡率下降38%。北卡计划已成为通过健康教育与健康促进解决社区主要健康问题的成功范例。

1988年召开的第十三届世界健康教育大会以"社区发展，群众参与，齐心协力，创造健康世界"作为会议主题，充分表明社区健康教育在全球卫生工作中的战略地位。20世纪90年代以来，在世界范围内社区健康教育已进入健康促进新阶段。到了21世纪，随着我国城市化进程及我国卫生服务改革与发展的步伐不断加快，作为社区建设的组成部分，社区健康教育与健康促进面临着新的挑战和机遇。

（四）社区健康教育与健康促进实施规范

社区健康教育与健康促进的规范实施是一项社会系统工程，为保证其顺利进行，务必事先制订实施方案，组建实施的组织机构，安排和培训实施的工作人员，购置和配备所需设备物品，并建立有效的检测与质量控制体系。在实施过程中完善、规范地记录，不断反馈，及时发现工作中存在的问题，按需动态调整人力、物力、财力的分配，控制实施质量，逐步实现现阶

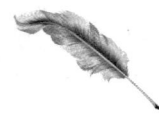

段目标和总体目标。其内容具体包括政府决策、健全社区健康教育与健康促进网络、开发社区资源、群众参与等,这是社区健康教育与健康促进实施的基本保证和必要条件。

1. **发挥政府的领导作用** WHO 在《组织法》中明确提出,"政府对其人民的健康负有责任,只有通过提供适当的卫生保健和社会措施才能履行其职责"。社区健康是社区经济和社区发展密不可分的组成部分,不能由卫生部门单独负责,必须在当地政府领导下,社区各有关部门共同对社区群众的健康承担责任。社区健康教育与健康促进的领导机构在城市是街道办事处,在农村是乡(镇)政府,它们在健康促进工作中起着领导、组织、协调、服务的作用。

(1) 明确社区领导责任:实践表明,社区健康教育与健康促进顺利实施的关键不是经济和技术问题,而是社区领导思想观念的转变。通过加强与社区领导的沟通,促进领导树立大卫生观念,以事实和业绩争取领导的关注和支持,是社区动员的首要任务。

通常,社区领导对健康教育工作承担的责任主要表现为:①安排主管领导分管,责任分工明确;②将社区健康教育工作列入政府的议事日程,纳入文明社区、小康村镇发展规划;③协调社区内各部门参与和支持健康教育;④制定有关卫生政策、制度并监督执行;⑤领导社区健康教育计划的制订、实施、考核和评价;⑥提供必要的资金保证等。

(2) 建立决策机构,制定相关政策:社区健康教育与健康促进的决策机构应由政府牵头,卫生、教育、宣传、企事业、群众团体等有关部门共同组成社区健康促进委员会或社区健康促进领导小组,统筹社区健康教育与健康促进工作的实践与发展,形成以政府负责、部门配合、群众参与为特点的社区健康教育与健康促进运行机制。

(3) 制定有关政策,强化政府行为:依托上述运行机制,地方政府可结合实际,合理、严谨地制订本社区健康教育与健康促进政策和规章制度,直接将本社区健康教育与健康促进的工作纳入制度化、规范化和有序化的轨道,进而促进地方政府为本社区群众的健康承担责任,引导规范群体和个人的行为,保证社区健康环境的形成。近年来,在大力发展社区卫生服务的进程中,北京、上海、天津、深圳、济南等城市将健康教育纳入社区发展总体规划,出台关于社区健康教育经费支出、人员培训、工作规范、考核标准等政策,制定有益社区健康的社区控烟、全民健身、环境卫生等规章制度,全面促进了社区健康教育与健康促进的可持续发展。

2. **充分开发、利用社区资源** 社区资源是社区赖以生存和发展的物质和非物质资源,更是开展社区健康教育与健康促进的能源和基础。除积极筹集资金,争取技术、人力、设施外,应以社区发展为动力,立足于挖掘社区内部的资源潜力。所谓社区发展是指社区人群在政府机构的支持下,依靠自己的力量,改善社区经济、环境、文化状况,提高生活水平的过程。这里的"自己的力量"指的是蕴藏在社区成员和社区组织中的各类人力、财力、物力、信息等资源。此外,社区群众参与是社区健康教育与健康促进的基础,更是最宝贵的社区资源。一般而言,社区资源包括人力资源和非人力资源。

社区人力资源是指能广泛参与社区健康教育与健康促进的社区人群,具体包括社区内医院、卫生院、保健站及各单位医务室等的医务人员;社区内中小学及商业、服务业等行业的人员;街道干部、离退休人员中的积极分子、志愿者,以及各家庭成员等。为了充分利用人力资源,既要求社区领导和群众代表共同参与社区健康教育规划制订、实施和评价的全过程,又需要社区成员树立"社区健康,人人有责"的思想,主动参与社区健康教育与健康促进的各项活动。

社区非人力资源是指地方政府的财政援助、单位或各类社团的资助、单位或个人的捐助等财力资源;各类科技人员通过技术援助而奉献的智力资源、开展健康教育流动所需的教室、多媒体教学设备等物力资源;居民对社区健康教育与健康促进的认识、建议以及有关活动信息等形成的信息资源。只有培养社区成员的自治精神和自助、互助能力,实现在相互合作、互利互惠基础上的资源共享,才能使社区健康教育与健康促进发挥更大的作用。

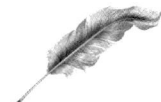

3. 建立、完善健康教育网络　建立健全社区健康教育与健康促进组织网络，是加强地方政府、专业机构和各部门间合作，协调开展社区健康教育与健康促进工作的必要组织保证。如近年来依据我国国情建立与发展起来的"双轨管理、条块结合"健康教育网络，就是行之有效的社区健康教育管理体制。

双轨管理是指开展健康教育工作，一靠各级政府和卫生行政部门的组织领导；二要有各级专业机构的业务指导。两条渠道对口管理，逐级负责，交互融会。如河北省保定市探索形成的"双向管理，相互融会"的中等城市社区卫生服务模式，将健康教育的组织管理融合在该模式中，所取得的成功经验受到WHO的充分肯定。

条块结合是指以社区卫生服务机构和医护人员为主体，以专兼职健康教育人员为骨干形成社区健康教育纵向网络；以社区为单位，形成社区主管领导牵头，社区内各单位协同参加，由街道、文化、教育、卫生、财政、环保、群众团体等共同组成健康教育横向网络，把健康教育与社区各种业务结合起来，发挥各自的优势，共同抓好健康教育工作。街道办事处（乡镇）健康教育领导小组和居（村）委会社区保健（初保）工作站是条块结合的两个融会点。它们与其他类别的健康教育专业机构一样，共同在社区健康教育中发挥了不可低估的政策导向、组织协调和业务指导作用。

4. 开展多种形式的健康教育活动　根据社区居民的健康和生活质量既受多种因素影响，又存在着年龄、性别、职业、文化程度、生活习惯、健康状况多方面差异的实际，果断采取多部门联合，多层次干预和多种手段并用的综合举措，规范开展多种形式的社区健康教育活动，以满足教育对象的不同需求。如针对城市社区与农村社区居民在生活环境、生活习惯、文化程度、民俗伦理和职业方面现存的较大差异，以及目标人群和健康问题的特点，尽量调动各有关部门和单位参与，合理选用适宜有效的干预方法，以获取事半功倍的健康教育与健康促进效果。

5. 不断强化、改善社区卫生服务　客观依据社区健康教育与社区卫生服务的关联性，不断强化社区卫生服务，按需培养、应用全科医生和社区护士，严格按照以健康为中心的社区卫生服务要求，适时为社区人群提供全程、全面、一体化的优质服务。同时，在社区卫生服务机构的预防、保健、医疗、康复等基本职能中，有机地融入社区健康教育内涵，努力使健康教育在社区卫生服务中真正发挥基础和先导作用，从而有效推动社区健康教育与健康促进的发展进程。

6. 加强社区健康教育与健康促进计划设计、监测与评价　社区健康教育与健康促进计划的设计必须在社区需求评估的基础上，提出该社区要优先解决的主要健康问题或行为问题，确定目标和干预策略。在执行计划过程中，还应随时考虑内容是否妥当，所用视听材料是否正确、清楚、易懂，及时根据反馈意见加以修改补充。为保证社区健康教育与健康促进计划项目的实施和落实，评价计划目标是否达到，必须建立经常性监测体系，在对监测的活动、指标、方法、工具、时间、负责人等作出明确规定的基础上，逐步实现社区健康信息管理的信息化、动态化和精细化，使健康信息管理更科学、更规范。

 案例 6-1

《中国全科医学》期刊于2019年刊登了一篇《浙江省全科医师健康素养知晓及健康教育态度、行为研究》。该研究对浙江省首家全科医学联盟中的11家县市级医院，59家社区卫生服务中心，2家社会办医疗机构的208名全科医师进行调研，结果显示97.6%的人认为在社区全科医疗服务中有必要开展健康教育，有效的健康教育形式依次为健康讲座、门诊健康咨询、健康宣传资料、微信群或公众号宣传、健康宣传栏、上门访

视等。208 名全科医生开展健康教育的内容是：95.7% 的人开展了健康生活方式教育，92.8% 的人开展了慢性病和重点传染病防治健康教育，55.5% 的人开展了中国公民健康素养推广教育，53.8% 的人开展了饮水卫生、职业防护、环境卫生、食品卫生、学校卫生等公共卫生教育，35.6% 的人开展了突发应急事件教育，26.9% 的人开展了医疗卫生法律法规宣传教育。该研究结论提到，全科医师应紧跟时代，采取"互联网+"健康教育等新型的健康教育形式，开展个体化健康教育，提高自身健康素养的同时，提高社区居民的健康素养水平。

问题：

通过本案例，你认为全科医生应该掌握社区健康教育的哪些技能，发挥什么样的作用？

三、城市社区健康教育与健康促进

我国社区健康教育工作始于 20 世纪 80 年代初期。为适应城市居民不断增长的健康需求，从 90 年代末开始，社区卫生服务迅速发展起来，使社区健康教育上了一个新台阶。在原有社区健康教育的基础上，重新调整领导关系和组织网络，在当地社区健康教育专业机构的指导下，使社区全科医生和社区护士成为社区健康教育最直接、最有效的实践者。

（一）社区卫生服务

1．社区卫生服务概念　社区卫生服务（community health service）作为一种有效、经济、方便、综合、连续的基层卫生服务，是社区建设的重要组成部分。它融预防、医疗、保健、康复、健康教育、计划生育技术服务六个要素为一体，在政府领导、社区参与、上级卫生机构指导下，以基层卫生机构为主体，全科医生为骨干，合理使用社区资源和适宜技术，以人的健康为中心、家庭为单位、社区为范围、需求为导向，以妇女、儿童、老年人、慢性病患者、残疾人等为重点，力求达到解决社区主要卫生问题、满足基本卫生服务需求之目的。

2．社区卫生服务基本内容

（1）预防服务：预防传染病和慢性非传染病、卫生监督和管理。

（2）医疗服务：除从事门诊、住院服务外，根据社区居民的需要，有针对性地开展家庭病床、临终关怀等医疗服务。

（3）康复服务：为社区慢性病患者和残疾人提供社区、家庭的康复服务。

（4）保健服务：对社区居民进行保健合同制管理，重点是开展儿童保健、妇女保健、老年保健等方面的服务。

（5）健康教育服务：作为社区卫生服务的基础和先导，贯穿于社区预防、医疗、保健、康复等各项服务之中，具体要求是为社区所有人群提供健康教育服务。

（6）计划生育技术服务：对社区育龄人群进行生殖健康、计划生育和优生优育指导和技术服务。

3．社区卫生服务的意义　随着人口的老龄化加剧、慢性退行性疾病、生活方式及行为性疾病的增多，以及医学模式的改变、医疗费用的高涨与卫生资源分配不当等问题的出现，大力发展社区卫生服务，逐步形成功能合理、方便群众的卫生服务网络，具有以下重要意义：

（1）成为实现"人人享有卫生保健"的重要基础。社区卫生服务通过提供基本的卫生服务，强调预防为主，防治结合的六位一体服务功能，在基层解决社区居民大多数基本健康问题，从而满足人民群众日益增长的卫生服务需求。

（2）有利于深化卫生体制改革，优化卫生资源配置，为建立与社会主义市场经济相适应的

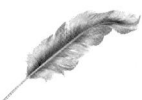

卫生服务体系提供可靠保证。

(3) 符合"低水平，广覆盖"的基本原则。通过为城镇医保患者就近诊治常见病、多发病、慢性病，既保证了基本医疗，又降低了医疗成本，对长久稳定地运行城镇职工基本医疗保险制度具有重要的支撑作用。

(4) 促进社区构建新型医患关系。社区卫生服务的规范实施，可促使社区卫生人员自觉以优质的卫生服务主动与服务对象拉近心理距离，融洽交往感情，消除认知隔阂，增进理解互信，适时建立起新型的医患关系，为密切党群关系，维护社会稳定，加强社会主义精神文明建设奠定坚实的基础。

4．社区卫生服务的组织　社区卫生服务机构以社区卫生服务中心为主体。社区卫生服务中心一般以街道办事处所辖范围设置，服务人口3万～5万人。对社区卫生服务中心难以方便覆盖的区域，以社区卫生服务站作为补充。社区卫生服务机构设置应充分利用社区资源，避免重复建设，择优鼓励现有基层医疗机构经过结构和功能双重改造成为社区卫生服务机构，或将原二、三级医院与新设立的社区卫生服务中心加强联系，以利于指导，条块结合，提高服务质量。

（二）健康教育与健康促进在社区卫生服务中的实施

1．建立社区卫生服务健康教育网络　社区健康教育是一个系统工程，所解决的问题不仅是医学问题，更是社会问题，仅依靠医护人员难以圆满完成任务。显然，只有积极开发领导层，获得政策和环境的支持，动员社区力量，组织社区成员参与，培养社区成员的主人翁精神，充分发挥其主观能动性，健全健康教育网络，才能提高社区健康教育成效。

社区健康教育要以社区卫生服务中心（站）为主体，中心（站）的领导负责全区健康教育管理、协调工作，健康教育具体工作安排专兼职人员承担。如要求全科医生和社区护士在医疗、护理、预防保健等本职工作中有效实施健康教育规划；有的放矢地协助、指导社区内学校、机关、企业等单位开展健康教育活动；组织医护人员和社区健康教育骨干人员参加健康教育专题培训等。

2．城市社区健康教育的形式

(1) 备足社区所需的3种以上健康教育宣传资料和辅助资料，如报刊、传单、手册等，以及配套的墙报、专栏、卫生标语、卫生影视节目等辅助宣传资料。

(2) 建立健全社区健康教育工作档案，包括计划、记录、考核、评价等档案资料；对社区主要疾病的高危人群进行动态监测和健康教育；定期开展社区单位定向健康教育服务；推行家庭病床健康教育。

(3) 争取当地报社、电台、电视台等新闻单位的支持和配合，向群众普及医学科学知识；建立固定的卫生宣传橱窗、宣传栏等宣传阵地；组织文化、教育部门开展健康教育和全民健身活动；利用街道老年活动室等场地开展健康教育活动与培训。

(4) 结合城市爱国卫生运动和创建国家卫生城市，推行健康教育与健康促进工作；开展卫生科普活动，如开展"卫生科普一条街"活动；建立健康教育示范小区，带动全区规范实施健康教育工作。

（三）城市社区健康教育与健康促进的基本内容

1．常见疾病防治知识教育

(1) 慢性非传染性疾病的社区防治健康教育：①提倡健康生活方式，控制行为危险因素。②普及慢性病防治知识，提高自我保健能力。主要包括疾病病因、早期症状及表现、早期发现和早期治疗的意义、家庭用药及护理知识、心脑血管意外的家庭急救等。③增强从医行为，提高对社区卫生服务的利用，如定期体检、积极参加健康咨询、疾病普查普治、遵医嘱坚持药物治疗等。

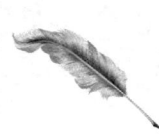

（2）防范新老传染病：由于国际间交往的迅猛增加，城市过分拥挤、缺乏安全饮用水、处理和加工食品的方式改变、社会人群性观念变化、生活方式多元化以及滥用抗生素引起抗药性等诸多因素的综合影响，以致结核病、乙型肝炎、戊型肝炎等老传染病的危害重新抬头，艾滋病、非典、禽流感等新传染病肆意流行，给社区居民健康造成了极大威胁。务必加强对新旧传染病的传染源、传播途径及防治方法的宣传教育，增强社区人群防范意识，调动他们防范新旧传染病的积极性和主动性。

（3）防止意外伤害：意外伤亡，如交通事故、劳动损伤、溺水、自杀等，是当前造成青年人死亡和致残的最常见原因。因此，要经常教育社区居民在日常生活和本职工作中，提高自我防护意识，加强青少年的安全防护措施，防止意外事故的发生。

2．家庭健康教育

（1）生活方式教育：根据当前城市人群睡眠障碍者日益增多，其成因与他们工作熬夜、夜生活丰富、噪音干扰、光线污染等因素密切相关的实际，可采取合理安排工作时间、改善居住环境、减少夜间娱乐活动、合理膳食、适当运动等举措促进睡眠，增进健康。

（2）家庭急救与护理：家庭急救知识包括烧伤、烫伤、触电、摔伤等意外事故的简易急救方法，人工呼吸操作方法，家庭中常用药物的保存和使用方法以及血压计、体温表的使用方法等。

（3）居室环境卫生知识：具体内容为居室环境的卫生要求，居室的合理布局与装修的卫生问题，居室采光照明的卫生要求及其对健康的影响，冬季取暖应注意的问题等。

（4）生殖健康教育：包括计划生育、优生优育、妇幼保健、性生活知识等。

（5）家庭心理卫生教育：家庭的发展要经过创立期、生育期、学龄期、创业期、空巢期等不同阶段，每个阶段都有其特定的角色要求和基本责任，如果家庭成员的角色定位不准、责任承担不力或处理问题不当，就会产生相应的心理健康问题。应根据家庭发展的不同阶段，适时提供咨询和指导，如指导夫妻关系、子女教育、婆媳关系等，以帮助家庭成员正确解决这些实际问题。

3．关于创建健康城市的动员　健康城市（healthy city）概念形成于20世纪80年代，是在"新公共卫生运动"、《渥太华宪章》和"人人享有健康"战略思想的基础上产生的，也是WHO为面对21世纪城市化给人类健康带来的挑战而倡导的行动战略。1984年，在加拿大多伦多召开的国际会议上，首次提出了"健康城市"的理念。1986年，WHO欧洲区域办公室决定启动城市健康促进计划，实施区域的"健康城市项目"。加拿大多伦多市首先响应，通过制订健康城市规划和相应的卫生管理法规、采取反污染措施、组织全体市民参与城市卫生建设等，取得了可喜的成效。随后，活跃的健康城市运动便从加拿大传入美国、欧洲，而后在日本、新加坡、新西兰和澳大利亚等国家掀起了热潮，逐渐成为遍及全球各城市的国际性运动。

1994年WHO将健康城市定义为："健康城市应该是一个不断开发和发展自然与社会环境，并不断扩大社会资源，使人们在享受生命和充分发挥潜能方面能够互相支持的城市。"上海复旦大学公共卫生学院傅华教授等提出了更为简明、清晰的定义："所谓健康城市是指从城市规划、建设到管理各个方面都以人的健康为中心，保障广大市民健康生活和工作，成为人类社会发展所必需的健康人群、健康环境和健康社会有机结合的发展整体。"

1994年初，WHO官员对中国进行了考察，认为中国完全有必要也有条件开展健康城市规划运动。于是，WHO与中国卫生部合作，从1994年8月开始，在北京市东城区、上海市嘉定区启动健康城市项目试点工作，标志着中国正式加入到世界性的健康城市规划运动中。2001年6月12日，全国爱国卫生运动委员会办公室（爱卫办）将苏州作为中国第一个"健康城市"项目试点城市向WHO正式申报。同年8月，中国共产党苏州市第九次代表大会确定了用5~10年时间把苏州建成健康城市的目标。2003年9月，苏州市召开"非典"防治工作暨建设

健康城市动员大会，印发了健康城市的系列文件，包括健康城市建设的决定、行动计划和职责分工等，系统启动了健康城市建设工作。2007年底，爱卫办在全国范围内正式启动了建设健康城市、区（镇）活动，并确定上海市、杭州市、苏州市、大连市、克拉玛依市、张家港市、北京市东城区、北京市西城区、上海市闵行区七宝镇、上海市金山区张堰镇等十个市（区、镇）为全国第一批建设健康城市试点，拉开了中国建设健康城市的新篇章。

每个健康城市都应力争实现以下目标：创建有利于健康的支持性环境，提高居民的生活质量，满足居民基本的卫生需求，提高卫生服务的可及性。WHO健康城市项目是一个长期可持续发展的项目，它追求的目标是把健康问题列入城市决策者的议事日程，促使地方政府制订相应的健康规划，从而提高居民的健康状况。

4．卫生法规教育　卫生法规教育是为了提高社区居民的卫生法制意识和卫生道德观念，自觉遵守卫生法规。内容包括《中华人民共和国环境保护法》《中华人民共和国食品安全法》《公共场所卫生管理条例》等卫生法律法规的教育，以及学习各级政府颁布的地方性城市卫生管理条例、规定等。

四、农村社区健康教育与健康促进

改革开放以来，农村经济状况得到了很大的改善。同时，自然环境、居民生活方式也发生了巨大的变化，农村疾病模式已演变成新老疾病并存的疾病模式，包括新老传染病、慢性非传染性疾病、意外伤害、环境与职业危害等。然而，我国大部分地区的农村卫生发展严重滞后，基础设施薄弱，卫生人员专业素质不高，农村居民的健康意识、卫生保健知识水平与自我保健能力缺乏，这就使得农村社区卫生服务和健康教育的工作任务十分繁重。通常，我国农村社区健康教育与健康促进工作主要在农村初级卫生保健中开展。

（一）农村初级卫生保健

基本卫生保健（primary health care，PHC）的概念于1978年9月在苏联的阿拉木图召开的国际初级卫生保健大会上由WHO正式提出。PHC是依靠切实可行、学术可靠且受社会欢迎的方式和技术，是社区的个人和家庭通过积极参与普遍能够享受的，费用也是社区或国家依靠自力更生精神能够负担的卫生服务。它既是社会经济发展的组成部分和国家卫生系统的中心职能，又是个人、家庭、社区与国家卫生系统接触的首要环节以及卫生保健持续进程的第一级。它包括以下四层含义：

1．从居民的需要和利益来看，初级卫生保健是居民最基本的和必不可少的，居民团体、家庭、个人均能获得的，费用低廉、群众乐于接受的卫生保健。

2．从卫生工作中的地位和作用来看，初级卫生保健应用了切实可行的、学术可靠的方法和技术，是基层第一线卫生保健工作和国家卫生体制的一个重要组成部分。它以大卫生观念为基础，工作领域更宽广，基本内容更广泛。

3．从政府职责和任务来看，初级卫生保健是各级政府及有关部门的共同职责；是各级人民政府全心全意为人民服务、关心群众疾苦的重要体现；是各级政府组织有关部门和社会各界参与卫生保健活动的有效形式。

4．从社会和经济发展来看，初级卫生保健是社会经济总体布局的重要组成部分，必须与社会经济同步发展；是社会主义精神文明建设的重要标志和具体体现；是农村社会保障体系的重要组成部分。

初级卫生保健的任务包括：普及健康教育知识，改进食品供应和合理营养，提供充足的安全饮用水和基本环境卫生设施，开展妇幼保健和计划生育工作，主要传染病的预防接种，地方病的防治与控制，常见病及创伤妥善防治方法，提供基本药物。可见，健康教育是初级卫生保健的首要任务，是其他各项卫生服务的基础。农村初级卫生保健是适应经济社会发展和农民

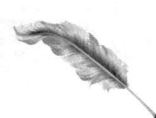

生活水平、体现社会公平、农民都能享受到的基本卫生保健服务。它主要由县及县以下的乡（镇）、村医疗机构和乡村医生向农民提供。

（二）农村健康教育与健康促进的基本内容

1．农村常见疾病的防治宣传教育　包括传染病与寄生虫病防治知识、慢性非传染性疾病防治知识、地方病防治知识、农业劳动相关的疾病防治知识等。

2．消除卫生陋习，重建健康观念　教育、引导农民树立勤洗澡、勤剪指甲、勤理发，个人洗具要分开，不喝生水，不吸烟，不酗酒等个人卫生观念。同时，积极更新群体卫生观念，如家禽（畜）圈养，柴草、粪土、煤块堆放整齐，农药、化肥远离食物与水源，厨房有排烟设施等。

3．农村环境保护教育　目前，我国农村环境形势十分严峻，点源污染与面源污染共存，生活污染和工业污染叠加，各种新旧污染相互交织，工业及城市污染向农村转移，危害群众健康，制约经济发展，影响社会稳定，已成为我国农村经济社会可持续发展的制约因素。应着力做好突出农村环境问题的健康教育，如怎样保护农村饮用水源地、治理农村生活污染、控制农村地区工业污染、防治畜禽水产养殖污染、指导农民科学施用农药化肥、防治农村土壤污染、农村自然生态环境保护等方面的教育。

4．卫生法制教育　积极开展《中华人民共和国母婴保健法》《中华人民共和国职业病防治法》《中华人民共和国食品安全法》《中华人民共和国传染病防治法》《中华人民共和国人口与计划生育法》等法律的普法工作。

（三）农村健康教育与健康促进的形式与方法

1．开发利用农村传播媒介和渠道。

2．深入开展"全国九亿农民健康教育行动"。

3．改水、改厕、健康教育"三位一体"结合进行。

4．结合医疗保健工作开展健康教育。

5．重视城乡结合部和流动人口健康教育。

6．培训家庭保健员，开展"卫生科普入户"活动。

自测题

1．三级预防策略涉及疾病自然史的各个阶段，全科医生应该参与承担的三级预防措施是
　　A．一级预防
　　B．二级预防
　　C．三级预防
　　D．以上 ABC 都应该参与承担，尤其应做好临床预防服务
　　E．只需要承担临床预防服务

2．全科医生应该树立大卫生观念和预防医学理念，以下哪一项做法不属于预防医学理念范畴
　　A．把预防医学服务看成日常全科医疗实践的重要组成部分
　　B．把与服务对象及其家庭的每一次接触都看成提供预防医学服务的机会
　　C．除做好临床预防服务之外，积极开展社区群体预防工作
　　D．提供以急诊室和家庭病床为主的服务
　　E．主动把全科医学服务实践的目标定位为提高社区全体居民的健康水平

3．全科医生开展临床预防服务的主要方法不包括以下哪一项
　　A．患者教育
　　B．筛检
　　C．门诊手术
　　D．周期性健康体检

E．健康咨询
4．关于患者教育的方式，下列哪项是错误的
　　A．与患者直接会谈，交流
　　B．对所有肿瘤患者均要做到对病情保密，以免其丧失信心
　　C．为患者提供图片或视频资料，营造适宜的宣传教育环境
　　D．安排有相同经历，有类似问题的患者参与讨论
　　E．安排患者家属参与讨论
5．以下哪项不宜列为"周期性健康体检"选择的条件
　　A．存在有效的治疗方法
　　B．潜伏期较短
　　C．存在有效的早期发现手段
　　D．是社区重大卫生问题
　　E．筛查方法简便易行
6．健康教育与健康促进的关系是
　　A．等同关系
　　B．并行关系
　　C．包容与被包容的关系
　　D．先后关系
　　E．两者无关系
7．健康促进的核心策略是
　　A．全科医生动员
　　B．政府行为改变
　　C．社会动员
　　D．某一特殊人群的行为改变
　　E．针对某人群的健康教育

（代爱英）

第七章 社区重点人群保健

第七章数字资源

学习目标

通过本章内容的学习,学生应能够:
1. 说出儿童、妇女、老年人健康管理的内容及各期的保健重点。
2. 列举儿童、妇女、老年人各期的主要健康问题,学习找出解决问题的办法。
3. 初步学会评估儿童、妇女、老年人健康管理服务规范及效果。

社区重点人群没有一个标准而统一的概念,不同的行业有不同的说法,如特殊人群、重点人群、弱势人群等,一般是指在社区中具有特殊生理、心理特点或者处于某一特殊环境中容易受到各种有害因素作用、容易罹患各种疾病的人群。对于重点人群的界定也有不同的方法,但是常将儿童青少年、妇女、老年人、残疾人、长期患病人群和临终关怀对象作为社区全科医学服务的重点人群,这些人群可能是生理上的相对弱势,也可能是心理上的相对弱势。在一般社区中,儿童、妇女、老年人就人数最多的重点人群,也是全科医学服务的重点人群,是基本公共卫生服务的重点服务对象。

第一节 社区儿童保健

为了医疗服务的方便性,我国一般根据机体生理、心理发育规律将儿童期分为胎儿期、新生儿期、婴儿期、幼儿期、学龄前期、学龄期和青春期等 7 个年龄阶段,儿童时期生长发育快,体型、生理和心理不断发生变化,由于其免疫防护功能普遍不够健全,缺乏独立生活和自我保护能力,容易引发各类健康问题,需要得到家人、学校和社会的更多关爱。全科医生具有了解社区中家庭和个人情况的优势,可协助专职儿童保健人员完成儿童期各阶段保健工作。要做好社区儿童保健工作,全科医生需要具备儿童生理、心理、健康及教育等多学科的知识与技能。全科医生应根据儿童生长发育特点,提供医疗、预防保健服务,维护儿童身心健康,降低疾病发生率和死亡率,协助家庭提高养育质量,促进儿童身心健康全面发展。

 案例 7-1

儿童健康管理带来的福音

2019 年 12 月 25 日,重庆市某中心卫生院儿童健康管理工作人员陈医生到小丽家对其出院后 5 天的宝宝开展新生儿家庭访视,发现宝宝吸吮、精神较差,躯干和四肢皮肤明显黄染,小丽说其宝宝每天大便较黄、小便不黄,陈医生在做完相关检查并填写完成新生儿家庭访视表后，建议宝宝转诊。小丽接受了陈医生的建议，及时将孩子带到镇中心卫生院就诊，医院诊断为新生儿黄疸，经过几天的治疗，宝宝康复出院回家，在出院时医生告诉小丽，孩子就诊及时，治疗较早，所以症状没有加重，没给宝宝带来太大伤害。小丽得知情况后，专程去感谢陈医生。

问题：

1. 0～6 岁儿童健康管理服务规范内容有哪些？

2. 0～6 岁儿童健康管理服务管理中，新生儿家庭访视的主要内容有哪些？出现什么情况需要转诊？

一、儿童期常见的健康问题

（一）胎儿期

1. 年龄分期及特征　从受精卵形成至胎儿娩出为胎儿期，共 40 周。胎儿期贯穿整个妊娠过程，临床上将其分为 3 个时期：①妊娠早期，自形成受精卵至 12 周。②妊娠中期，自 13 周至 28 周。③妊娠晚期，自 29 周至 40 周。

2. 常见的健康问题　此期易患遗传性疾病与先天畸形、病毒性感染、妊娠高血压综合征、流产、早产、异常产、宫内生长迟滞。

3. 保健重点　胎儿期保健主要通过对孕母的保健来实现。

（1）预防遗传性疾病与先天畸形：应大力提倡普及婚前遗传咨询，禁止近亲结婚以减少胎儿患遗传性疾病的可能性；孕母应降低孕期病毒感染的机会；应避免接触放射性物质和铅、苯、汞，有机磷农药等化学毒物；应避免吸烟、酗酒；患有心、肾疾病、糖尿病、甲状腺功能亢进、结核病等慢性疾病的孕母应在医生指导下用药；对高危产妇定期产前检查，必要时终止妊娠。

（2）保证充足营养：妊娠后期应加强铁、锌、钙、维生素 D 等重要营养素的补充，但也应防止营养摄入过多而导致胎儿体重过重，影响分娩。

（3）保证良好身心环境，注意劳逸结合，减少精神负担和心理压力。

（4）避免妊娠并发症，预防流产、早产、异常产的发生，对高危孕妇应加强随访。

（5）预防感染：孕妇早期应预防弓形虫、风疹病毒、巨细胞病毒及单纯疱疹病毒感染，以免造成胎儿畸形及宫内发育不良。

胎儿完全依靠母体而生存。母亲妊娠期间受外界不利因素影响，如感染、创伤、滥用药物、接触放射性物质、毒品、营养不良、精神和心理创伤等均可导致胎儿生长发育障碍，严重者可导致死胎、流产、早产或先天畸形等后果。

（二）新生儿期

1. 年龄分期及特征　自胎儿娩出、脐带结扎至出生后 28 天为新生儿期。新生儿期是婴儿出生后适应外界环境的阶段，此期新生儿身体各组织和器官的功能发育尚不成熟，对外界环境变化的适应性和调节性差、抵抗力弱。

胎龄满 28 周至出生后 1 周，称为围生期，这一时期是生命周期中最为脆弱的时期。

2. 常见的健康问题　此期易患新生儿黄疸、肺炎、败血症、窒息、缺氧缺血性脑病、腹泻、湿疹、尿布疹。

3. 保健重点

（1）定期家庭访视：主要查看新生儿居室环境，观察新生儿反应，皮肤颜色，脐部是否清洁；了解新生儿吸吮、睡眠、哭声、大小便性状，体重增长情况，宣传指导母乳喂养。

（2）指导保暖、喂养、护理、预防感染和感知刺激等。应接种卡介苗和乙肝疫苗。

（3）对高危新生儿密切随访、重点管理：对受高危因素（如早产、出生低体重、窒息、缺

氧缺血性脑病、颅内出血、病理性黄疸、严重感染等）影响的新生儿，应重点进行家庭访视，建册重点管理，给予更多的关注和指导。

（4）促进亲子间的情感联结，通过亲子间的身体和视觉的接触，并倾注爱心和热情，使新生儿得到温暖和安全感，促进亲子间的情感联结。

（三）婴儿期

1．年龄分期及特征　出生至未满1周岁为婴儿期，是出生后体格生长最为迅速的时期。此期婴儿对营养素和能量的需求量相对较多，但其消化吸收功能尚未发育成熟，因此容易发生消化紊乱和营养不良。婴儿6个月后，从母体所获得的免疫抗体逐渐消失，而自身免疫功能尚未成熟，易患感染性疾病。

2．常见的健康问题　此期易患便秘、上呼吸道感染、流行性感冒、腹泻、湿疹等。

3．保健重点　婴儿期是出生后生长发育的第一高峰期，所需的热量和蛋白质比成人相对较高，因此提倡母乳喂养和合理的营养指导十分重要。婴儿的营养和疾病预防是保健重点。

（1）婴儿生长发育迅速，但其消化功能尚未成熟，易患消化紊乱、腹泻、营养不良等疾病。应进行正确的喂养指导，及时服用鱼肝油及钙剂，多服含铁食物。提倡纯母乳喂养至少4～6个月，对母乳不足者，指导家长运用合适的配方奶，对4个月以上的婴儿应指导家长合理地添加辅食。

（2）主要加强对呼吸系统疾病、消化系统疾病、营养性贫血及营养障碍性疾病的预防。

（3）定期进行体检，建立健康档案，监测生长发育及健康状况，应按计划免疫程序完成一、二类疫苗接种。坚持户外运动，进行空气浴、日光浴和被动体操；督促家长用带有声音、光、色的小玩具开始促进婴儿感知、语言、运动的发育；预防异物吸入及窒息。

（四）幼儿期

1．年龄分期及特征　1周岁至未满3周岁之前称幼儿期。此期儿童体格生长速度稍微减慢，自身免疫力仍然较低，活动范围增大，接触周围事物增多，对危险的识别和自我保护能力不足，神经心理发育较快，语言、思维和社会适应能力逐步增强。

2．常见的健康问题　此期易患的传染病为流行性感冒、流行性腮腺炎、水痘、手足口病，呼吸系统易患的疾病为上呼吸道感染、肺炎，消化系统易患腹泻，常见的营养性疾病有营养性缺铁性贫血、维生素D缺乏性佝偻病、肥胖，五官易患龋齿、斜视、弱视等。

3．保健重点

（1）重视与幼儿的语言交流，通过游戏、讲故事、唱歌等促进幼儿语言发育与运动能力的发展。同时，应培养幼儿的独立生活能力，安排规律生活，养成良好的生活习惯，如睡眠、进食、排便、沐浴、游戏、户外活动等。

（2）定期进行体格检查，每3～6个月应进行一次体格检查。由于该时期的儿童已经具备一定的活动能力，好奇心重，对新鲜事物喜欢探个究竟，因此要注意防止异物吸入、烫伤、跌伤等损害。

（3）由于从母体获得的先天免疫已消失，自身的免疫功能尚未完善，按免疫规划程序接种一、二类疫苗，注意个人卫生，预防传染病和寄生虫感染。

（五）学龄前期

1．年龄分期及特征　满3周岁至6周岁入小学前为学龄前期。此期儿童体格发育速度进一步减慢，运动稳步增长，智能发育加速，好奇多问，模仿性强，可塑性强。

2．常见的健康问题　此期易患的传染病为流行性感冒、流行性腮腺炎、水痘、细菌性痢疾，呼吸系统易患的疾病为上呼吸道感染、肺炎，消化系统易患诸如病毒病、腹泻，常见的营养性疾病有肥胖，五官易患龋齿、近视、弱视，常见的意外伤害有烫伤、跌伤、误服、异物吸入等。

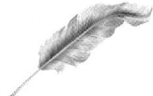

3．保健重点

（1）注意早期教育，培养良好的生活卫生习惯及心理素质。

（2）以游戏的方式促进智力发育。

（3）定期进行生长发育的监测，及时矫正问题。

（4）加强体格锻炼，通过各种户外活动增强体质。

（5）加强传染病的预防。

（6）预防外伤、烫伤、意外吸入、溺水、中毒等意外事件发生。

（六）学龄期

1．年龄分期及特征　6～12岁为学龄期，相当于小学阶段。此期儿童体格发育稳步增长，智力稳步发育，除生殖系统以外的其他器官逐渐发育至接近成人水平。此期儿童希望通过勤奋学习，获得良好的表现，得到老师、家长和同伴的肯定。

2．常见的健康问题　此期易患的传染病为流行性感冒、流行性腮腺炎、水痘，呼吸系统易患的疾病为上呼吸道感染，消化系统易患诸如病毒病、腹泻，常见的营养性疾病有肥胖、营养不良、缺铁性贫血，五官易患近视、龋齿、牙周病，常见的慢性病有哮喘、糖尿病、高血压等，意外伤害有烫伤、跌伤、溺水等。

3．保健重点

（1）注意坐、立的姿势，保证足够的营养，加强体育锻炼。

（2）安排适宜的作息时间，避免学习困难及异常心理。

（3）每年应进行1次健康检查，注意免疫性疾病的早期发现与治疗，纠正不良的饮食习惯，预防龋齿，保护视力。

（七）青春期

1．年龄分期及特征　青春期以性发育为标志，一般女孩从9～12岁开始到17～18岁结束，男孩从11～13岁开始到19～21岁结束。此期儿童体格生长发育再次加速，出现第二次生长高峰，直至基本发育成熟、身高增长逐渐停止。此期的患病率和死亡率相对较低，但由于社会接触增多，外界环境对其影响越来越大，常引起心理与行为的不稳定。

2．常见的健康问题　此期易出现青春期痤疮、青春期贫血、青春期高血压、月经不调和经前期综合征、青春期焦虑、抑郁症等。

3．保健重点

（1）生殖健康保健

1）生殖健康教育：生殖系统的发育成熟和第二性征的出现，对青少年在心理、情绪、行为上有较大影响。在性知识的传播、教育和咨询过程中，要注意隐蔽，保护隐私，尊重青少年的习惯和爱好。对青少年性教育的内容一定要注意根据青少年的需要提供基础的、正确的信息，重点放在减少有危险的性行为，增强青少年特别是少女的防护意识和技巧。

2）女性经期、乳房保健指导：在乳房发育和月经初潮前就应该开展经期卫生指导和乳房保健指导，包括正确对待月经初潮，重视经期卫生，正确选用和使用卫生用品，及时发现月经异常情况并进行治疗，教授她们自我保健乳房的技能等。

3）青少年性行为教育：青少年性行为和妊娠性成熟的提前使青少年婚前性行为增加和少女怀孕现象成为全球公共卫生问题。青少年正处于性发育时期，过早性行为可增加生殖系统的损伤和感染，并会对青少年的心理产生不良影响。青少年妊娠一般指13～17岁少女的妊娠，且以未婚少女妊娠为多，少女妊娠的主要结局是人工流产。未婚人工流产影响少女身心健康，人工流产后的并发症发生率较高，亦可能引起不孕症。少女妊娠如不终止，其孕产期的并发症亦比成年妇女高，对母婴造成不良影响。

4）性传播疾病和艾滋病的防治：青少年是性传播疾病（sexually transmitted disease，STD）

和艾滋病（acquired immunodeficiency syndrome，AIDS）的主要受害人群。据世界卫生组织估计，HIV 感染的人群中 25 岁以下的青少年约占 1/2。性传播疾病可导致成人期一系列严重的健康损害，如盆腔炎、不孕症、宫外孕及下一代的先天缺陷。全科医生应立足家庭、学校和社区开展青少年 STD、AIDS 知识教育，增强自我保护意识，促进青少年生殖健康。

（2）健康危险行为干预：近年来，暴力、吸烟等健康危险行为发生率迅速上升，严重威胁我国青少年的健康。据报道，我国大部分学生至少有 1 种健康危险行为，其中 3/4 学生至少具有 2 种及以上健康危险行为。

1）吸烟行为的干预：世界卫生组织资料显示，全球每年有 350 万人死于与吸烟相关的疾病，我国成年人吸烟率达到 35.6%，青少年吸烟率为 10.8%，青少年家庭中被动吸烟率达到 53.0%。吸烟的习惯往往在青少年时养成，3/4 的吸烟者是在 15～24 岁开始吸烟并成瘾。

2）青少年意外伤害预防：据世界卫生组织报告，在世界大多数国家，意外伤害是青少年致伤、致残和致死的主要原因。青少年意外伤害的主要原因有：与车祸相关的危险行为，如横穿马路、骑车带人、闯红灯、互相追逐、过马路时玩手机等违反交通规则的行为。

采取综合性措施可有效地减少青少年意外伤害的发生，进行社区健康教育是减少或降低其发生率的有效途径之一。具体做法如下：①社区安全教育，家长、教师、保教人员是教育的重点对象；②加强安全管理和监护，使青少年在家庭内外均有一个良好的环境；③高危人群的健康教育；④加强社区急救能力建设。

3）青少年药物滥用的预防：青少年药物滥用在欧美已发展成一门独立的学科。近年来，我国青少年药物滥用问题也日益突出。全科医生根据所辖社区环境，依托学校和社区做好"三级预防"，让家长和青少年了解毒品的危害，远离毒品，及早发现问题青少年，尽早予以干预、转诊救治。

（3）营养与个人卫生保健

1）营养指导：青春期的青少年生长发育较快，需要增加热量、蛋白质、维生素及矿物质等营养物质的摄入。我国儿童青少年中存在的主要营养问题包括蛋白质、热量摄入不足，铁、锌、钙、碘、维生素 D、维生素 A 等缺乏，膳食结构不合理，营养不足与营养过剩并存等。因此，营养指导既强调营养对健康的重要性，注意合理搭配，还应指导青少年养成良好的饮食习惯。

2）个人卫生指导：教育青少年使其了解青春期生理、心理特点，懂得自我保护和保健。培养良好的个人卫生习惯，合理安排生活及学习，坚持体格锻炼，保证充足的睡眠，注意口腔卫生、用眼卫生和正确姿势，以预防龋齿、近视和脊柱弯曲等疾病。

（4）心理卫生问题的早期筛查和发现：世界卫生组织强调，要在初级卫生保健和社区层次对儿童、少年的心理卫生问题进行有效控制，研究和推广有关防治技术、知识和方法，对促进儿童青少年社会心理健康发展进行大规模行为干预规划，包括进一步建立妨碍儿童发展的危险指标，发展学校心理卫生规划。

全科医生应在职责范围内开展心理健康教育与健康促进，并通过掌握一定的心理卫生评价方法，早期筛查和发现问题青少年，必要时转诊给专业心理医生。

➢ 考点：0～6 岁儿童健康管理服务规范。

二、0～6 岁儿童健康管理服务规范

（一）服务对象

辖区内常住的 0～6 岁儿童。

（二）服务内容

1. 新生儿家庭访视　新生儿出院后 1 周内，医务人员到新生儿家中进行，同时进行产妇产后访视。了解出生时情况、预防接种情况，在开展新生儿疾病筛查的地区应了解新生儿疾病

筛查情况等。观察家居环境，重点询问和观察喂养、睡眠、大小便、黄疸、脐部情况、口腔发育等情况。为新生儿测量体温、记录出生时体重、身长，进行体格检查，同时建立《母子健康手册》。根据新生儿的具体情况，对家长进行喂养、发育、防病、预防伤害和口腔保健指导。如果发现新生儿未接种卡介苗和第一针乙肝疫苗，提醒家长尽快补种。如果发现新生儿未接受新生儿疾病筛查，告知家长到具备筛查条件的医疗保健机构补充筛查。对于具有低出生体重、早产、双多胎或有出生缺陷等高危因素的新生儿根据实际情况增加家庭访视次数。

2．新生儿满月健康管理　新生儿出生后28～30天，结合接种乙肝疫苗第二针，在乡镇卫生院、社区卫生服务中心进行随访。重点询问和观察新生儿的喂养、睡眠、大小便、黄疸等情况，对其进行体重、身长、头围测量，体格检查，对家长进行喂养、发育、防病指导。

3．婴幼儿健康管理　满月后的随访服务均应在乡镇卫生院、社区卫生服务中心进行，偏远地区可在村卫生室、社区卫生服务站进行，时间分别在3、6、8、12、18、24、30、36月龄时，共8次。有条件的地区，建议结合儿童预防接种时间增加随访次数。服务内容包括询问上次随访到本次随访之间的婴幼儿喂养、患病等情况，进行体格检查，做生长发育和心理行为发育评估，进行科学喂养（合理膳食）、生长发育、疾病预防、预防伤害、口腔保健等健康指导。在婴幼儿6～8、18、30月龄时分别进行1次血常规（或血红蛋白）检测。在6、12、24、36月龄时使用行为测听法分别进行1次听力筛查。在每次进行预防接种前均要检查有无禁忌证，若无，体检结束后接受预防接种。

4．学龄前儿童健康管理　为4～6岁儿童每年提供一次健康管理服务。散居儿童的健康管理服务应在乡镇卫生院、社区卫生服务中心进行，集居儿童可在托幼机构进行。每次服务内容包括询问上次随访到本次随访之间的膳食、患病等情况，进行体格检查和心理行为发育评估、血常规（或血红蛋白）检测和视力筛查，进行合理膳食、生长发育、疾病预防、预防伤害、口腔保健等健康指导。在每次进行预防接种前均要检查有无禁忌证，若无，体检结束后接受疫苗接种。

5．健康问题处理　对健康管理中发现的有营养不良、贫血、单纯性肥胖等情况的儿童应当分析其原因，给出指导或转诊的建议。对心理行为发育偏异、口腔发育异常（唇腭裂、诞生牙）、龋齿、视力低下或听力异常儿童等情况应及时转诊并追踪随访转诊后结果。

（三）服务流程（图7-1）

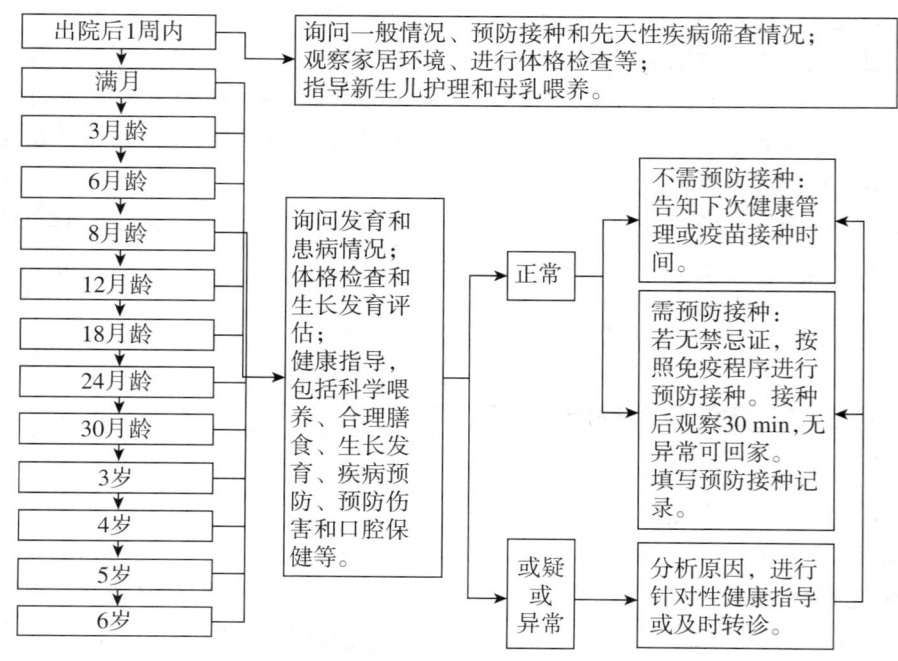

图7-1　儿童保健服务流程

（四）服务要求

1．开展儿童健康管理的乡镇卫生院、村卫生室和社区卫生服务中心（站）应当具备所需的基本设备和条件。

2．按照国家儿童保健有关规范的要求进行儿童健康管理，从事儿童健康管理工作的人员（含乡村医生）应取得相应的执业资格，并接受过儿童保健专业技术培训。

3．乡镇卫生院、村卫生室和社区卫生服务中心（站）应通过妇幼卫生网络、预防接种系统以及日常医疗卫生服务等多种途径掌握辖区中的适龄儿童数，并加强与托幼机构的联系，取得配合，做好儿童的健康管理。

4．加强宣传，向儿童监护人告知服务内容，使更多的儿童家长愿意接受服务。

5．儿童健康管理服务在时间上应与预防接种时间相结合。鼓励在儿童每次接受免疫规划范围内的预防接种时，对其进行体重、身长（高）测量，并提供健康指导服务。

6．每次服务后及时记录相关信息，纳入儿童健康档案。

7．积极应用中医药方法，为儿童提供生长发育与疾病预防等健康指导。

（五）工作指标

1．新生儿访视率＝年度辖区内按照规范要求接受1次及以上访视的新生儿人数/年度辖区内活产数×100%。

2．儿童健康管理率＝年度辖区内接受1次及以上随访的0～6岁儿童数/年度辖区内0～6岁儿童数×100%。

（六）附件

1．新生儿家庭访视记录表（表7-1）

2．1～8月龄儿童健康检查记录表（表7-2）

3．12～30月龄儿童健康检查记录表（表7-3）

4．3～6岁儿童健康检查记录表（表7-4）

表7-1 新生儿家庭访视记录表

姓　名： 编号□□□-□□□□□

性别	1男　2女　9未说明的性别　0未知的性别　□	出生日期	□□□□ □□ □□		
身份证号		家庭住址			
父　亲	姓名	职业	联系电话		出生日期
母　亲	姓名	职业	联系电话		出生日期
出生孕周　周	母亲妊娠期患病情况　1无　2糖尿病　3妊娠期高血压　4其他				
助产机构名称：	出生情况　1顺产　2胎头吸引　3产钳　4剖宫　5双多胎　6臀位　7其他_____				□/□
新生儿窒息　1无　2有　（Apgar评分：1 min　5 min　不详） □	畸形　1无　2有_____				□
新生儿听力筛查：1通过　2未通过　3未筛查　4不详					□
新生儿疾病筛查：1未进行　2检查均阴性　3甲低　4苯丙酮尿症　5其他遗传代谢病					□/□
新生儿出生体重　　　kg	目前体重　　　kg		出生身长　　　cm		
喂养方式　1纯母乳　2混合　3人工　□	吃奶量　　　ml/次		吃奶次数　　　次/日		
呕吐　1无　2有　□	大便　1糊状　2稀　3其他　□		大便次数　　　次/日		
体温　　　℃	心率　　　次/分钟		呼吸频率　　　次/分钟		
面色　1红润　2黄染　3其他_____　□	黄疸部位　1无　2面部　3躯干　4四肢　5手足　□/□/□/□				

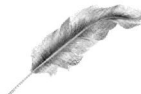

续表

前囟　　cm× 　cm　1 正常　2 膨隆　3 凹陷　4 其他_____	□
眼　睛　1 未见异常　2 异常　　　　□	四肢活动度　1 未见异常　2 异常　　　　□
耳外观　1 未见异常　2 异常　　　　□	颈部包块　1 无　2 有　　　　□
鼻　1 未见异常　2 异常　　　　□	皮肤　1 未见异常　2 湿疹　3 糜烂　4 其他　　□
口腔　1 未见异常　2 异常　　　　□	肛门　1 未见异常　2 异常　　　　□
心肺听诊　1 未见异常　2 异常　　　　□	胸部　1 未见异常　2 异常　　　　□
腹部触诊　1 未见异常　2 异常　　　　□	脊柱　1 未见异常　2 异常　　　　□
外生殖器　1　未见异常　2 异常　　　　□	
脐带　1 未脱　2 脱落　3 脐部有渗出　4 其他	□
转诊建议　1 无　2 有　原因：_____ 机构及科室：_____	□
指导 1 喂养指导　2 发育指导　3 防病指导　4 预防伤害指导　5 口腔保健指导　6 其他____	□/□/□/□
本次访视日期　　　年　　月　　日	下次随访地点
下次随访日期　　　年　　月　　日	随访医生签名

填表说明见 2017 年国家卫生和计划生育委员会发布的《国家基本公共卫生服务规范（第三版）》。

表 7-2　1～8 月龄儿童健康检查记录表

姓　名：　　　　　　　　　　　　　　　　　　　　　　　　　　　　编号□□□-□□□□□

月　龄	满　月	3 月龄	6 月龄	8 月龄
随访日期				
体　重 /kg	_____上 中 下	_____上 中 下	_____上 中 下	_____上 中 下
身　长 /cm	_____上 中 下	_____上 中 下	_____上 中 下	_____上 中 下
头　围 /cm				
体格检查 — 面　色	1 红润 2 黄染 3 其他	1 红润 2 黄染 3 其他	1 红润 2 其他	1 红润 2 其他
体格检查 — 皮　肤	1 未见异常 2 异常	1 未见异常 2 异常	1 未见异常 2 异常	1 未见异常 2 异常
体格检查 — 前　囟	1 闭合　2 未闭 　cm× 　cm	1 闭合　2 未闭 　cm× 　cm	1 闭合　2 未闭 　cm× 　cm	1 闭合　2 未闭 　cm× 　cm
体格检查 — 颈部包块	1 有　2 无	1 有　2 无	1 有　2 无	——
体格检查 — 眼　睛	1 未见异常 2 异常	1 未见异常 2 异常	1 未见异常 2 异常	1 未见异常 2 异常
体格检查 — 耳	1 未见异常 2 异常	1 未见异常 2 异常	1 未见异常 2 异常	1 未见异常 2 异常
体格检查 — 听　力	——	——	1 通过 2 未通过	——
体格检查 — 口　腔	1 未见异常 2 异常	1 未见异常 2 异常	出牙数____（颗）	出牙数____（颗）
体格检查 — 胸　部	1 未见异常 2 异常	1 未见异常 2 异常	1 未见异常 2 异常	1 未见异常 2 异常
体格检查 — 腹　部	1 未见异常 2 异常	1 未见异常 2 异常	1 未见异常 2 异常	1 未见异常 2 异常
体格检查 — 脐　部	1 未脱 2 脱落 3 脐部有渗出 4 其他	1 未见异常 2 异常	——	——
体格检查 — 四　肢	1 未见异常 2 异常	1 未见异常 2 异常	1 未见异常 2 异常	1 未见异常 2 异常
体格检查 — 可疑佝偻病症状	——	1 无　2 夜惊 3 多汗　4 烦躁	1 无　2 夜惊 3 多汗　4 烦躁	1 无　2 夜惊 3 多汗 4 烦躁
体格检查 — 可疑佝偻病体征	——	1 无 2 颅骨软化	1 无　2 肋串珠 3 肋软骨沟 4 鸡胸　5 手足镯 6 颅骨软化 7 方颅	1 无　2 肋串珠 3 肋软骨沟 4 鸡胸　5 手足镯 6 颅骨软化 7 方颅
体格检查 — 肛门/外生殖器	1 未见异常 2 异常	1 未见异常 2 异常	1 未见异常 2 异常	1 未见异常 2 异常
血红蛋白值			_____g/L	_____g/L

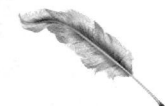

续表

户外活动	_____小时/日	_____小时/日	_____小时/日	_____小时/日
服用维生素D	_____IU/日	_____IU/日	_____IU/日	_____IU/日
发育评估	—	1 对很大声音没有反应 2 逗引时不发音或不会微笑 3 不注视人脸，不追视移动人或物品 4 俯卧时不会抬头	1 发音少，不会笑出声 2 不会伸手抓物 3 紧握拳松不开 4 不能扶坐	1 听到声音无应答 2 不会区分生人和熟人 3 双手间不会传递玩具 4 不会独坐
两次随访间患病情况	1 无 2 肺炎 _____次 3 腹泻 _____次 4 外伤 _____次 5 其他_____	1 无 2 肺炎 _____次 3 腹泻 _____次 4 外伤 _____次 5 其他_____	1 无 2 肺炎 _____次 3 腹泻 _____次 4 外伤 _____次 5 其他_____	1 无 2 肺炎 _____次 3 腹泻 _____次 4 外伤 _____次 5 其他_____
转诊建议	1 无 2 有 原因：_____ 机构及科室：_____	1 无 2 有 原因：_____ 机构及科室：_____	1 无 2 有 原因：_____ 机构及科室：_____	1 无 2 有 原因：_____ 机构及科室：_____
指 导	1 科学喂养 2 生长发育 3 疾病预防 4 预防伤害 5 口腔保健 6 其他_____	1 科学喂养 2 生长发育 3 疾病预防 4 预防伤害 5 口腔保健 6 其他_____	1 科学喂养 2 生长发育 3 疾病预防 4 预防伤害 5 口腔保健 6 其他_____	1 科学喂养 2 生长发育 3 疾病预防 4 预防伤害 5 口腔保健 6 其他_____
下次随访日期				
随访医生签名				

填表说明见2017年国家卫生和计划生育委员会发布的《国家基本公共卫生服务规范（第三版）》。

表7-3 12~30月龄儿童健康检查记录表

姓　名：　　　　　　　　　　　　　　　　　　　　　　　　　　　　　　编号□□□-□□□□□

月（年）龄		12月龄	18月龄	24月龄	30月龄
随访日期					
体重/kg		_____上 中 下	_____上 中 下	_____上 中 下	_____上 中 下
身长（高）/cm		_____上 中 下	_____上 中 下	_____上 中 下	_____上 中 下
体格检查	面 色	1 红润　2 其他	1 红润　2 其他	1 红润　2 其他	1 红润　2 其他
	皮 肤	1 未见异常 2 异常	1 未见异常 2 异常	1 未见异常 2 异常	1 未见异常 2 异常
	前 囟	1 闭合　2 未闭 __cm×__cm	1 闭合　2 未闭 __cm×__cm	1 闭合　2 未闭 __cm×__cm	_____
	眼 睛	1 未见异常 2 异常	1 未见异常 2 异常	1 未见异常 2 异常	1 未见异常 2 异常
	耳外观	1 未见异常 2 异常	1 未见异常 2 异常	1 未见异常 2 异常	1 未见异常 2 异常
	听 力	1 通过 2 未通过	——	1 通过 2 未通过	——
	出牙/龋齿数（颗）	/	/	/	/
	胸 部	1 未见异常 2 异常	1 未见异常 2 异常	1 未见异常 2 异常	1 未见异常 2 异常
	腹 部	1 未见异常 2 异常	1 未见异常 2 异常	1 未见异常 2 异常	1 未见异常 2 异常

续表

体格检查	四 肢	1 未见异常 2 异常	1 未见异常 2 异常	1 未见异常 2 异常	1 未见异常 2 异常
	步 态	——	1 未见异常 2 异常	1 未见异常 2 异常	1 未见异常 2 异常
	可疑佝偻病体征	1 无 2 肋串珠 3 肋软骨沟 4 鸡胸 5 手足镯 6 "O" 型腿 7 "X" 型腿	1 无 2 肋串珠 3 肋软骨沟 4 鸡胸 5 手足镯 6 "O" 型腿 7 "X" 型腿	1 无 2 肋串珠 3 肋软骨沟 4 鸡胸 5 手足镯 6 "O" 型腿 7 "X" 型腿	——
	血红蛋白值	——	_____ g/L	——	_____ g/L
户外活动		_____ 小时/日	_____ 小时/日	_____ 小时/日	_____ 小时/日
服用维生素 D		_____ IU/日	_____ IU/日	_____ IU/日	——
发育评估		1. 呼唤名字无反应 2. 不会模仿"再见"或"欢迎"动作 3. 不会用拇示指对捏小物品 4. 不会扶物站立	1. 不会有意识叫"爸爸"或"妈妈" 2. 不会按要求指人或物 3. 与人无目光交流 4. 不会独走	1. 不会说3个物品的名称 2. 不会按吩咐做简单事情 3. 不会用勺吃饭 4. 不会扶栏上楼梯/台阶	1. 不会说2~3个字的短语 2. 兴趣单一、刻板 3. 不会示意大小便 4. 不会跑
两次随访间患病情况		1 无 2 肺炎 _____ 次 3 腹泻 _____ 次 4 外伤 _____ 次 5 其他_____	1 无 2 肺炎 _____ 次 3 腹泻 _____ 次 4 外伤 _____ 次 5 其他_____	1 无 2 肺炎 _____ 次 3 腹泻 _____ 次 4 外伤 _____ 次 5 其他_____	1 无 2 肺炎 _____ 次 3 腹泻 _____ 次 4 外伤 _____ 次 5 其他_____
转诊建议		1 无　2 有 原因：_____ 机构及科室：_____	1 无　2 有 原因：_____ 机构及科室：_____	1 无　2 有 原因：_____ 机构及科室：_____	1 无　2 有 原因：_____ 机构及科室：_____
指 导		1 科学喂养 2 生长发育 3 疾病预防 4 预防伤害 5 口腔保健 6 其他_____	1 科学喂养 2 生长发育 3 疾病预防 4 预防伤害 5 口腔保健 6 其他_____	1 合理膳食 2 生长发育 3 疾病预防 4 预防伤害 5 口腔保健 6 其他_____	1 合理膳食 2 生长发育 3 疾病预防 4 预防伤害 5 口腔保健 6 其他_____
下次随访日期					
随访医生签名					

填表说明见2017年国家卫生和计划生育委员会发布的《国家基本公共卫生服务规范（第三版）》。

表7-4　3~6岁儿童健康检查记录表

姓　名：　　　　　　　　　　　　　　　　　　　　　　　　　　　　编号□□□-□□□□□

月龄	3岁	4岁	5岁	6岁
随访日期				
体重/kg	_____ 上中下	_____ 上中下	_____ 上中下	_____ 上中下
身高/cm	_____ 上中下	_____ 上中下	_____ 上中下	_____ 上中下
体重/身高	_____ 上中下	_____ 上中下	_____ 上中下	_____ 上中下
体格发育评价	1 正常 2 低体重 3 消瘦 4 生长迟缓 5 超重	1 正常 2 低体重 3 消瘦 4 生长迟缓 5 超重	1 正常 2 低体重 3 消瘦 4 生长迟缓 5 超重	1 正常 2 低体重 3 消瘦 4 生长迟缓 5 超重

续表

体格检查	视力	——		——	——
	听力	1 通过 2 未过	——		
	牙数（颗）/龋齿数	/	/	/	/
	胸部	1 未见异常 2 异常	1 未见异常 2 异常	1 未见异常 2 异常	1 未见异常 2 异常
	腹部	1 未见异常 2 异常	1 未见异常 2 异常	1 未见异常 2 异常	1 未见异常 2 异常
	血红蛋白值	_____g/L	_____g/L	_____g/L	_____g/L
	其他				
发育评估		1．不会说自己的名字 2．不会玩"拿棍当马骑"等假想游戏 3．不会模仿画圆 4．不会双脚跳	1．不会说带形容词的句子 2．不能按要求等待或轮流 3．不会独立穿衣 4．不会单脚站立	1．不能简单叙说事情经过 2．不知道自己的性别 3．不会用筷子吃饭 4．不会单脚跳	1．不会表达自己的感受或想法 2．不会玩角色扮演的集体游戏 3．不会画方形 4．不会奔跑
两次随访间患病情况		1 无 2 肺炎____次 3 腹泻____次 4 外伤____次 5 其他____	1 无 2 肺炎____次 3 腹泻____次 4 外伤____次 5 其他____	1 无 2 肺炎____次 3 腹泻____次 4 外伤____次 5 其他____	1 无 2 肺炎____次 3 腹泻____次 4 外伤____次 5 其他____
转诊建议		1 无 2 有 原因：_____ 机构及科室：_____	1 无 2 有 原因：_____ 机构及科室：_____	1 无 2 有 原因：_____ 机构及科室：_____	1 无 2 有 原因：_____ 机构及科室：_____
指导		1 合理膳食 2 生长发育 3 疾病预防 4 预防伤害 5 口腔保健 6 其他____	1 合理膳食 2 生长发育 3 疾病预防 4 预防伤害 5 口腔保健 6 其他____	1 合理膳食 2 生长发育 3 疾病预防 4 预防伤害 5 口腔保健 6 其他____	1 合理膳食 2 生长发育 3 疾病预防 4 预防伤害 5 口腔保健 6 其他____
下次随访日期					
随访医生签名					

填表说明见 2017 年国家卫生和计划生育委员会发布的《国家基本公共卫生服务规范（第三版）》。

知识链接

儿童少年卫生学

儿童少年卫生学是保护和促进儿童少年身心健康的科学，是预防医学的一个重要组成部分。通过本门课程教学，使学生掌握人体生长发育的有关理论（包括生长发育规律、影响因素以及童年期和青春期儿童心理卫生等），以及教育过程卫生、教学环境的基本卫生要求、儿童的健康状况监测及常见病的预防等内容，为将来解决儿童少年卫生、妇幼保健以及学校卫生工作中的实际问题奠定必要的基础。

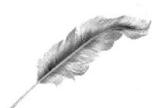

第二节 社区妇女保健

妇女是成年女子的通称，不单纯指已婚妇女，年满18岁的女青年也可称妇女。在我国对妇女的划定主要是基于年龄，并参考女性的生活状态。在刑事领域明确已满14周岁的女性为妇女。在民事领域，已满16周岁且已工作的女性可以称为妇女，而尚未工作在校读书的女性年满18周岁也可以称为妇女。女性一生要经历青春期、孕产期、哺乳期和围绝经期等一些特殊的生理时期。在不同生理时期，女性全身各个系统，尤其是内分泌系统的变化较大，较易发生感染性、损伤性疾病，对环境中的危害因素也比较敏感。在妇女的不同生理时期，有着不同的生理、心理特点及常见的健康问题。

案例 7-2

李女士结婚3年后，工作、生活稳定下来了，和家人商量后准备要小孩。

问题：
1. 李女士在备孕期要做哪些准备？
2. 如果李女士成功怀孕，期间要做哪些健康管理？

一、妇女不同时期常见的健康问题

（一）青春期

1. 常见的健康问题　青春期主要是因缺乏经期卫生保健知识，没有良好的卫生习惯，而发生月经病，甚至妇科感染性疾病。随着性功能的发育，此期的少女朦胧地产生了性意识，并渴望探究其中的奥秘；如果缺乏必要的性知识及道德法制观念，不能控制自己的性冲动，容易发生不正当的性行为，甚至触犯法律，导致性犯罪，影响健康及今后的生育功能。

2. 保健重点　女性青春期保健的重点为：良好生活习惯的培养、营养指导及经期卫生指导和性知识教育。青春期保健应重视健康与行为方面的问题，以加强一级预防为重点，主要包括：

（1）自我保健：加强健康教育，使青少年了解自己生理、心理上的特点，培养良好的个人生活习惯，注意劳逸结合。

（2）营养指导：注意合理膳食，提供足够的热量，定时定量，三餐有度。

（3）心理卫生指导：根据青春期少女的生理心理特点，针对具体问题进行积极的教育引导，培养她们健康的心理、健全的性格和积极乐观向上的心态，并鼓励她们进行适量的体育锻炼。

（4）卫生指导：正确认识月经期可能出现的小腹胀痛、疲劳、嗜睡等生理现象，注意经期卫生，注意经期保暖和营养。

（5）性教育：应包括性生理教育、性心理教育、性道德教育及性疾病的知识教育。通过性教育使少女了解基本性生理和性心理卫生知识，正确对待和处理性发育过程中的问题，减少非意愿妊娠，预防性传播疾病。

（二）孕产期

1. 常见的健康问题　妊娠期孕妇常见心理问题为焦虑和抑郁症。孕期妇女全身器官负担加重，易发生各种妊娠并发症，孕妇原有的一些疾病也会因妊娠而加重。由于孕期生理的改变有可能导致孕妇情绪上的相应改变，而孕妇的情绪对胎儿的发育有很大的影响。当孕妇的情绪

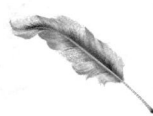

过度紧张，肾上腺皮质激素就会分泌过多，可能阻碍胎儿上颌的发育，造成唇腭裂；长期处于忧郁状态的孕妇，血液中的营养成分不足，常会引起早产或造成胎儿瘦小体弱。妇女严重的生理和心理的改变甚至可能造成流产、早产、死胎、难产等异常现象。因此，一定要注意孕期的卫生保健工作。分娩期常见的心理问题是不适应心理、焦虑紧张心理、恐惧心理和依赖心理。分娩时易发生的问题包括难产、产道的撕裂伤、产后大出血、产后感染等。在产褥期，产妇既要进行自身的恢复，又要担负起哺育和照看新生儿的重任，心理上可能因角色由青春期女性成为母亲的突然转变，照顾和哺养儿童的负担而容易出现心理障碍，如产后抑郁症等。此外，这个时期还容易发生生殖道的感染、出血、乳腺炎等。

2．保健重点　凡确诊为怀孕的孕妇应填写《孕产妇系统管理保健手册》（以下简称《保健手册》），定期到辖区医院或社区卫生服务中心进行产前检查、保健。产前检查要求至少 7 次，时间分别为妊娠 6～13 周、14～16 周、20～24 周、24～28 周、30～32 周、33～36 周、37～40 周期间各 1 次。孕晚期及有高危因素者，酌情增加次数。妊娠到期后持《保健手册》到医院住院分娩，出院后母婴享受产后 3、7、14、28、42 天随访检查登记，发现问题及时预防和处理。如发现孕妇有高危因素时，应按高危妊娠专案管理，酌情增加产前检查次数。其具体管理工作包括：

（1）健康教育：采用多种形式开展健康教育工作，普及围生期保健知识，使群众懂得和掌握各期的保健要求，提高孕产妇的自我保健能力，动员社会和家庭都来关心和支持孕期保健工作。

（2）早孕保健：做到早发现、早检查、早确诊，如发现高危孕妇应及时转诊和处理，避免病毒感染和接触有害物质，避免乱服药打针，建立孕产妇保健卡或围生期保健卡。

（3）产前检查：健全产前检查制度，提高孕 13 周前检查 1 次的初检率。提高产前检查的质量，加强对孕妇健康和胎儿生长发育的观察指导，进行必要的化验检查，防治妊娠期高血压疾病、胎位异常等。认真填写有关的登记表、卡。

（4）高危妊娠筛查、监护和管理：通过产前检查及时筛出高危孕妇，进行专门登记和重点监护，按其危险程度及早转到上级医疗保健单位诊治，并全面衡量其危险程度，选择最有利的分娩方式。如属妊娠禁忌证者，应尽早终止妊娠。

（5）产时保健：严格执行接产操作常规，加强产程观察，预防和正确处理难产，提高接产质量，严格掌握手术指征；进行床边教育，端正心态，减少不必要的手术。防治滞产感染、出血、窒息、冻伤，加强高危产妇的分娩监护等。

（6）产褥期保健：严格执行产褥期护理常规，防止产褥感染。开展产后访视，做到产后和出院后初访，半个月和满月时再各访视一次，产后 42 天全面检查一次。

（7）建立孕产妇死亡评审制度：定期对社区内的孕产妇死亡情况及原因进行调查分析，找出围生期保健工作的薄弱环节，明确工作的努力方向，制订改进措施，促进工作发展。

（三）围绝经期

1．常见的健康问题　妇女围绝经期由于激素水平的变化，可能出现自主神经功能紊乱、血管舒缩异常，雌激素的减少可能导致骨质疏松、骨折等；多年的心理平衡被打乱，心理上会出现重大变化，加之体内激素的改变，使这一时期的妇女常发生精神状态的改变；心脑血管疾病、恶性肿瘤的发病率有所增高。

2．保健重点

（1）健康教育：全科医生及社区工作团队，通过患者教育和群体宣教，使围绝经期妇女了解妇女此时期的卫生保健知识，重视自我保健，消除无谓的恐惧、忧虑，培养开朗的性格，对生活、工作充满信心；积极参加各项社会工作及增加人际交往；饮食适当，生活规律；坚持体育锻炼，保持充沛的精力等。通过心理辅导和咨询等使她们顺利度过这段时期。

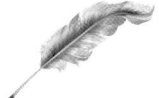

(2) 围绝经期综合征的医疗照顾：根据症状的类型、程度和机体状态，制订治疗方案。

> 考点：孕产妇健康管理服务规范。

二、孕产妇健康管理的服务规范

（一）服务对象

辖区内常住的孕产妇。

（二）服务内容

1．孕早期健康管理　孕13周前为孕妇建立《母子健康手册》，并进行第1次产前检查。

（1）进行孕早期健康教育和指导。

（2）孕13周前由孕妇居住地的乡镇卫生院、社区卫生服务中心建立《母子健康手册》。

（3）孕妇健康状况评估：询问既往史、家族史、个人史等，观察体态、精神等，并进行一般体检、妇科检查和血常规、尿常规、血型、肝功能、肾功能、乙型肝炎等实验室检查，有条件的地区建议进行血糖、阴道分泌物、梅毒血清学试验、HIV抗体检测等实验室检查。

（4）开展孕早期生活方式、心理和营养保健指导，特别要强调避免致畸因素和疾病对胚胎的不良影响，同时告知和督促孕妇进行产前筛查和产前诊断。

（5）根据检查结果填写第1次产前检查服务记录表，对具有妊娠危险因素和可能有妊娠禁忌证或严重并发症的孕妇，及时转诊到上级医疗卫生机构，并在2周内随访转诊结果。

2．孕中期健康管理

（1）进行孕中期（孕16～20周、21～24周各一次）健康教育和指导。

（2）孕妇健康状况评估：通过询问、观察、一般体格检查、产科检查、实验室检查对孕妇健康和胎儿的生长发育状况进行评估，识别需要做产前诊断和需要转诊的高危重点孕妇。

（3）对未发现异常的孕妇，除了进行孕期的生活方式、心理、运动和营养指导外，还应告知和督促孕妇进行预防出生缺陷的产前筛查和产前诊断。

（4）对发现有异常的孕妇，要及时转至上级医疗卫生机构。出现危急征象的孕妇，要立即转上级医疗卫生机构，并在2周内随访转诊结果。

3．孕晚期健康管理

（1）进行孕晚期（孕28～36周、37～40周各一次）健康教育和指导。

（2）开展孕产妇自我监护方法、促进自然分娩、母乳喂养以及孕期并发症、并发症防治指导。

（3）对随访中发现的高危孕妇应根据就诊医疗卫生机构的建议督促其酌情增加随访次数。随访中若发现有高危情况，建议其及时转诊。

4．产后访视　乡镇卫生院、村卫生室和社区卫生服务中心（站）在收到分娩医院转来的产妇分娩信息后应于产妇出院后1周内到产妇家中进行产后访视，进行产褥期健康管理，加强母乳喂养和新生儿护理指导，同时进行新生儿访视。

（1）通过观察、询问和检查，了解产妇一般情况、乳房、子宫、恶露、会阴或腹部伤口恢复等情况。

（2）对产妇进行产褥期保健指导，对母乳喂养困难、产后便秘、痔疮、会阴或腹部伤口等问题进行处理。

（3）发现有产褥感染、产后出血、子宫复旧不佳、妊娠并发症未恢复者以及有产后抑郁等问题的产妇，应及时转至上级医疗卫生机构进一步检查、诊断和治疗。

（4）通过观察、询问和检查了解新生儿的基本情况。

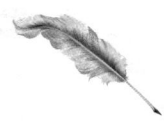

5．产后 42 天健康检查

（1）乡镇卫生院、社区卫生服务中心为正常产妇做产后健康检查，异常产妇到原分娩医疗卫生机构检查。

（2）通过询问、观察、一般体检和妇科检查，必要时进行辅助检查对产妇恢复情况进行评估。

（3）对产妇应进行心理保健、性保健与避孕、预防生殖道感染、纯母乳喂养 6 个月、产妇和婴幼儿营养等方面的指导。

（三）服务流程（图 7-2）

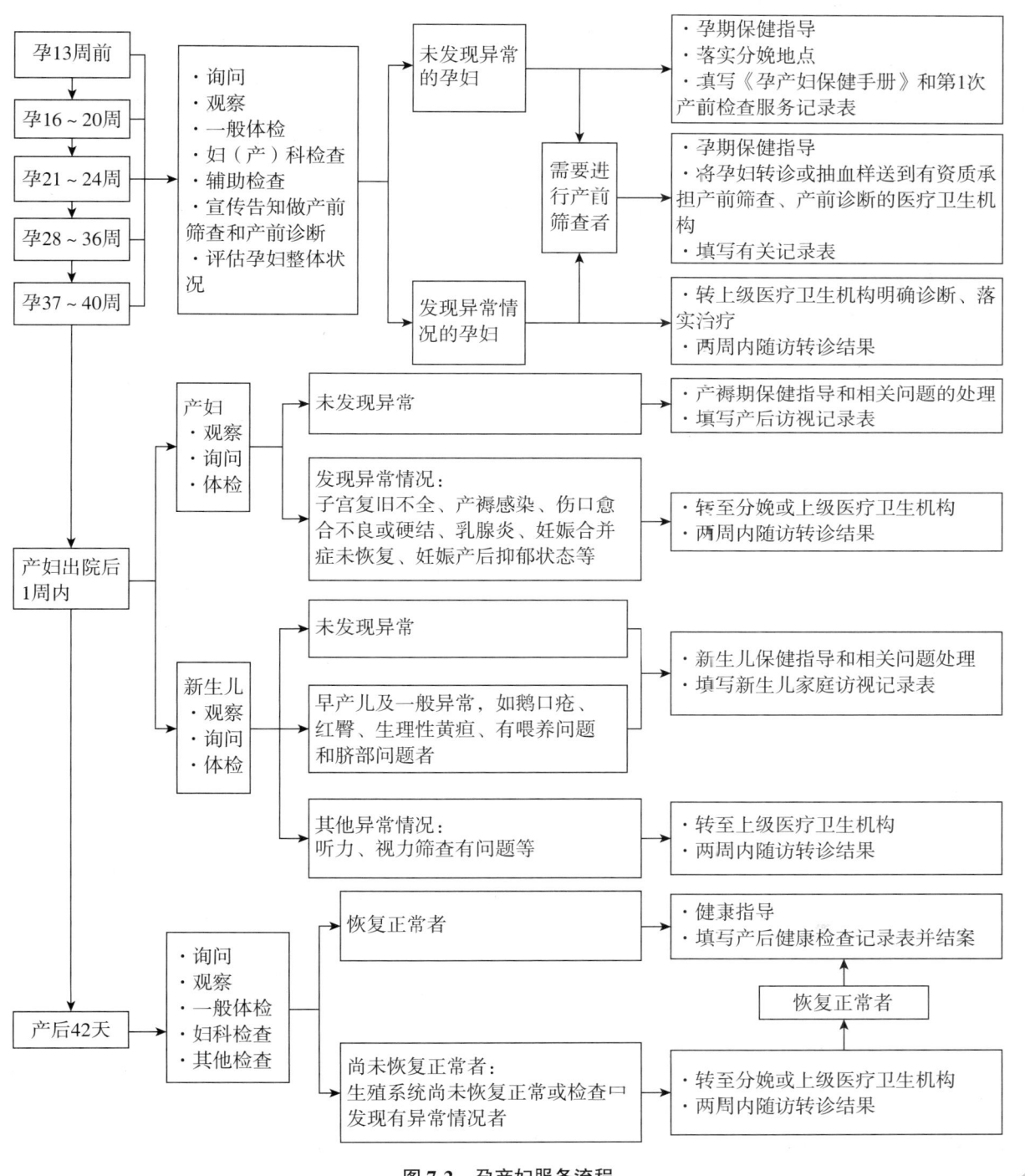

图 7-2　孕产妇服务流程

（四）服务要求

1. 开展孕产妇健康管理的乡镇卫生院和社区卫生服务中心应当具备服务所需的基本设备和条件。

2. 按照国家孕产妇保健有关规范要求，进行孕产妇全程追踪与管理工作，从事孕产妇健康管理服务工作的人员应取得相应的执业资格，并接受过孕产妇保健专业技术培训。

3. 加强与村（居）委会、妇联相关部门的联系，掌握辖区内孕产妇人口信息。

4. 加强宣传，在基层医疗卫生机构公示免费服务内容，使更多的育龄妇女愿意接受服务，提高早孕建册率。

5. 每次服务后及时记录相关信息，纳入孕产妇健康档案。

6. 积极运用中医药方法（如饮食起居、情志调摄、食疗药膳、产后康复等），开展孕期、产褥期、哺乳期保健服务。

7. 有助产技术服务资质的基层医疗卫生机构在孕中期和孕晚期对孕产妇各进行 2 次随访。没有助产技术服务资质的基层医疗卫生机构督促孕产妇前往有资质的机构进行相关随访。

（五）工作指标

1. 早孕建册率 = 辖区内孕 13 周之前建册并进行第一次产前检查的产妇人数 / 该地该时间段内活产数 ×100%。

2. 产后访视率 = 辖区内产妇出院后 28 天内接受过产后访视的产妇人数 / 该地该时间内活产数 ×100%。

（六）附件

1. 第 1 次产前检查服务记录表（表 7-5）
2. 第 2～5 次产前随访服务记录表（表 7-6）
3. 产后访视记录表（表 7-7）
4. 产后 42 天健康检查记录表（表 7-8）

表 7-5　第 1 次产前检查服务记录表

姓　名：　　　　　　　　　　　　　　　　　　　　　　　　　　　编号□□□-□□□□□

填表日期		年　月　日	孕　周		周
孕妇年龄					
丈夫姓名		丈夫年龄		丈夫电话	
孕　次		产　次	阴道分娩____次		剖宫产____次
末次月经	年　月　日或不详	预产期		_____年____月____日	
既往史	1 无 2 心脏病 3 肾疾病 4 肝疾病 5 高血压 6 贫血 7 糖尿病 8 其他_____				□/□/□/□/□/□/□
家族史	1 无 2 遗传性疾病史 3 精神疾病史 4 其他_____				□/□/□
个人史	1 无特殊 2 吸烟 3 饮酒 4 服用药物 5 接触有毒有害物质 6 接触放射线 7 其他_____				□/□/□/□/□/□
妇产科手术史	1 无　2 有_____				□
孕产史	1 自然流产____ 2 人工流产____ 3 死胎____ 4 死产____ 5 新生儿死亡____ 6 出生缺陷儿____				
身　高		cm	体重		kg
体重指数（BMI）		kg/m²	血压	/	mmHg
听　诊	心脏：1 未见异常 2 异常_____□		肺部：1 未见异常 2 异常_____		□

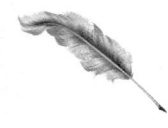

续表

妇科检查	外阴：1 未见异常 2 异常_____ □	阴道：1 未见异常 2 异常_____ □
	宫颈：1 未见异常 2 异常_____ □	子宫：1 未见异常 2 异常_____ □
	附件：1 未见异常 2 异常_____	□

辅助检查	血常规	血红蛋白值_____g/L 白细胞计数值_____/L 血小板计数值_____/L 其他_____
	尿常规	尿蛋白_____尿糖_____尿酮体_____尿潜血_____其他_____
	血型 ABO Rh*	
	血糖	_____mmol/L
	肝功能	血清谷丙转氨酶_____U/L 血清谷草转氨酶_____U/L 白蛋白_____g/L 总胆红素_____μmol/L 结合胆红素_____μmol/L
	肾功能	血清肌酐_____μmol/L 血尿素_____mmol/L
	阴道分泌物	1 未见异常 2 滴虫 3 假丝酵母菌 4 其他_____ □/□/□
		阴道清洁度：1. Ⅰ度 2. Ⅱ度 3. Ⅲ度 4. Ⅳ度 □
	乙型肝炎	乙型肝炎表面抗原_____ 乙型肝炎表面抗体_____ 乙型肝炎 e 抗原_____ 乙型肝炎 e 抗体_____ 乙型肝炎核心抗体_____
	梅毒血清学试验	1 阴性 2 阳性 □ □
	HIV 抗体检测	1 阴性 2 阳性 □ □
	B 超	
	其他	

总体评估	1 未见异常 2 异常_____ □
保健指导	1 生活方式 2 心理 3 营养 4 避免致畸因素和疾病对胚胎的不良影响 5 产前筛查宣传告知 6 其他 □/□/□/□/□

转诊 1 无 2 有 □
原因：_____机构及科室：_____

下次随访日期	年 月 日	随访医生签名	

填表说明见 2017 年国家卫生和计划生育委员会发布的《国家基本公共卫生服务规范（第三版）》。

表 7-6 第 2～5 次产前随访服务记录表

姓 名： 编号□□□-□□□□□

项 目		第 2 次	第 3 次	第 4 次	第 5 次
（随访/督促）日期					
孕 周					
主 诉					
体重（kg）					
产科检查	宫底高度（cm）				
	腹围（cm）				
	胎 位				
	胎心率（次/分钟）				
血压（mmHg）		/	/	/	/
血红蛋白（g/L）					

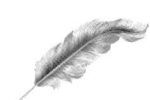

续表

尿蛋白				
其他辅助检查*				
分　类	1 未见异常 □ 2 异常_____	1 未见异常 □ 2 异常_____	1 未见异常 □ 2 异常_____	1 未见异常 □ 2 异常_____
指　导	1 生活方式 2 营养 3 心理 4 运动 5 其他_____	1 生活方式 2 营养 3 心理 4 运动 5 自我监护 6 母乳喂养 7 其他_____	1 生活方式 2 营养 3 心理 4 运动 5 自我监测 6 分娩准备 7 母乳喂养 8 其他_____	1 生活方式 2 营养 3 心理 4 运动 5 自我监测 6 分娩准备 7 母乳喂养 8 其他_____
转　诊	1 无 2 有 □ 原因：_____ 机构及科室： _____	1 无 2 有 □ 原因：_____ 机构及科室： _____	1 无 2 有 □ 原因：_____ 机构及科室： _____	1 无 2 有 □ 原因：_____ 机构及科室： _____
下次随访日期				
随访医生签名				

填表说明见 2017 年国家卫生和计划生育委员会发布的《国家基本公共卫生服务规范（第三版）》。

表 7-7　产后访视记录表

姓　名：　　　　　　　　　　　　　　　　　　　　　　　　　　　　　编号□□□-□□□□□

随访日期	年　　月　　日
分娩日期	年　　月　　日　出院日期　　　年　　月　　日
体　温（℃）	
一般健康情况	
一般心理状况	
血　压（mmHg）	
乳　房	1 未见异常　2 异常_____ □
恶　露	1 未见异常　2 异常_____ □
子　宫	1 未见异常　2 异常_____ □
伤　口	1 未见异常　2 异常_____ □
其　他	
分　类	1 未见异常　2 异常_____ □
指　导	1 个人卫生 2 心理 3 营养 4 母乳喂养 5 新生儿护理与喂养 6 其他_____ □/□/□/□/
转　诊	1 无　2 有　　　　　　　　　　　　　　　　　　　　　□ 原因：_____ 机构及科室：_____
下次随访日期	
随访医生签名	

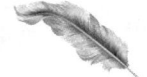

填表说明见 2017 年国家卫生和计划生育委员会发布的《国家基本公共卫生服务规范（第三版）》。

表 7-8　产后 42 天健康检查记录表

姓　名：　　　　　　　　　　　　　　　　　　　　　　　　　编号□□□-□□□□□

随访日期	年　　　月　　　日		
分娩日期	年　月　日	出院日期	年　月　日
一般健康情况			
一般心理状况			
血　压（mmHg）			
乳　房	1 未见异常　2 异常_____		□
恶　露	1 未见异常　2 异常_____		□
子　宫	1 未见异常　2 异常_____		□
伤　口	1 未见异常　2 异常_____		□
其　他			
分　类	1 已恢复　2 未恢复_____		□
指　导	1 心理保健 2 性保健与避孕 3 婴儿喂养 4 产妇营养 5 其他_____		□/□/□/□
处　理	1 结案 2 转诊 　　原因：_____ 　　机构及科室：_____		□
随访医生签名			

填表说明见 2017 年国家卫生和计划生育委员会发布的《国家基本公共卫生服务规范（第三版）》。

三、更年期妇女健康管理

（一）更年期概述

更年期是妇女从成年期进入老年期所必须经历的一个生理阶段，亦是妇女从生殖功能旺盛状态过渡到非生殖期的年龄阶段。伴随着卵巢衰老的进程，更年期妇女可能会出现由性激素变化引起的月经紊乱、血管舒缩功能障碍、神经精神症状等更年期表现。更年期也是老年女性慢性疾病，如骨质疏松、心血管疾病和老年痴呆等的起始阶段。更年期健康管理应立足综合性、多学科、全方位的健康服务，包括建立医疗保健档案，开展更年期保健相关内容的健康教育活动，提供定期、适时、有效的疾病筛查服务等。

（二）健康管理

缺乏更年期常识，易使妇女将自身出现的某些正常情况视为异常，久而久之会加重其病情，抑郁成疾，严重者还会厌世轻生，通过健康教育、咨询，能改变其错误的观点，使其认识到更年期是生活中必然经过的时期，在此期间，每个人的反应，只有程度轻重和时间长短的差异，而不可能不存在更年期。对此，将进入和已经进入更年期的人，要有科学的认识和理解，要从知识上、精神上、思想上有准备地去迎接这一自然的生理变化。

1．进行有针对性的健康教育，加强心理干预　增强自我控制能力，保持乐观、开朗、积极的心态，树立战胜疾病的信心，合理安排生活工作，多与人交流沟通，将心中的郁闷、不快宣泄出来。做自己喜欢做的、有益于身心健康的事情，如唱歌、跳舞、练健身操、瑜伽、太极

拳、书法、绘画、弹琴、烹饪、散步、旅游等，使自己在活动中忘却烦恼，增加生活情趣，改善精神状态，获得身心愉快。正确处理好家庭、社会关系，正确对待各种生活事件，与人为善，宽以待人。凡事量力而行，对自己不要期望值过高，以免达不到目标甚至失败而产生自卑、自弃心理。

2．调节社会关系，降低生活和社会的压力　医护人员根据患者气质、性格、职业、家庭关系、经济状况和社会地位等从各个角度指导家庭成员了解和理解患者的心理和生理变化，同时协调患者、家属和患者工作单位之间的关系，以取得工作单位领导和同事的理解和支持，并建立家人、同事体谅、容忍、同情和关怀的良好养心环境，让其从悲观、抑郁中摆脱出来，唤起她们对生活的信心。配偶应对出现更年期综合征的妻子给予特别的关心和爱护，帮助其顺利度过这一特殊人生阶段。

3．科学调配饮食　饮食多样化，粗细搭配，营养均衡。选择低脂、低糖、低盐、易于消化的食物，多食蔬菜水果、乳制品、豆制品等，大豆中的异黄酮是一种植物雌激素，与女性雌激素活性类似。

4．加强体育锻炼　有氧运动对女性更年期综合征患者的激素水平能产生有益的影响，有氧运动是一种适合女性更年期综合征患者的健身运动项目。

5．音乐疗法　选择合适的音乐激发生理、心理上的变化，音乐能刺激大脑皮层减少应激相关的激素，通过神经内分泌途径改善情感而产生积极作用。音乐干预可消除压力、紧张、抑郁，对人们的心智与生理功能都有极好的影响。

6．药物治疗　由于寿命延长，女性一生中有三分之一的时间是在绝经后期度过的，为了提高中老年妇女的健康水平和生活质量，激素替代疗法已越来越成为不可缺少的保健和治疗手段。

7．中药治疗　近来，不少学者对应用中药治疗更年期综合征的作用机制进行了大量的研究，发现中医药具有调节内分泌系统、神经系统、免疫系统、自由基、代谢等多方面作用，能明显地改善更年期综合征临床症状。随着医学模式的转变，医学的目的与健康的概念不再单纯是生命的保存和延长，而同时要提高生活的质量。因此，减轻和防止女性更年期反应，维护和促进更年期妇女身心健康，提高更年期女性的生活质量，是妇女保健工作的主要内容。

第三节　社区老年保健

对于老年人的标准，目前世界上尚未统一。WHO建议亚太地区和发展中国家用60岁作为老年人标准。我国人口学上将老年人不同年龄阶段分为：45～59岁为老年人前期（中老年人）、60～79岁为老年期（老年人）、80岁以上为高龄期（高龄老年人）、90岁以上为长寿期（长寿老人）、100岁以上为百岁老人。也有专家界定为69岁以下者为低龄老年人，70～79岁者为中龄老年人，80岁及以上者为高龄老年人。老年期是人生最后的生命阶段，往往有其特殊的生理、心理特点及社会问题，疾病也有其特殊性。由于存在显著的个体差异，衰老在不同个体间常以不同的复杂形式表现出来，因此，对于老年期的界定是比较困难的。老年人是指达到或超过老年年龄的人。

案例7-3

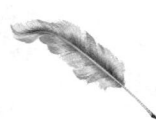

男性，75岁，高血压病史10年，一直服用替米沙坦（40毫克/次，1次/日）控制血压，近10天来出现头痛、头晕、乏力等症状，在网上查问资料后，自行在晚上加服20 mg，但症状并未得缓解，到镇中心卫生院内科就诊。检查发现血压165/100 mmHg，

查眼底显示视网膜动脉变细，血糖正常。医生给加小剂量的吲达帕胺，建议服用后每天到村卫生室去测两次血压，如果3天后症状还未缓解，及时到医院就诊。

问题：

1. 该患者应该采取哪些日常健康管理措施？
2. 医生对患者健康指导的主要内容是什么？

一、老年人常见的健康问题

（一）常见的健康问题

老年人健康是一个相对概念，其衰老、疾病和健康并无明显界限。老年人的各重要脏器的功能都开始有不同程度的下降，随着年龄的增长，这种下降的趋势会更加明显。老年人患病率以及疾病的严重程度也日益增高。约70%的老年人同时患有两种或两种以上的疾病。

1. **身体健康问题** 老年人健康问题的内容包括常见慢性病及其急性并发症，涉及全身各个系统。慢性问题，如骨关节病变、高血压、心脑血管病、恶性肿瘤、糖尿病、伤害与意外事故的不良影响、慢性肝病与肝硬化、眩晕、听力障碍、视力障碍、白内障、尿失禁、静脉硬化、动脉硬化、慢性肺部疾病、痔疮、便秘、慢性肾病、甲状腺功能低下、帕金森病；精神疾病，如抑郁症与痴呆；皮肤炎症以及各种功能障碍等。急性问题，如脑卒中、急性心肌梗死、急腹症、流行性感冒、肺炎、伤害与意外事故、骨折、腹泻等。此外，跌倒、药物反应、功能老化、高龄等情况，均可导致急、慢性病发生，故也应列为其健康问题。另外，可能致病的外因、就医情况、诊疗处置程序等对老年人健康的影响，都可导致其医疗保健需求。

2. **心理健康问题**

（1）失落感：人变老后，其所主导的活动和社会角色发生了改变，从工作单位转向家庭，或在家留守，其社会关系和生活环境变得陌生，加上子女离家，过去那种热闹的氛围一去不复返，对新的生活规律往往又不能很快适应，一种被冷落的心理感受便会油然而生。

（2）孤独感：由于子女逐渐独立，老年人又远离社会生活，自己体力渐衰，行动不便，与亲朋好友的来往减少，信息交流不畅，因此容易产生孤独感。老年人具有自己既定的人际交往模式，不易结交新朋友，人际交往的范围逐渐缩小，从而引发封闭性的心理状态，这是老年人孤独情绪形成的重要原因。

（3）疑虑感：尽管年岁日增，但老年人常常自觉经验丰富，一旦退休或在家留守就无从发挥作用，自尊心受挫，有"英雄无用武之地"之感，于是会产生空虚、寂寞、受冷落等不良情绪，往往误以为自身价值不复存在，久而久之就会低估自己甚至认为自己已经年老无用了。这种自卑感一旦形成，老年人就会经常对自己产生怀疑，忧心忡忡，表现出过分的焦虑。

（4）抑郁感：以上失落、孤独、自卑、疑虑的情绪情感对于老年人的心理都会产生负面的影响，而且老年人在现实生活中容易遭受挫折，不顺心、不如意之事时有发生。例如遇到家庭内部矛盾和纠纷，子女在升学、就业、婚姻等方面有困难，自己的身体日趋衰弱，疾病缠身等情况时，许多老年人就会长吁短叹，烦躁不安，情绪低落或者郁郁寡欢，这都是抑郁的表现。

（5）恐惧感：随着身体的老化，老年人变得越发害怕生病。一方面是担心生病后生活难以自理，给家人和晚辈带来麻烦，变成家庭的累赘；另一方面，一旦生病，特别是重病，老年人就感觉似乎离死亡不远了。老年人对疾病和死亡通常会产生恐惧感。

（二）保健重点

健康老龄化是老年人和社会追求的目标，老年期的心身特点决定了老年人群复杂多样的保健需求，包括预防保健、医疗、护理、康复和心理健康服务等需求。老年保健应将高龄、独居、丧偶、疾病、近期出院及精神障碍的老年人作为重点人群进行健康管理。

1. 医疗保健需求

(1) 预防保健需求：包括疾病预防、自我保健、健康教育、周期性健康检查、老年期的营养与膳食指导等需求。

(2) 医疗服务需求：老年期主要的慢性健康问题有高血压、冠心病、糖尿病、恶性肿瘤、慢性阻塞性肺疾病、睡眠呼吸暂停综合征、便秘、胆囊疾病、骨质疏松症、骨关节病等；急性健康问题有急性心肌梗死、脑卒中、急腹症、肺炎、流感、意外伤害、急性胃肠疾病等。

(3) 长期医疗照护需求：许多老年人由于疾病和体弱等原因，出现病残和生活不能自理的问题。为帮助他们恢复或保持一定的健康状态，以尽可能少的痛苦走完人生，往往需要提供长期性的健康服务，包括医疗护理和生活帮助等，国际上称为长期照护。

(4) 心理健康服务需求：健康状态的心理健康咨询和自我调节需求，人际交往、社会活动的心理辅导需求，疾病状态下的心理护理需求等。

2. 医疗保健的服务形式　在社区中结合发展能力和需要，开展社区疾病综合干预、家庭病床服务、家庭访视、家庭护理服务，建立医院的老年护理中心、老年俱乐部、老年康复中心等，满足老年人对医疗服务的多种需求。

3. 医疗保健系统管理　建立健全老年人群的健康档案，保证服务的连续性；积极开展社区健康需求调查，了解社区存在的主要老年健康问题，动员社区资源，对社区常见老年健康问题进行分级管理；注重社区老年健康信息收集和评估，制订社区老年工作计划等。

> 考点：老年人常见的健康问题、保健重点。

二、老年人健康管理服务规范

（一）服务对象

辖区内 65 岁及以上常住居民。

（二）服务内容

每年为老年人提供 1 次健康管理服务，包括生活方式和健康状况评估、体格检查、辅助检查和健康指导。

1. 生活方式和健康状况评估　通过问诊及老年人健康状态自评了解其基本健康状况、体育锻炼、饮食、吸烟、饮酒、慢性疾病常见症状、既往所患疾病、治疗及目前用药和生活自理能力等情况。

2. 体格检查　包括体温、脉搏、呼吸、血压、身高、体重、腰围、皮肤、浅表淋巴结、肺部、心脏、腹部等常规体格检查，并对口腔、视力、听力和运动功能等进行粗测判断。

3. 辅助检查　包括血常规、尿常规、肝功能（血清谷草转氨酶、血清谷丙转氨酶和总胆红素）、肾功能（血清肌酐和血尿素）、空腹血糖、血脂（总胆固醇、三酰甘油、低密度脂蛋白胆固醇、高密度脂蛋白胆固醇）、心电图和腹部 B 超（肝胆胰脾）检查。

4. 健康指导　告知评价结果并进行相应健康指导。

(1) 对发现已确诊的原发性高血压和 2 型糖尿病等患者同时开展相应的慢性病患者健康管理。

(2) 对其他疾病的患者（非高血压或糖尿病），应及时治疗或转诊。

(3) 对发现有异常的老年人建议定期复查或向上级医疗机构转诊。

(4) 进行健康生活方式以及疫苗接种、骨质疏松预防、防跌倒措施、意外伤害预防和自救、认知和情感等健康指导。

(5) 告知或预约下一次健康管理服务的时间。

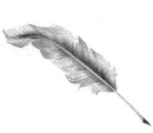

（三）服务流程（图7-3）

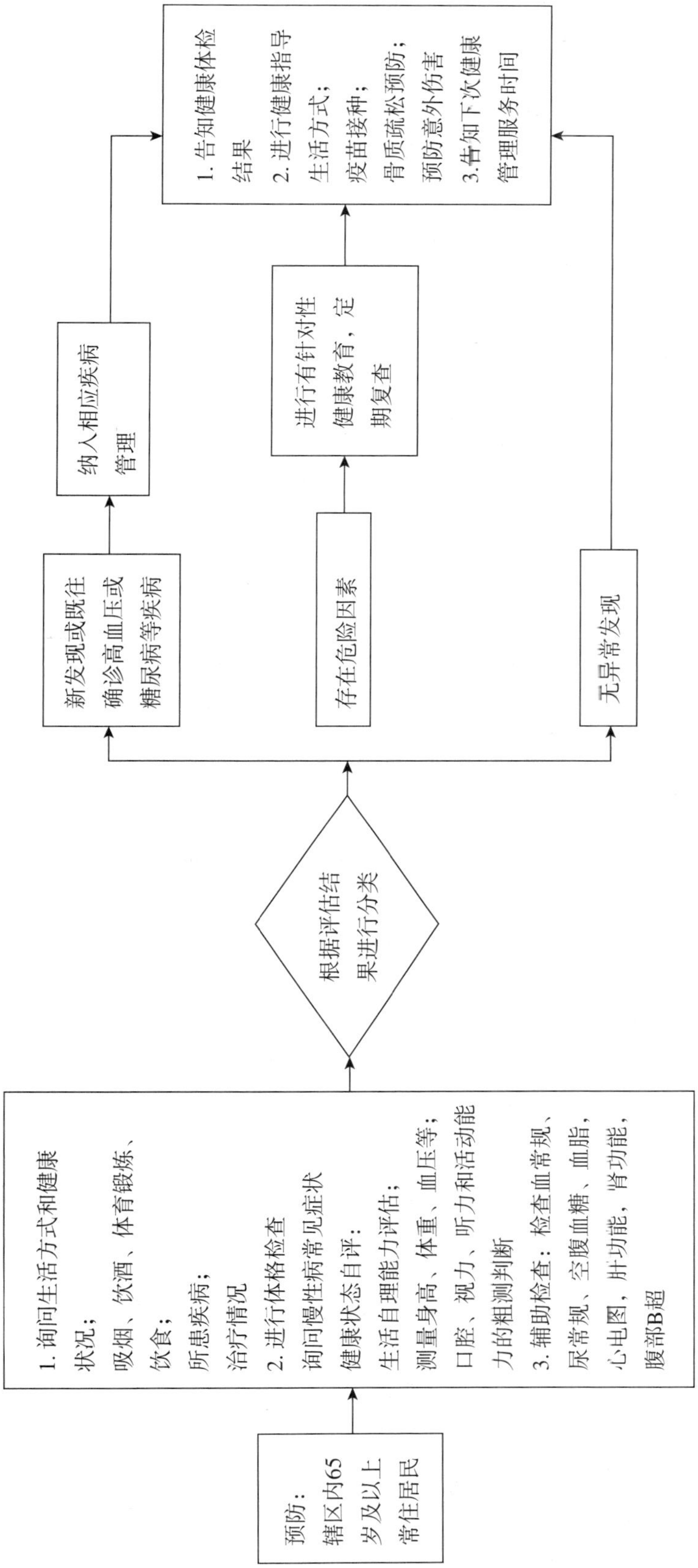

图 7-3 老年人健康服务流程

（四）服务要求

1. 开展老年人健康管理服务的乡镇卫生院和社区卫生服务中心应当具备服务内容所需的基本设备和条件。

2. 加强与村（居）委会、派出所等相关部门的联系，掌握辖区内老年人口信息变化。加强宣传，告知服务内容，使更多的老年人愿意接受服务。

3. 每次健康检查后及时将相关信息记入健康档案。具体内容详见《居民健康档案管理服务规范》健康体检表。对于已纳入相应慢性病健康管理的老年人，本次健康管理服务可作为一次随访服务。

4. 积极应用中医药方法为老年人提供养生保健、疾病防治等健康指导。

（五）工作指标

老年人健康管理率＝年内接受健康管理人数/年内辖区内65岁及以上常住居民数×100%。

注：接受健康管理是指建立了健康档案、接受了健康体检和健康指导、健康体检表填写完整。

（六）附件

老年人生活自理能力评估表（表7-9）

表7-9 老年人生活自理能力评估表

评估事项、内容与评分	程度等级				判断评分
	可自理	轻度依赖	中度依赖	不能自理	
进餐：使用餐具将饭菜送入口、咀嚼、吞咽等活动	独立完成	—	需要协助，如切碎、搅拌食物等	完全需要帮助	
评分	0	0	3	5	
梳洗：梳头、洗脸、刷牙、剃须、洗澡等活动	独立完成	能独立地洗头、梳头、洗脸、刷牙、剃须等；洗澡需要协助	在协助下和适当的时间内，能完成部分梳洗活动	完全需要帮助	
评分	0	1	3	7	
穿衣：穿衣裤、袜子、鞋子等活动	独立完成	—	需要协助，在适当的时间内完成部分穿衣	完全需要帮助	
评分	0	0	3	5	
如厕：小便、大便等活动及自控	不需协助，可自控	偶尔失禁，但基本上能如厕或使用便具	经常失禁，在很多提示和协助下尚能如厕或使用便具	完全失禁，完全需要帮助	
评分	0	1	5	10	
活动：站立、室内行走、上下楼梯、户外活动	独立完成所有活动	借助较小的外力或辅助装置能完成站立、行走、上下楼梯等	借助较大的外力才能完成站立、行走，不能上下楼梯	卧床不起，活动完全需要帮助	
评分	0	1	5	10	
总得分					

该表为自评表，根据下表中5个方面进行评估，将各方面判断评分汇总后，0～3分者为可自理；4～8分者为轻度依赖；9～18分者为中度依赖；≥19分者为不能自理。

> 考点：老年人健康管理服务规范。

三、临终关怀

（一）概述

临终关怀（hospice care）又称善终服务或安宁照顾，也称终末期照顾（terminal care），是指向临终患者及其家庭提供的包括生理、心理、社会等方面的全面照护与支持，使临终患者生命得到尊重，症状得到控制，生命质量得到提高，家属身心健康得到维护，使患者在临终时能够安宁、舒适地走完人生的最后旅程。"临终"一般指即使采取积极的、治愈性的或姑息性的治疗也无法控制和改善病情的一种状态，患者虽然意识清醒，但病情却迅速恶化，各种迹象表明生命即将结束。关于临终期，目前暂无统一标准。美国规定，患者患有晚期疾病，生命不超过 6 个月为临终期；英国将临终期界定为 1 年；我国标准一般是预期寿命在 2～3 个月为临终期。当前，社区卫生服务机构和全科医生是临终关怀服务的最佳提供者。

临终关怀起源于中世纪时对朝圣者、流浪汉、贫困者和危重患者提供照顾。现代的临终关怀起始于 20 世纪 60 年代。1967 年英国的西塞莉·桑德斯（Cicely Saunders）博士创办的第一所临终关怀医院圣克里斯多弗医院在英国伦敦诞生，是现代临终关怀开始的重要标志。我国的临终关怀事业起步较晚。1988 年，天津医学院成立了首家临终关怀研究中心。1993 年，中国心理卫生协会临终关怀专业委员会成立是重要的里程碑。目前，我国已有专业临终关怀机构 100 多所。当前提供临终关怀的场所除专门机构外，还有家庭、社区、综合医院临终关怀病房等。

临终阶段的患者除了生理上的痛苦之外，还要面对死亡的恐惧。因此，医生一定要在控制和减轻患者机体痛苦的同时，做好临终患者及其家属的心理关怀。临终关怀的目标是提高患者的生命质量，通过消除或减轻病痛与其他生理症状，排解心理问题和精神恐惧，令患者能内心宁静地面对死亡。

临终关怀的主要任务包括对症治疗、家庭护理、缓解症状、控制疼痛、减轻或消除患者的心理负担和消极情绪。因此，临终关怀常由医生、护士、社会工作者、家属、志愿者以及营养学和心理学工作者等多方面人员共同参与。全科医生应发挥自身和社区卫生服务机构优势，把临终关怀视为生命周期照顾的一部分，作为一种新兴的医疗保健服务项目。通过给患者及其家属提供特殊的护理和支持性治疗，以减轻他们在躯体、情感、社会和精神方面的痛苦，维护临终患者的尊严，使其舒适、安宁地度过人生的最后旅程。

（二）临终关怀与全科医疗

1. 临终关怀重在"照顾"，轻于"治疗"　临终关怀并不以延长生命为目的，而是以减轻身心痛苦为宗旨。患者一旦确定为临终状态，医护人员在临床上应掌握以下原则：①以治愈为主的治疗（cure）转为以对症处理为主的照顾（care）；②以延长患者生存时间为主转为以提高患者生命质量为主；③尊重临终患者的尊严和权利；④注重对临终患者和家属的心理支持。临终关怀的服务充分体现了全科医学的服务理念。

2. 临终关怀服务对象包括临终患者及其家属　临终关怀不但要为临终患者服务，而且要兼顾患者家属。临终关怀中对患者家属照顾特别能体现出全科医疗中以家庭为单位的健康照顾的学科特点。临终患者的家庭成员既为患者服务，同时也是医护人员的服务对象。全科医生在做好对临终患者关怀的同时，也要做好对临终患者家属的关怀照顾工作。特别是在患者死亡时和死亡后的一段时期，要使家属能够承受"丧失亲人"的打击，加强自我调节以适应新的生活，这对于保护和促进家属的生理和心理健康都具有重要意义。

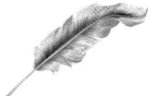

3. 服务内容广泛全面，强调团队合作，充分体现现代医学模式的特征　临终关怀服务不但强调支持性和缓解性的治疗与照顾，而且还包括心理咨询与支持、死亡教育、社会支援和居丧照顾等多层次的综合性服务。如对临终患者和家属进行的心理咨询与安慰；在社区或更大范围内调动社会资源给予临终患者及其家属的物质帮助和精神支持；患者死后对家属的居丧照顾等。因此，临终关怀特别强调团队协作，涉及医生、护士、心理医生、药剂师、营养师、理疗师、社会工作者或志愿者等与患者家属及其亲朋好友一起共同参与，充分体现了生物-心理-社会医学模式的特征。

（三）临终关怀的基本原则

1. 肯定生命　人的生命过程是单向不可逆的，每个人都不可避免要走到生命的终点线——死亡。临终是日常生活的一部分，处于此期的人同样需要生理上的关怀、心理上的安慰、与家属和社会的交往。避免将临终者孤立地置于某个陌生环境中，要帮助他们有尊严地、无痛苦地活着或死去。

2. 以人为中心　以临终患者为中心是临终关怀的最基本原则。沟通和关系的建立是提供高效服务的重要基础。全科医生与患者及其家属的交流需要个体化，沟通的过程与信息的内容同样重要。研究表明，医生在宣布初步诊断时，重要的是坦白相告、永不放弃、给足时间、表示关心、表达清楚和控制语速。全科医生因其所受的独特训练及与社区居民的密切接触而具有提供优质服务的优势。

3. 综合照顾　无论是临终关怀，还是姑息治疗，服务内容都必须是全方位的。全科医生要在生理、心理、情感和精神等方面给予全面照顾，同时照顾其家属。

4. 注重功能　临终关怀的目标是控制症状，缓解不适，提高生命质量。尽管疾病无法治愈，但每个患不治之症的人都有权利得到照顾，临终关怀是一项基本人权。

5. 提供支持　全科医生要尽其所能帮助患者积极地、有尊严地生活，并尽可能满足其自我实现的需要，直至死亡。同时，在居丧期间，还要为家属提供支持系统。

6. 团队协作　要采用多学科协作方式满足患者和家属的需要，协作团队由患者及其家属、全科医生、其他专科医生、护士、管理者、药剂师、心理治疗师、康复医师、营养师、健康管理师、社会工作者、志愿者等构成。要注意尊重患者及其家属的自主权，让其参与决策。

7. 权衡利弊　考虑采用临床决策时要权衡利弊，确保方案利大于弊，不应忽视治疗的不良反应并合理使用有限的资源。比如，给一位没有治愈希望的恶性肿瘤患者进行大剂量全身化疗，往往会带来肉体上的痛苦、精神上的压力和经济上的负担，甚至可能会缩短寿命，这时应谨慎使用。因此，仅有希望是不够的，科学的依据和明智的选择显得尤为必要。减轻痛苦胜于几乎没有希望的治疗。

（四）临终关怀服务的基本内容

临终关怀是一项很有意义、很崇高的工作。当人们面临死亡的时候，真的很需要一些力量和一些帮助，既要减轻肉体的痛苦，更要消除精神上的折磨，直面死亡，让人在生命即将结束之时，也能享受阳光、享有尊严。

1. 提供死亡教育　死亡教育是就如何认识和对待死亡而对患者及其家属进行的教育。让患者在精神和心理上做好死亡准备，并积极对待生命的最后历程。死亡教育可以帮助人们正确地面对自我之死和他人之死，理解生与死是人类自然生命历程的必然组成部分，从而树立科学、合理、健康的死亡观；可以消除人们对死亡的恐惧、焦虑等心理现象，教育人们坦然面对死亡；使人们思索各种死亡问题，学习和探讨死亡的心理过程以及死亡对人们的心理影响，为处理自我之死、亲人之死做好心理上的准备；可以勇敢地正视生老病死的问题，加深人们对死亡的深刻认识，并将这种认识转化为珍惜生命、珍爱健康的强大动力，进而提高自己的生命和生活质量；使更多的人认识到人生包括优生、优活、优死三大阶段，以便使人们能客观地面对

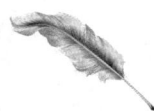

死亡,有意识地提高生命质量。全科医生应该根据患者的实际情况,从专业的角度考虑,提供合适的选择给患者及其家属,而不应该一味地跟着患者家属的意见走。另一方面,要教育引导患者家属,面对临终患者,患者本身的想法、意见应该更加得到尊重,与患者更早、更长时间的沟通病情,包括死亡本身可以帮助他们更好地面对死亡,同时这也是对患者的尊重。

2．控制疼痛及其他不适症状　处理症状尤其是缓解疼痛是临终关怀服务的首要任务。疼痛给患者带来极大痛苦与恐惧,而挫折、焦虑、疲劳、失眠、厌倦和愤怒等都可导致痛阈的降低。疼痛等不适症状如得不到缓解,会给患者带来难以忍受的躯体痛苦,这往往要比面对死亡更可怕。临终关怀的核心任务之一就是提供科学有效的方法控制症状,尽可能使者舒适,改善生命质量。

3．心理社会支持　临终关怀应尽可能满足患者精神、心理和社会的需要,维护心理社会健康。临终患者的心理变化表现为多阶段的发展过程。美国心理学家伊丽莎白·库伯勒·罗斯将临终患者的心理过程概括为否认期、愤怒期、协议期、抑郁期和接受期。

(1) 否认期:否认是许多临终患者刚刚得知疾病晚期诊断后的最初反应,否认表示对未来仍有良好期望等自我防卫、自我激励的防御机制,可以成为积极的心理屏障。其表现为焦虑、急躁、心神不定、要求复查,少数人会有自杀行为。

(2) 愤怒期:一般而言否认期是短暂的,疾病往往会继续恶化。当患者的求生愿望无法满足,一切美好愿望无法实现时,随之而来的是气愤、暴怒和嫉妒。引起焦虑、烦躁,甚至产生攻击性行为,并常会迁怒于家属和医护人员。

(3) 协议期:当临终患者自感愤怒、怨恨无济于事,却反而可能加剧病程进展时,就会试图用合作的态度和良好的表现来换取生命的延长或实现其他愿望。此时,临终患者情绪平静、态度和善,积极配合治疗与护理,希望医护人员能足够重视他,给予最好的治疗方法,期待能出现奇迹,延长自己的生命。

(4) 抑郁期:随着病情向着恶化方向迅速进展,临终患者已经意识到现代医学治疗无望,死亡将至,往往会表现出消极、抑郁、沮丧、绝望的心理。表现为对周围事物的淡漠,语言减少,反应迟钝,对任何东西都不感兴趣。

(5) 接受期:当临终患者认识到死亡已不可避免,并被疾病折磨得虚弱无力时,只能面对现实,无可奈何地接受了。此期临终患者对死亡已不再恐惧和悲伤,而是有一种"认命"的感受,他们喜欢安静或一个人独处。这时临终患者往往表现出惊人的坦然,不再抱怨命运,也不显示淡漠的情绪。患者通常表现为疲倦和虚弱,喜欢休息和睡眠,准备迎接死亡的来临。

无论处于何期,临终患者的心理状态都是多样的、变化的。并不是所有的临终患者的心理发展都会经历上述各个阶段,不同年龄、不同个体都会有所不同,并可有发展顺序上的差异。学龄期儿童已能明显表现出上述 5 个阶段。全科医生应充分了解临终患者的心理变化,并做出正确评估。不管患者是在医院里,还是在家里,临终关怀都要利用团队合作和耐心倾听以达到下列目标:①解除患者的疼痛和痛苦;②尽可能地使患者安然去世;③帮助丧偶者及其家庭;④探索生与死的意义。临终患者心理关怀需要医护人员、家属以及社会的共同努力,其中社区全科医生有责任尽自己力量做好这项工作,必要时可寻求专业心理医生的帮助。

1) 否认期:医护人员要以理解、真诚、关爱的态度对待临终患者,陪伴并耐心倾听其诉说,认真回答他的问题。解答病情时,既要指出问题的严重程度以引起患者和家属的足够重视,又不要急于全部揭穿,以免彻底毁灭他们的希望。有时可顺从临终患者的意愿给予必要的复查,以缓冲其突然遭受的心理创伤。可以酌情主动与临终患者讨论死亡,建立正确的人生观、生死观,正确看待生命和死亡。要争取家属的合作,注意关注临终患者的行为,防止自杀等意外事件的发生。

2) 愤怒期:这时要给临终患者提供一定的空间和时间,让其尽情地发泄内心的痛苦和怨

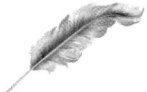

恨，对他们的抱怨、发怒、不合作采取不责怪、不阻止的态度，耐心地倾听、静静地陪伴，表达同情与谅解，以此缓解临终患者的愤怒情绪。要高度注意避免意外事件的发生，如遇临终患者出现破坏性行为，应及时制止并采取安全防卫措施。注意对家属的心理关爱，争取他们的支持。

3）协议期：对于临终患者提出的种种协议或"乞求"，医护人员应表现出真诚的关心，提供细致的照顾，调动其积极情绪，更好地配合治疗，减轻痛苦。有时临终患者的协议行为具有隐匿性，不被他人所察觉，医护人员要在与其接触和交流中努力了解他们的想法和愿望，满足其心理需求。

4）抑郁期：应多陪伴临终患者，给予积极的同情与支持，允许和建议亲人好友陪伴，通过语词性和非语词性的语言与临终患者交流，给予安慰和鼓励，消除低沉的情绪。同时，可以使用音乐疗法等转移注意力，疏导抑郁情绪。鼓励和协助临终患者保持个人的清洁卫生，以维护其自尊，提供舒适。

5）接受期：这时已进入临终患者生命的最终阶段，医护人员和亲人要给临终患者提供更为安静、舒适的环境，不要强迫其交谈，避免不必要的打扰，对需要独处者应提供独处的条件。注意帮助其了却未尽的心愿，如遗嘱处理、召见亲人友人、交代重要的工作事宜等。一切医护服务仍应照常进行，不可疏忽，尽量让临终患者舒适、无痛苦。亲友应更多地在身边陪伴他们，使其安然地度过生命的最后时刻。

4．临终患者的生活关怀　临终患者总是希望维护自身的社会地位和权利，渴望得到亲友、同事、领导的关怀和慰藉。这种自我尊重的愿望的实现，不仅体现在对疾病康复的渴望，还体现在期望医护人员及其家属的关怀，如保持病室的整洁和空气清新；愿意接受口腔、头发、伤口、大小便护理等；配合皮肤护理，定期翻身、擦背，保持床铺清洁和卧具舒适；接受鼓励、补充营养及少食多餐等。临终患者的生活关怀主要包括：

（1）提供舒适的临终环境：患者究竟是选择在医院里还是在家里度过人生的最后时光，可以根据家庭居住条件、医院医疗费用的经济承受能力、患者临终症状的轻重程度，更主要的是患者及其家属的观念来进行选择。社区的全科医生和护士或临终关怀团队可以利用家庭病床的优势在许多方面起指导和支持作用。

（2）做好临终患者的个人卫生：做好临终患者的个人卫生，尊重患者的卫生习惯，不仅是提高患者的生活质量问题，也是关系到尊重患者的生命价值和生命尊严等伦理道德问题。社区医护人员要与医院医护人员和患者家属一起管理和帮助患者做好个人卫生，定时给患者洗浴或擦浴，定期更换床单、被褥、枕巾等床上用品。及时清除、清洗患者的呕吐物和排泄物，帮助不能自理的患者洗脸、梳头、洗脚、剪指（趾）甲。对瘫痪的患者应定期翻身、更换四肢的位置以防止压疮。

（3）给予良好的饮食护理：医护人员要协助家属尽量创造条件增强患者的食欲，结合患者病情调整饮食成分的选择，给予高蛋白质、高热量、易于消化的饮食，鼓励患者多吃新鲜水果和蔬菜，并注意少食多餐。鼓励患者尽量多喝饮料，以减少静脉输液。

（4）安排好临终患者的日常生活：营造安静舒适的病房或居家环境，保证患者足够的睡眠，鼓励和指导患者开展功能锻炼。临终患者虽然面临死亡的威胁，但是仍然有着自己的生活内容。可以鼓励患者与亲友通过电话、信件或网络保持联系，给患者购置喜爱的衣物、食品或小玩具，与患者一同看电视、聊天、娱乐，保证患者的正常生活娱乐。

5．临终患者家属的居丧照顾　临终患者家属往往要比患者自己更难以接受死亡的事实。医护人员要疏导和劝慰家属，一方面，使其心理得到安慰；另一方面，引导其与医护人员一道照护患者。许多研究证实生活事件的冲击能引起心理平衡失调而影响健康，亲人离去就是最严重的刺激因素。亲人临终时，患者家属面临着精神上的创伤，接着经受必然的治丧过程。社区

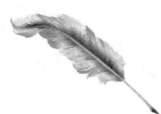

全科医生及其团队是为治丧者提供服务的最佳人选。帮助患者家属节哀顺变并从中解脱出来，确认并干预过分的哀悼，以避免死亡对亲属的过分伤害。对于极度悲伤而影响正常生活和身心健康者，可慎重地选用药物适当处理。

> 考点：临终关怀的原则及基本内容。

自测题

1. 下列不是一般意义的社区公共卫生服务重点人群的是
   A．儿童
   B．妇女
   C．老年人
   D．长期患病人群
   E．贫困人群
2. 学龄期尚未发展达到成人水平的是
   A．生殖系统
   B．呼吸系统
   C．循环系统
   D．消化系统
   E．泌尿系统
3. 女孩进入青春期的年龄一般是
   A．7～8岁
   B．9～12岁
   C．13～14岁
   D．15～16岁
   E．17～18岁
4. 社区医生为孕妇建立《母子健康手册》，并进行第1次产前检查的时间是
   A．孕4周
   B．孕8周
   C．孕10周
   D．孕13周
   E．孕16周
5. 按基本公共卫生服务规范的要求，社区医生对产妇进行产后健康检查的时间是
   A．36天
   B．40天
   C．42天
   D．48天
   E．50天
6. 下列不是老年人生活自理能力评估内容的是
   A．进餐
   B．如厕
   C．活动
   D．睡眠
   E．梳洗

（郑代坤）

第八章 社区慢性病管理

第八章数字资源

学习目标

通过本章内容的学习，学生应能够：
1. 说出慢性病的概念、慢性病的危害及慢性病三级预防。
2. 概述基层原发性高血压管理对象、内容。
3. 概述基层2型糖尿病管理对象、内容。
4. 学会严重精神障碍患者管理内容、危险评估。

第一节 概述

一、慢性病的概念、分类及危害

（一）慢性病的概念

慢性病的全称是慢性非传染性疾病，不是特指某种疾病，而是指一组发病隐匿，潜伏期长，一旦发病，不能自愈且很难治愈的非传染性疾病。

（二）慢性病的分类

1. 心血管疾病　如高血压、冠心病、心肌梗死、脑卒中等。
2. 恶性肿瘤　如肺癌、肝癌等。
3. 慢性呼吸系统疾病　如慢性支气管炎、慢性阻塞性肺疾病等。
4. 内分泌和营养代谢性疾病　如糖尿病、甲亢、痛风、肥胖等。
5. 精神和行为障碍　如阿尔茨海默病、精神分裂症、神经衰弱等。
6. 慢性肝肾疾病　如肝硬化、肾小球疾病等。
7. 其他器官的慢性、不可逆性损害　如骨关节病、骨质疏松症等。

（三）慢性病的危害

1. 严重危害人群健康　慢性病一般病程长，病因复杂，多数是终身性疾病，需要长期乃至终身管理。现代社会快速老龄化加快了慢性病流行。世界卫生组织2012年全球慢性病报告显示，全球有3800万人死于慢性病，占到总死亡人数的68%，慢性病已经成为我国城乡居民死亡的主要原因。我国有14亿人口，其中患慢性病的人数众多，2012年中国居民死因监测报告显示，在前10位死因中全人群因慢性病死亡的已占到总死亡的85.4%，大于65岁老年人群慢性病死亡已占到总死亡的92.6%。慢性病还会造成脑、心、肾等重要脏器的损害，易造成伤残，影响劳动能力和生活质量。中国不同年份由非传染性疾病导致的死亡情况见表8-1。除此之外，慢性病的患者及家属容易因遭受了巨大的压力，而出现身体和心理双方面的疾病。

 知识链接

配偶综合征

现在医生把更多精力放在患者的治疗上，对于患者的家属却无暇顾及。如阿尔茨海默病和肿瘤患者以及卧床患者的家属，都背负着巨大照护压力。有的家属为照顾患者患上抑郁症。各种患者家属在陪伴患者过程中，由于身体和心理的双重影响，而患病或离世的现象称为配偶综合征。在国内这是一个被忽略的，近乎空白的领域。

表8-1 中国不同年份由非传染性疾病导致的死亡情况

时间（年）	非传染性疾病导致的年龄标准化死亡率（/10万人）			总的非传染性疾病的死亡数（千人）		
	男性	女性	整体	男性	女性	整体
2000	759.9	594.3	672.5	3517.7	3091.3	6609.0
2005	682.6	541.4	608.5	3714.8	3279.6	6994.4
2010	656.0	511.1	580.5	4211.0	3644.4	7856.0
2015	622.0	483.5	549.9	4721.0	4071.0	8792.0

数据来源：WHO 各国家总的非传染性疾病死亡数据（2017-04-10 更新）

2．经济负担重 我国于2000年已步入老年型国家行列。中国老年人口数量已占世界老年人的20%，人口老龄化超过经济发展的承受力。西方发达国家进入老龄化社会时人均GDP在1万美元左右，而我国进入老龄化社会时人均GDP还不足1千美元。未富先老，穷人得了"富贵病"。全球每年有75%~85%卫生开支用于慢性病治疗，中国慢性病治疗的支出占卫生总费用比例将由2005年的65%上升到2020年的73%。

二、慢性病的危险因素

世界卫生组织调查显示，慢性病的发病原因60%取决于个人的生活方式、遗传、老龄化、心理、医疗条件、社会条件、家庭等相关因素。因慢性病的发生与流行往往是多个危险因素共同作用的结果，具有"一因多果、一果多因、多因多果、互为因果"的特点。概括起来主要有几类：

（一）生活方式

1．吸烟 烟草在燃烧过程中产生的气体混合物称烟草烟雾。其化学成分复杂，主要有尼古丁、N-亚硝基胺类、芳香胺类、甲醛等有害物质。其中尼古丁和一氧化碳是公认的引起动脉粥样硬化的因素；苯并芘是致癌物质，对人体危害较大。2012年，卫生部发布的《中国吸烟危害健康报告》是我国第一部针对吸烟及二手烟暴露对健康所造成危害的国家报告。烟草对身体的主要危害有：①呼吸系统，轻者引起咳嗽、咽炎，重者引起慢性阻塞性肺疾病、肺癌等；②心血管系统，如冠心病、脑梗死、脑功能异常、动脉硬化、痴呆等；③消化系统，如消化不良、消化溃疡、厌食等；④生殖和发育异常，烟草中含有多种可以影响人体生殖及发育的有害物质；⑤糖尿病，可以导致2型糖尿病，并增加糖尿病患者发生大血管和微血管并发症的风险，影响疾病预后；⑥其他，如骨质疏松、口腔癌、心理问题、烟草依赖（尼古丁依赖）等。

2．膳食结构 膳食结构是指膳食中各类食物的数量及其所占的比重。由于影响膳食结构

的各种因素是动态变化的，所以膳食结构不是一成不变的，通过适当的干预可以促使其向更利于健康的方向发展。当今世界大致有 4 种膳食结构模式。

（1）发达国家模式（富裕型模式）：是多数西方欧美发达国家，如美国、西欧、北欧的典型膳食结构，该膳食模式以动物性食物为主，属于营养过剩型膳食。其特点是动物性食品及食糖摄入比例较高，粮谷类摄入量小。这类膳食模式的主要问题是"营养过剩"，容易造成肥胖、高血压、冠心病、糖尿病等营养过剩性慢性病发病率上升。

（2）发展中国家模式（温饱模式）：多见于东方的广大发展中国家，该膳食模式以植物性食物为主，谷类消耗量大，动物性食物消耗量小。人群中主要营养问题是存在营养缺乏性慢性病，容易导致蛋白质、钙、铁、维生素 A 等摄入不足。

（3）日本模式（营养模式）：以日本为代表，膳食中动、植物食物比例适当，既保留东方膳食结构特点，又吸取了西方膳食结构的优点，少油、少盐、多海产品，膳食中提供的能量和营养素能满足人体需求，膳食结构最合理。

（4）地中海模式：是居住在地中海周边国家居民所特有的膳食模式，意大利、西班牙、希腊是其主要代表。其主要特点是膳食富含植物性食物，食物加工程度低、新鲜度高；居民以食用当季、当地产的食物为主，橄榄油是主要食用油；食用大量新鲜蔬菜、海鲜；有少量饮用红葡萄酒的习惯。这种膳食模式饱和脂肪摄入量低，蔬菜、水果摄入量高，心脑血管疾病发病率很低。

膳食平衡是指膳食中所含的营养素种类齐全、数量充足、比例适当，即氨基酸平衡、热量平衡、营养素平衡、酸碱平衡以及各种营养素摄入量之间也要平衡，只有这样才利于营养素的吸收和利用。膳食平衡有助于预防、延缓慢性病的发生和病情发展。

3．长期紧张疲劳　长期紧张疲劳会导致内分泌失调、血压升高、女性月经失调、胃肠功能紊乱及神经衰弱。还可能因为脑功能轻度紊乱而出现头晕乏力，记忆力减退等一系列症状。

4．体力活动少　体力活动内容一般包括活动强度、活动频率和活动时间。体力活动水平与健康之间有一定的联系。随着科技的发展人们的体力活动呈现减少的趋势。体力活动过少是心脑血管疾病发病原因之一。

（二）遗传

遗传病通常是由遗传物质的变化或致病基因的控制引起的。一些疾病就是受到家族遗传因素和母亲怀孕期各种因素的影响而产生的。遗传病的获得不仅仅是生物遗传，还有心理、精神的遗传。家族性遗传病，如血友病、家族性克汀病等。许多慢性病也都有家族遗传倾向，如高血压、动脉粥样硬化、癌症、糖尿病、高脂血症等。

（三）老龄化

随着各国的社会经济条件普遍改变，促进了人类的长寿和人口数量的急剧增长。老龄化问题成为当今全球性的一个社会问题。许多老年人往往伴有一种或多种慢性病。老龄化促进了慢性病患者人数的增加，加大了慢性病的防治压力。2019 年 11 月下旬，中共中央、国务院正式印发《国家积极应对人口老龄化中长期规划》（以下简称《规划》），将应对老龄化上升为国家战略，《规划》明确了应对人口老龄化的重要意义和目标任务，以此指导未来 30 年应对人口老龄化的各项政策。

（四）心理

心理是指人内在符号活动梳理的过程和结果。心理应变平衡失调就会出现心理问题。21 世纪，精神和心理问题发病率增长迅速，将成为困扰人群健康的主要问题。常见的心理、精神问题有失眠、焦虑、抑郁、社交恐惧、强迫症、躯体形式障碍、进食问题（厌食和暴食）、老年精神障碍等。健康的概念并不只是局限于没有"躯体疾病"，而是生理、心理和社会适应能力的完好状态。

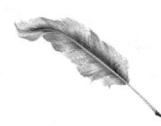

（五）医疗条件

高水平的医疗技术对疾病的预防与治疗占据着无可替代的地位。医疗发达地区人民群众的健康水平明显高于医疗水平落后地区。新中国成立以来，党和国家领导人历来关注人民身体健康，提高人民的医疗卫生条件。经过几十年大发展，我国医疗技术水平已经接近发达国家。目前我国医疗保障覆盖了超过13亿人口，慢性病的防治得到充分重视，基本做到了全民病有所医。

（六）社会条件

社会条件的构成因素多且复杂。它主要有4个因素：政治因素、经济因素、文化因素和传媒因素。

1．政治因素　以1998年国务院发布《国务院关于建立城镇职工基本医疗保险制度的决定》（国发〔1998〕44号）为标志，中国全面进行医疗保障制度改革。让全国城乡居民有了基本医疗保障，并逐步满足人们日益增长的多元多层次的医疗保障需要。习近平多次强调，全民医保是中国特色基本医疗卫生制度的基础，要不断提升人民群众的获得感、幸福感、安全感。

2．经济因素　经济发展改善了人民群众的营养状态，促进健康的发展。但经济发展对环境和人类生活可能产生不利的影响，主要有环境污染、营养过剩、生活方式的改变等，成为影响人类健康的新问题。人类疾病谱、死因谱已由以传染性疾病为主，逐渐转变成以慢性病为主。

3．文化因素　文化因素是指教育、科学、文艺、道德、宗教、风俗习惯等。风俗习惯是历代延续下来的规范，约束着人们的行为。一些不好的文化因素，尤其是不良的风俗习惯造成的不良行为会影响人们的健康，如我国一些地区居民，长期喜食腌制食物导致肿瘤，高血压等慢性疾病的高发。

4．传媒因素　媒体讯息的真实、公正、科学程度对人民群众的健康观念养成起着促进、推动的作用，有利于慢性病的防治。

（七）家庭

家庭是社会构成的最基本单元。家庭对个人疾病的发生、发展有着重要的作用。如家庭对孩子的溺爱，导致肥胖儿童增多，肥胖儿童是糖尿病、动脉硬化、心血管病等慢性病人群的后备军；家庭对慢性病患者的长期照顾，对慢性病的病情控制和提高患者生活质量而言极为重要。

三、慢性病的三级预防

预防是指人类活动可能导致环境质量下降时，应当事前采取预测、分析和防范措施，以避免、减少由此带来的损害。

慢性病的预防是根据目前对疾病病因的认识、机体的调节功能和代偿状况以及对疾病自然史的了解进行的。因此，慢性病预防可根据疾病的不同阶段，采取不同的相应措施，来阻止疾病的发生、发展或恶化，即慢性病的三级预防措施，能最大限度地减少疾病造成的危害。

（一）一级预防

一级预防（primary prevention）又称病因预防，是在疾病尚未发生时针对致病因子、可疑致病因子或因素所采取的措施。一级预防包括两个方面：健康促进（health promotion）和健康保护（health protection）。

1．健康促进是为了形成健康行为和健康生活条件所采取的健康教育和环境支持相结合的策略。健康促进包括健康教育、自我保健、环境保护及监测。

2．健康保护是指对某些病因明确并具备预防手段的疾病所采取的措施，在预防与控制疾病中起着重要作用。如提倡低盐低脂饮食以预防高血压和动脉粥样硬化等疾病。

（二）二级预防

二级预防（secondary prevention）又称临床前期预防，或"三早"预防，是指在疾病的

发病期（或临床前期），机体已存在形态或功能的改变，但尚未出现典型的临床症状时所采取的预防措施，主要是努力做到早期发现、早期诊断、早期治疗，避免或减少并发症，后遗症和残疾的发生，或缩短致残的时间。早期发现是二级预防中重要的环节。早期发现患者的方法包括筛检、定期健康检查和设立专科门诊等。

（三）三级预防

三级预防（tertiary prevention）又称临床预防，是在疾病发病后期为了减少疾病带来的危害所采取的措施，其目标是阻止病残和促进功能恢复，提高生存质量，延长寿命和降低病死率，实现健康长寿的目标。一般由住院治疗和家庭康复治疗两个阶段组成。

在三级预防的过程中，心理状态的影响也不容忽视，健康的心理可以保持人体免疫系统的稳定性，提高免疫力，加快康复。故在治疗期间，患者、家属和医护人员之间因相互信任而构筑起的强大心理防线能发挥重要作用，同时疾病的三级预防需要得到政府的支持和社会各界的密切配合。

> 考点：慢性病的三级预防。

四、慢性病的社区管理

慢性病社区管理的本质是三级预防工作的具体落实，应以一级预防为主，二、三级预防并重，最大限度地减少疾病的损害。

社区是国家开展慢性病管理的根本载体。截至2018年底，我国现有社区卫生服务中心9352个。1999年，《关于发展城市社区卫生服务的若干意见》中，将社区卫生服务明确定义为：社区卫生服务是社区建设的重要组成部分，是在政府领导、社区参与、上级卫生机构指导下，以基层卫生机构为主体、全科医师为骨干，合理使用社区资源和适宜技术，以人的健康为中心、家庭为单位、社区为范围、需求为导向，以妇女、儿童、老年人、慢性病人、残疾人等为重点，以解决社区主要卫生问题，满足基本医疗卫生服务需求为目的，融预防、医疗、保健、康复、健康教育、计划生育技术服务等为一体的，有效、经济、方便、综合、连续的基层卫生服务。国家基本公共卫生服务项目自2009年启动以来，在基层医疗卫生机构得到了普遍开展，取得了一定成效。居民健康档案管理流程见图8-1。

第二节　社区原发性高血压患者的健康管理

案例 8-1

男性，56岁，新入住某社区，既往有"高血压病史"3年，未系统治疗和规律血压监测。血压最高200/110 mmHg，自行间断服用硝苯地平片1片/次，一日一次口服。自觉头晕，到社区卫生服务中心就诊，测血压右上肢170/100 mmHg，左上肢165/100 mmHg，身高175 cm，体重95 kg，腰围100 cm。吸烟史20年，2包/天。不饮酒。饮食口味偏咸，不运动。父母均有高血压病史，有一个弟弟54岁，也有高血压病史。

问题：

1. 作为全科医生，还需要补充哪些问诊内容？
2. 全科医生对患者应完善哪些检查？
3. 对此患者如何进行社区管理？

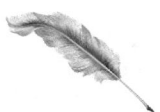

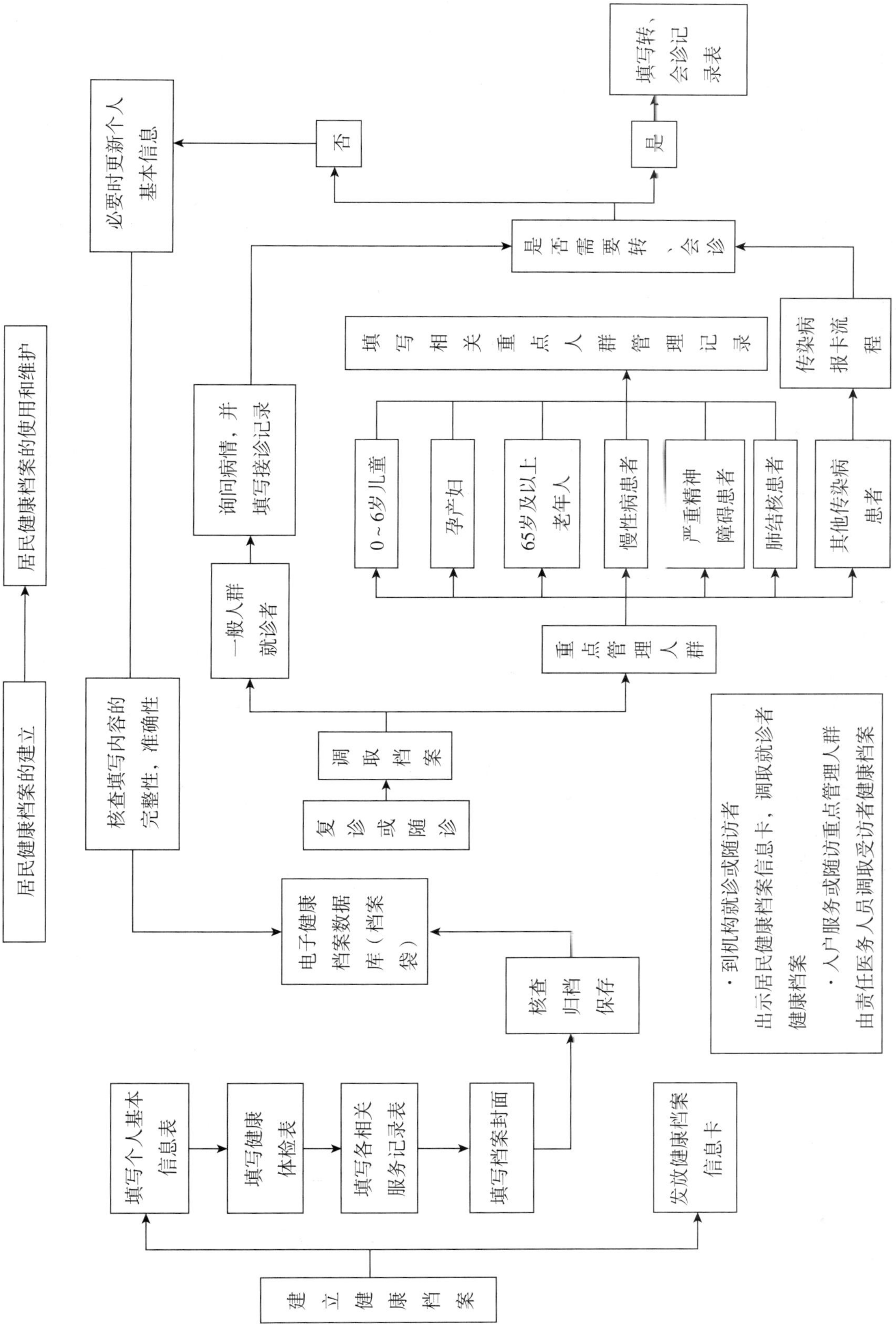

图 8-1 居民健康档案管理流程图

血压通常指体循环动脉血压，人群血压水平呈连续性正态分布，高血压（hypertension）的标准是根据临床和大规模流行病学资料界定的。目前高血压的数值定义为未使用降压药物、在安静和清醒的情况下，非同日3次测量血压，诊室成人收缩压≥140 mmHg 和（或）舒张压≥90 mmHg；家庭成人收缩压≥135 mmHg 和（或）舒张压≥85 mmHg。根据发病原因，高血压分为原发性高血压（essential hypertension）和继发性高血压（secondary hypertension）。根据血压的水平，进一步将高血压分为1～3级（表8-2）。

表8-2 血压水平分类和定义

分类	收缩压（mmHg）		舒张压（mmHg）
正常血压	< 120	和	< 80
正常高值血压	120～139	和（或）	80～89
高血压	≥ 140	和（或）	≥ 90
1级高血压（轻度）	140～159	和（或）	90～99
2级高血压（中度）	160～179	和（或）	100～109
3级高血压（重度）	≥ 180	和（或）	≥ 110
单纯收缩期高血压	≥ 140	和	< 90

注：收缩压和舒张压分属于不同级别时，以较高的分级为准。以上标准适用于任何年龄的成年男性和女性。

原发性高血压病是由多因素，尤其是由遗传和环境因素交互作用所导致的，具体通过何种途径导致血压升高尚不明确。不同个体间的病因和发病机制不尽相同。继发性高血压是指由某些确定的疾病或病因引起的血压升高，占所有高血压的5%~10%。高血压是心脑血管疾病最重要的危险因素，常与其他心血管疾病危险因素并存，共同作用使人群致残率、致死率、早死率升高，已成为我国社会和家庭的沉重负担。心血管危险因素及伴随临床疾病见表8-3。

表8-3 心血管危险因素及伴随临床疾病

心血管危险因素	伴随临床疾病
高血压（1～3级）*	**脑血管病**
性别年龄 男性＞55岁；女性＞65岁	脑出血、缺血性脑卒中、
吸烟或被动吸烟	短暂性脑缺血发作
糖耐量异常减低（7.8 mmol/L ≤餐后2 h 血糖＜11.1 mmol/L）和（或）空腹血糖受损（6.1 mol/L ≤空腹血糖＜7.0 mmol/L）	**心脏病** 心肌梗死、心绞痛，冠状动脉血运重建、慢性心力衰竭、心房颤动
血脂异常 [TC ≥ 5.2 mmol/L（200 mg/dl）或 LDL-C ＞ 3.3 mmol/L（130 mg/dl）或 HDL-C ＜ 1.0 mmol/L（40 mg/dl）]	**肾病** 糖尿病性肾病、肾功能受损
	血肌酐≥133 μmol/L（1.5 mg/dl 男性）≥124 μmol/L（1.4 mg/dl 女性）
	尿蛋白≥300 mg/24 h
早发血管病家族史（一级亲属发病年龄：男性＜50岁，女性＜50岁）	**周围血管病**
腹型肥胖（腰围：男性≥90 cm，女性≥85 cm）或肥胖（BMI ≥ 28 kg/m²）	**视网膜病变** 出血或渗血、视神经水肿
血同型半胱氨酸升高（≥15 μmol/L）	**糖尿病** 新诊断糖尿病 糖尿病已治疗但未控制

*高血压是目前最重要的心血管危险因素；而高钠、低钾膳食，超重和肥胖，饮酒，精神紧张以及缺乏体力活动等又是高血压发病的重要危险因素。

虽然高血压的病因及发病机制不完全明确,但却是可防可控的。预防和控制高血压能有效降低脑卒中、心力衰竭和冠心病等心脑血管疾病的发生和死亡风险。高血压患者健康管理是国家基本公共卫生服务项目,基层医疗卫生机构是高血压预防和控制的重要执行单位,全科医生是基层高血压管理的主力军。根据 2018 年《中国高血压防治指南》的分层标准(表 8-4)将高血压患者按心血管危险水平分为低危、中危、高危、很高危。

> 考点：心血管病的危险因素

表 8-4　高血压患者心血管危险分层标准

其他危险因素和病史	高血压		
	1 级	2 级	3 级
无	低危	中危	高危
1～2 个其他危险因素	中危	中危	很高危
≥3 个其他危险因素或靶器官损害	高危	高危	很高危
临床并发症或合并糖尿病	很高危	很高危	很高危

低危组患者 10 年随访中发生主要心血管事件的绝对危险＜15%,中危组患者为 15%~20%,高危组患者为 20%~30%,很高危组患者为＞30%。

一、原发性高血压健康管理服务的对象

基层医疗卫生机构应组建高血压管理团队(一般由全科/家庭医生、社区护士、公共卫生医师等构成)主要管理辖区内 18 岁及以上的高血压患者,管理目标旨在提高高血压知晓率、治疗率、规范管理率和控制率,降低心脑血管疾病等并发症发生风险,延长寿命和提高生活质量。

二、原发性高血压健康管理服务的内容与要求

(一)健康服务管理的内容

1. 筛查

(1)对辖区内 18 岁及以上常住居民,每年为其免费测量 1 次血压(非同日 3 次测量),或家庭自测血压。家庭自测血压计推荐使用经国际标准认证合格的上臂式自动(电子)血压计在家庭自测血压,并指导居民正确测量血压的方法。家中正确的血压监测能有效检出临床"白大衣高血压""隐蔽性高血压""餐后低血压"等特殊类型高血压。

(2)对第一次发现诊室收缩压≥140 mmHg 和(或)舒张压≥90 mmHg 的居民,家庭自测收缩压≥135 mmHg 和(或)舒张压≥85 mmHg,在去除可能引起血压升高的因素后预约其复查,非同日 3 次测量血压均高于正常,可初步诊断为高血压。建议转诊到有条件的上级医院确诊并取得治疗方案,2 周内随访转诊结果,对已确诊的原发性高血压患者纳入高血压患者健康管理。对可疑继发性高血压患者,及时转诊。

(3)如有以下 6 项指标中的任一项高危因素,则建议每半年至少测量 1 次血压,并接受医务人员的生活方式指导：

1)血压高值：收缩压 130～139 mmHg 和(或)舒张压 85～89 mmHg。
2)超重或肥胖,和(或)腹型肥胖：
超重,28 kg/m^2＞BMI≥24 kg/m^2；肥胖,BMI≥28 kg/m^2；
腰围,男≥90 cm,女≥85 cm 为腹型肥胖。

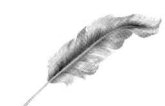

3）高血压家族史：一、二级亲属（包括：父母、兄弟姐妹或者叔、伯、姑、舅、姨、祖父母、外祖父母）患有高血压病。

4）长期膳食高盐：每日可用食盐超过 6 g，其中包括酱油、咸菜、味精等调味品摄入盐的量。

5）长期过量饮酒：男性每日摄入的纯酒精量应 < 25 g，而女性每日摄入的纯酒精量应 < 15 g。每周纯酒精摄入量男性 < 140 g，女性 < 80 g。

6）年龄 ≥ 55 岁。

 知识链接

DASH 饮食

这是1997年美国的一项大型高血压防治计划 (Dietary Approaches to Stop Hypertension, DASH)，由美国国立心肺血液研究所设计发展出来的饮食模式，DASH 饮食模式的主要实施要点如下：①提倡多摄入蔬菜、水果和全谷类食品；②提倡适量摄入无脂或低脂乳制品、鱼、家禽、豆类、坚果和植物油；③限制高饱和脂肪酸和反式脂肪酸的食物，如肥肉、全脂奶制品和热带油（如椰子、棕榈仁和棕榈油）；④限制含糖饮料和糖果；⑤低钠饮食；⑥饮食中应富含钾、钙、镁和纤维素。在这项计划中发现，饮食中如果能摄食足够的蔬菜、水果、低脂（或脱脂）奶，以维持足够的钾、镁、钙等离子的摄取，并尽量减少饮食中油脂量（特别是富含饱和脂肪酸的动物性油脂），高血压患者坚持 DASH 饮食可使收缩压下降 11 mmHg。因此，现在常以 DASH 饮食来作为预防及控制高血压的饮食模式。

2．随访评估　对原发性高血压患者，每年要提供至少 4 次面对面的随访。鼓励患者家中自行监测血压。

（1）测量血压并评估是否存在危急情况：如出现收缩压 ≥ 180 mmHg 和（或）舒张压 ≥ 110 mmHg；意识改变、剧烈头痛或头晕、恶心呕吐、视物模糊、眼痛、心悸、胸闷、喘憋不能平卧及处于妊娠期或哺乳期同时血压高于正常等危急情况之一，或存在不能处理的其他疾病时，须在处理后紧急转诊。对于紧急转诊者，乡镇卫生院、村卫生室、社区卫生服务中心（站）应在 2 周内主动随访转诊情况。

（2）若不需紧急转诊，询问上次随访到此次随访期间的症状。

（3）测量体重、心率，计算体重指数（BMI）。体重指数数值的应用要充分考虑一些特殊人群（包括未满 18 岁、运动员、正在做重量训练、怀孕或哺乳期妇女、身体虚弱或久坐不动的老人），应用在这些特殊人群时，要做特别判断。

（4）询问患者疾病情况和生活方式，包括心脑血管疾病、糖尿病、吸烟、饮酒、运动、摄盐情况等。

（5）了解患者服药情况。

3．分类干预

（1）对血压控制满意：一般高血压患者血压降至 140/90 mmHg 以下，能耐受者或部分高危以上的患者可进一步降至 < 130/80 mmHg。特殊人群目标血压：65～79 岁的老年人，首先降至 < 150/90 mmHg，能耐受者，可进一步降至 < 140/90 mmHg；年龄 ≥ 80 岁首先应将血压降至 < 150/90 mmHg；一般糖尿病患者的血压目标可以在 130/80 mmHg；慢性肾病患者 < 140/90 mmHg；伴有蛋白尿的患者 < 130/80 mmHg；妊娠高血压患者 < 150/100 mmHg。

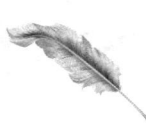

无药物不良反应、无新发并发症或原有并发症无加重的患者，预约下一次随访时间。

（2）对第一次出现血压控制不满意，或出现药物不良反应的患者：结合其服药依从性，必要时增加现用药物剂量、更换或增加不同类的降压药物，2周内随访。除高血压急症和亚急症外，对大多数高血压患者应根据病情，在4周内或12周内将血压逐渐降至目标水平。对病程短、年纪轻的高血压患者，降压速度可稍快，但对高龄、病程长、一体多病、伴有并发症且耐受性差的患者，降压速度则缓慢。

（3）对连续两次出现血压控制不满意或药物不良反应难以控制以及出现新的并发症或原有并发症加重的患者，建议其转诊到上级医院，2周内主动随访转诊情况。

（4）对所有患者进行有针对性的健康教育，与患者一起制订生活方式改进目标并在下一次随访时评估进展。告诉患者出现哪些异常情况时应立即就诊。高血压患者随访流程见图8-2。

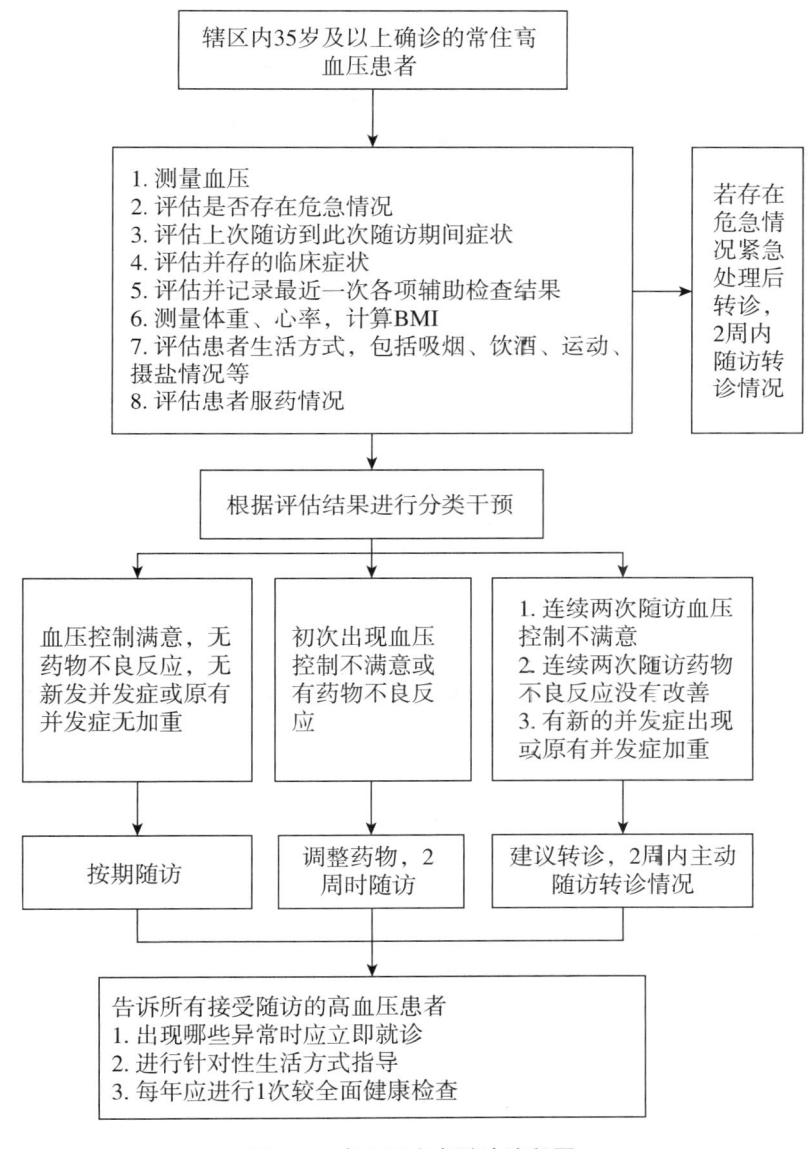

图 8-2　高血压患者随访流程图

4．健康体检　对原发性高血压患者，每年应进行1次较全面的健康检查，可与随访相结合。内容包括体温、脉搏、呼吸、血压、身高、体重、腰围、皮肤、浅表淋巴结、心脏、肺部、腹部等常规体格检查，并对口腔、视力、听力和运动功能等进行判断。

5．双向转诊标准

（1）二级及以上医院高血压患者转诊基层医疗机构标准：二级及以上医院就诊的原发性高血压患者，一经诊断明确，治疗方案确定，病情稳定，应填写双向转诊单转至基层医疗卫生机构进行长期治疗和随访管理。

（2）基层医疗机构转诊至二级及以上医院的标准：对于在基层医疗机构就诊的起病急、症状重、怀疑继发性高血压、多种药物无法控制的难治性高血压患者，以及妊娠和哺乳期女性高血压患者应及时转诊至上级医院进一步诊疗。转诊2~4周内，基层医务人员应主动随访。（图8-3）

6．长期随访管理标准　根据患者血压水平是否达标确定长期随访的级别，血压已达标者纳入一级管理，每3个月随访一次；未达标者纳入二级管理，每2~4周随访一次；随访的具体内容与要点见表8-5。

表8-5　高血压患者基层随访要点

项目	实施基层随诊要点	
	一级管理	二级管理
管理对象	血压已经达标患者	血压未达标患者
随访频率	3个月1次	2~4周1次
生活方式干预	生活方式评估及建议	生活方式评估及建议
药物治疗	了解服药情况、药物不良反应，必要时调整治疗方案	了解服药情况、药物不良反应，调整治疗方案
临床情况处理	询问症状，重点查体（血压、心率、心律、体重、腰围）	询问症状，重点查体（血压、心率、心律、体重、腰围）
血压水平评估	1. 根据患者家庭血压监测和诊室测量结果 2. 嘱患者就诊前每周测量1天★	1. 根据患者家庭血压监测和诊室测量结果 2. 嘱患者就诊前每周测量1天◆
个体化健康咨询	每次随访	每次随访
转诊	必要时	必要时
随访记录	1. 每次随访 2. 更新健康档案和患者健康问题列表	1. 每次随访 2. 更新健康档案和患者健康问题列表
其他诊断评估检查	根据血糖、血脂、体重管理，靶器官损害评估、并发症与并存疾病情况酌情进行。	

★ 血压达标者，建议每周测量1天，早晚各测量血压1次。

◆ 血压未达标者，建议每天早晚各测量血压1次，每次测量2~3遍，连续7天，后6天血压平均值为医生治疗的参考。

（二）服务要求

1．高血压患者的健康管理由医生负责。患者的管理过程中应与门诊服务相结合。对未能按照管理要求接受随访的患者，乡镇卫生院、村卫生室、社区卫生服务中心（站）医务人员应主动与患者联系，保证管理的连续性。

2．随访包括预约患者到门诊就诊、电话追踪和家庭访视等方式。

3．乡镇卫生院、村卫生室、社区卫生服务中心（站）可通过本地区社区卫生诊断和门诊服务等途径筛查和发现高血压患者。有条件的地区，对人员进行规范培训后，可参考《中国高血压防治指南》对高血压患者进行健康管理。

4．发挥中医药在改善临床症状、提高生活质量、防治并发症中的特色和作用，积极应用中医药方法开展高血压患者健康管理服务。

5．加强宣传，告知服务内容，使更多的患者和居民愿意接受服务。

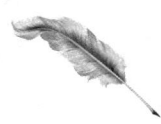

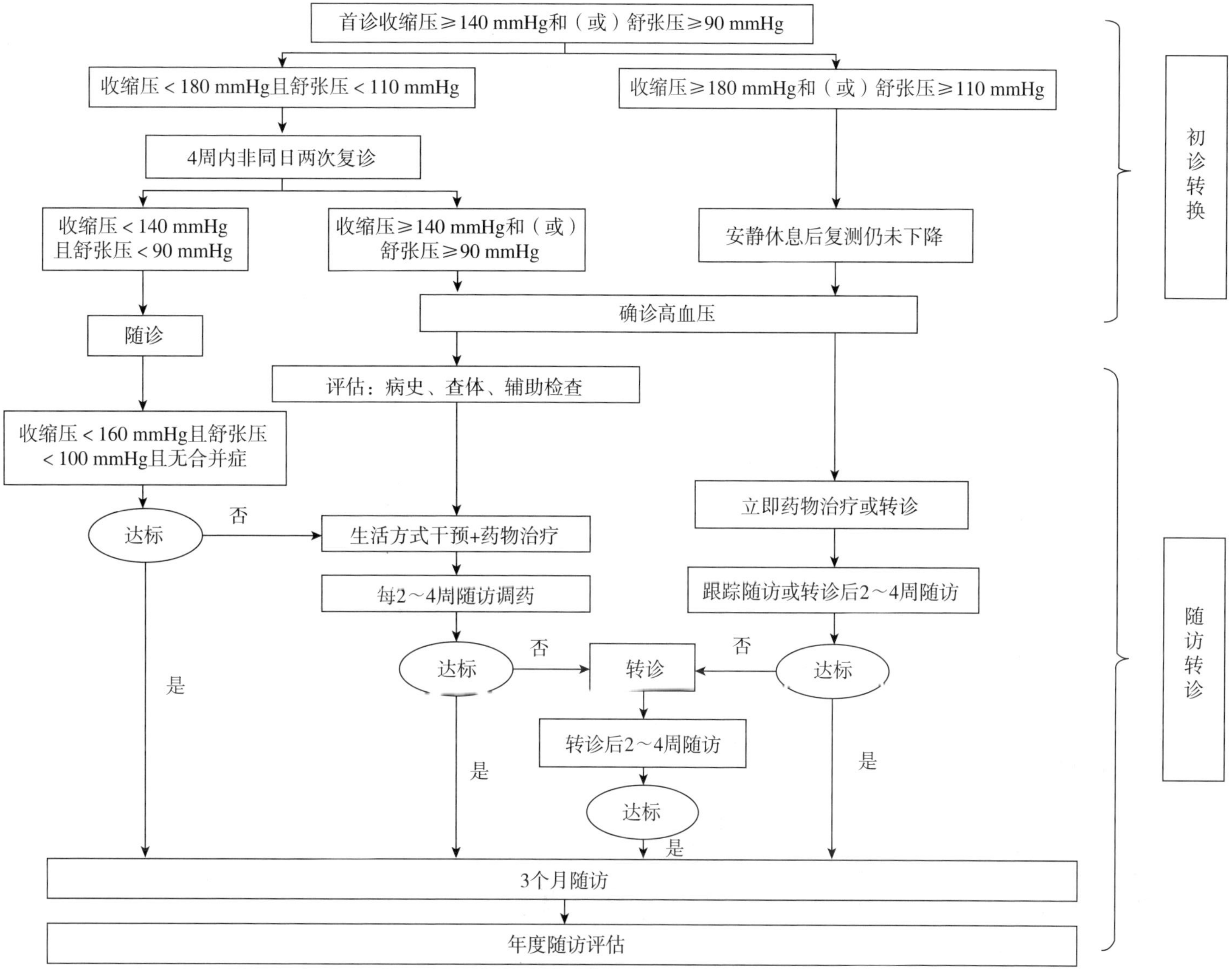

图 8-3 高血压管理流程图

6. 每次提供服务后及时将相关信息记入患者的健康档案。

三、防治效果工作指标

管理目标旨在提高高血压规范管理率、控制率、知晓率和治疗率，降低心脑血管疾病等并发症发生风险，延长寿命和提高生活质量。

（一）高血压患者规范管理率

高血压患者规范管理率 = 按照规范要求进行高血压患者健康管理的人数 / 年内已管理的高血压患者人数 ×100%。

（二）管理人群血压控制率

管理人群血压控制率 = 年内最近一次随访血压达标人数 / 年内已管理的高血压患者人数 ×100%。

注：最近一次随访血压指的是按照规范要求最近一次随访的血压，若失访则判断为未达标，血压控制是指收缩压＜ 140 mmHg 和舒张压＜ 90 mmHg（65 岁及以上患者收缩压＜ 150 mmHg 和舒张压＜ 90 mmHg），即收缩压和舒张压同时达标。

（三）高血压知晓率

高血压知晓率 = 知道自己患高血压人数 / 高血压总人数 ×100%

（四）高血压治疗率

高血压治疗率 = 近两周在服用高血压药物的人数 / 高血压总人群 ×100%

《中国高血压防治现状蓝皮书（2018版）》针对我国高血压防控现状问题指出：高血压防控主力在基层，建立以县域为主的三级防控体系和基层临床路径将是未来的防控部署重点。规范的血压测量、提高高血压相关科室重视程度、提高门诊血压测量率、规范家庭血压测量对血压的控制及管理具有很大的益处。

完成原发性高血压的早筛查、早诊断、早鉴别、早评估、早治疗、早联合、早达标，主要防治战场在社区。

> ➤ 考点：高血压病的社区管理。

第三节 社区 2 型糖尿病患者的健康管理

案例 8-2

男性，45岁，办公室职员。患者因"乏力，口渴1月"。就诊于社区卫生服务中心。患者自诉1月来无明显诱因出现乏力口渴，无胸闷、头晕、头痛，无咳嗽、咳痰及发热。睡眠差，无消瘦，平时工作经常加班，晚睡。食欲、大便正常，小便次数增多。未规律进行全面健康体格检查。少运动，无吸烟及饮酒史，既往无"高血压病""冠心病"病史。父亲70岁"高血压病"，母亲69岁"糖尿病"。体格检查：右上肢血压140/80 mmHg，左上肢血压135/80 mmHg，体重90 kg，身高171 cm，甲状腺无肿大，心率80次/分，心律齐，未闻及杂音，肝脾未触及肿大。足背动脉搏动正常。

辅助检查：总胆固醇（TC）5.9 mmol/L，三酰甘油（TG）1.75 mmol/L，高密度脂蛋白（HDL-C）1.15 mmol/L，低密度脂蛋白 4.39 mmol/L，空腹血糖 6.2 mmol/L，FT3 5.63 pmol/L，FT4 10.9 pmol/L，TSH 2.13 μIU/ml；正常心电图。

问题：

1. 作为全科医生，还需要补充哪些问诊内容？

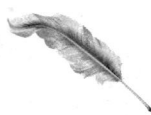

2. 全科医生对患者应完善哪些检查?
3. 此患者如何进行社区管理?

糖尿病（diabetes mellitus，DM）是一组由多病因引起的以慢性高血糖为特征的代谢性疾病，是由于胰岛素分泌和（或）作用缺陷所引起。1999年，世界卫生组织（WHO）糖尿病专家委员会提出的分型：①1型糖尿病（type1 diabetes mellitus，T1DM）；②2型糖尿病（type 2 diabetes mellitus，T2DM）；③其他特殊类型糖尿病；④妊娠糖尿病（gestational diabetes mellitus，GDM）。

2015年，我国糖尿病患者的数量已达1.09亿人，并约有63%的糖尿病患者仍未被发现及诊断。我国成年人糖尿病前期的比例高达15.5%，说明我国糖尿病患病后续数量庞大，防控形势很严峻。

国际糖尿病联盟（International Diabetes Federation，IDF）提出糖尿病综合管理5个要点原则，即"五驾马车"方案，包括：糖尿病教育、医学营养治疗、运动治疗、血糖监测和药物治疗。世界范围内公认最好的管理模式是以患者为中心的团队式管理，团队主要成员包括全科医生（社区医生）和专科医生、糖尿病教员、营养师、运动康复师、患者及其家属等。

知识链接

大庆糖尿病预防研究

1986年，中日友好医院内分泌科主任潘孝仁教授和美国国立卫生院的Peter Bennett教授以及大庆油田总医院的胡英华院长一道，开启了一项延续30余年的世界级糖尿病研究：大庆糖尿病预防研究。577名患者被纳入研究，并被分为对照组和干预组，其中，干预组又被细分为饮食干预组、运动干预组和饮食加运动干预组。大庆研究揭示了"积极的生活方式干预能够有效地在高危人群预防糖尿病""微血管获益：生活方式干预使威胁视力乃至失明的视网膜病变减少了高达47%""生活方式干预使心血管病死亡减少了40%，全因死亡率减少了30%"。"大庆研究"已经成为世界糖尿病预防研究的里程碑，欧洲、美国、加拿大、国际糖尿病联盟（IDF）的指南均引用"大庆研究"的结果。

一、2型糖尿病健康管理服务的对象

糖尿病是基层医疗中常见的内分泌代谢性疾病，已经成为严重威胁人类健康的世界性公共卫生问题。对糖尿病的患者提供综合性、连续性、个体化、人性化的终身照顾是社区健康管理的重要内容，也是全科医生的重要任务之一。辖区内35岁及以上常住居民中2型糖尿病患者为社区健康管理服务的对象。

二、2型糖尿病健康管理服务的内容与要求

（一）健康管理服务的内容

1. 筛查　糖尿病起病隐匿，通常无临床自觉症状或症状不典型，容易漏诊。在社区进行规律的糖尿病筛查，进行有针对性的健康教育可使居民早期正确认识疾病的危险。基层社区首诊服务中可早期筛查出糖尿病高危人群、糖尿病前期人群、糖尿病患者。

（1）血糖检测：①血浆血糖检测，空腹、餐后（第一口饭后）2小时、随机血糖检测；②末梢血糖检测，快捷，用于初步诊断；③口服葡萄糖耐量试验（oral glucose tolerance test，OGTT），

是糖尿病诊断的金标准。

2）高危人群筛查：18岁及以上的成人中，有以下任何一个及以上高危因素者，均为高危人群。①年龄≥40岁；②糖尿病前期（糖耐量减低、空腹血糖受损或二者共存），妊娠期有糖尿病病史的患者；③超重（BMI≥24 kg/m^2）或肥胖（BMI≥28 kg/m^2）和（或）中心性肥胖（男性腰围≥90 cm，女性腰围≥85 cm）；④缺少运动；⑤一级亲属中有2型糖尿病患者（一级亲属是一个人的父母、子女以及兄弟姐妹）；⑥多囊卵巢综合征患者或伴胰岛素抵抗相关的临床症状；⑦有高血压病，或正在接受降压治疗；⑧血脂异常或正在接受调脂治疗；⑨动脉粥样硬化性心血管疾病患者；⑩接受药物治疗的患者（类固醇、他汀类药物或抗精神疾病等药物）。

3）筛查方法：①采用《中国糖尿病风险评分表》（表8-6）进行初筛，判断糖尿病的最佳切点为25分，总分≥25分者应进行OGTT检查；②OGTT试验如果结果正常，3年后应重复检查。

表8-6 中国糖尿病风险评分表

评分指标	分值
年龄（岁）	
20～24	0
25～34	4
35～39	8
40～44	11
45～49	12
50～54	13
55～59	15
60～64	16
65～74	18
收缩压（mmHg）	
＜110	0
110～119	1
120～129	3
130～139	6
140～149	7
150～159	8
≥160	10
体重指数（kg/m^2）	
＜22.0	0
22.0～23.9	1
24.0～29.9	3
≥30.0	5
腰围（cm）	
男性＜75.0，女性＜70.0	0
男性75.0～79.9，女性＜70.0～74.9	3
男性80.0～84.9，女性75.0～79.9	5
男性85.0～89.9，女性80.0～84.9	7
男性90.0～94.9，女性85.0～89.9	8
男性95.0，女性≥90.0	10
糖尿病家族史（父母、同胞、子女）	
无	0
有	6
性别	
女性	0
男性	2

注：1 mmHg = 0.1333 kPa；判断糖尿病的最佳切点为25分，总分≥25分者应进行OGTT检查。

2．随访评估 对确诊的 2 型糖尿病患者，每年提供 4 次免费空腹血糖检测，至少进行 4 次面对面随访。（图 8-4）

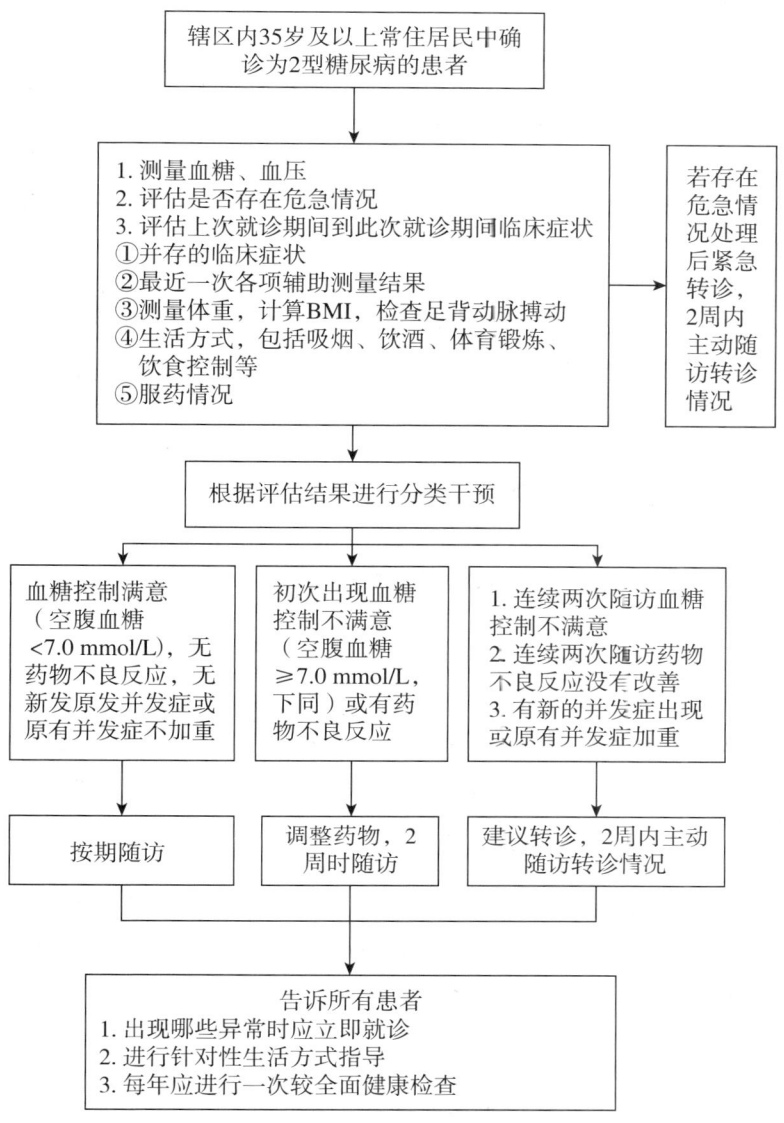

图 8-4 基层糖尿病服务流程

（1）测量空腹血糖和血压，并评估是否存在危急情况，如出现血糖 ≥ 16.7 mmol/L 或血糖 ≤ 3.9 mmol/L；收缩压 ≥ 180 mmHg 和（或）舒张压 ≥ 110 mmHg；意识或行为改变、呼气有烂苹果样丙酮味、心悸、出汗、食欲减退、恶心、呕吐、多饮、多尿、腹痛、有深大呼吸、皮肤潮红；持续性心动过速（心率超过 100 次 / 分）；体温超过 39 ℃ 或有其他的突发异常情况，如视力骤降、妊娠期及哺乳期血糖高于正常值等危险情况之一，或存在不能处理的其他疾病时，须在处理后紧急转诊。对于紧急转诊者，乡镇卫生院、村卫生室、社区卫生服务中心（站）应在 2 周内主动随访转诊情况。

（2）若不需紧急转诊，询问上次随访到此次随访期间的症状。

（3）测量体重和身高，计算体重指数（BMI），体重指数数值的应用要充分考虑一些特殊人群（包括未满 18 岁、运动员、正在做重量训练、怀孕或哺乳期妇女、身体虚弱或久坐不动的老人），应用在这些特殊人群时，要做特别判断。检查足背动脉搏动。

(4) 询问患者疾病情况和生活方式,包括心脑血管疾病、吸烟、饮酒、运动、主食摄入情况等。

(5) 了解患者服药情况。

3. 分类干预

(1) 对血糖控制满意(空腹血糖值 < 7.0 mmol/L)、无药物不良反应、无新发并发症或原有并发症无加重的患者,预约下一次随访。

(2) 对第一次出现空腹血糖控制不满意(空腹血糖值 ≥ 7.0 mmol/L)或药物不良反应的患者,结合其服药依从情况进行指导,必要时增加现有药物剂量、更换或增加不同类的降糖药物,2周时随访。

(3) 对连续两次出现空腹血糖控制不满意或药物不良反应难以控制以及出现新的并发症或原有并发症加重的患者,建议其转诊到上级医院,2周内主动随访转诊情况。

(4) 对所有的患者进行针对性的健康教育,与患者一起制订生活方式改进目标并在下一次随访时评估进展。告诉患者出现哪些异常时应立即就诊。

4. 健康体检 对确诊的2型糖尿病患者,每年进行1次较全面的健康体检,体检可与随访相结合。内容包括体温、脉搏、呼吸、血压、身高、体重、腰围、皮肤、甲状腺、心脏、肺部、腹部、血管等常规体格检查,并对口腔、视力、眼底、听力和运动功能、足部检查等进行判断以及血糖(空腹和餐后)、肝肾功能、糖化血红蛋白、尿蛋白、心电图、X线片等生化和辅助检查。

5. 糖尿病的双向转诊 全科医生要熟练掌握糖尿病双向转诊原则,转诊目的是为糖尿病患者提供从基层和上级医院之间糖尿病发展各个阶段的连续性医疗。

(1) 二级及以上医院糖尿病患者转诊基层医疗机构标准:二级及以上医院就诊的糖尿病患者,一经诊断明确,治疗方案确定,病情稳定,应填写双向转诊单转至基层医疗卫生机构进行长期治疗和随访管理。

(2) 基层医疗机构转诊至二级及以上医院的标准

1) 符合糖尿病高危人群并具有下列情况者:有巨大儿分娩史(出生体重 ≥ 4 kg),有妊娠糖尿病史,有一过性糖皮质激素诱发糖尿病病史者,BMI ≥ 28 kg/m² 的多囊卵巢综合征患者,严重精神病和(或)长期接受抗抑郁症药物治疗的患者,需转诊处理。

2) 空腹及餐后血糖等血糖水平正常,但是伴有高胰岛素血症者。不能排除胰岛素抵抗、代谢综合征或不排除是早期糖尿病患者或其他 B 细胞功能障碍疾病者。

3) 初次发现血糖异常,糖尿病分型不明确,并疑似成人1型糖尿病或其他类型糖尿病者。

4) 特殊群体糖尿病患者:儿童和年轻人(年龄 < 25 岁)糖尿病患者、妊娠期患糖尿病者等。

5) 一个月内2次随访血糖控制不能达标,并经调整治疗方案仍不能达标的患者。

6) 发生一次低血糖经调整治疗再次反复或发生过一次严重低血糖者。

7) 血糖波动较大,基层处理困难或需要制订胰岛素控制方案者。

8) 有糖尿病并发症症状,不能明确并发症诊断,或慢性并发症进展,需进一步诊断治疗者。

9) 合并各种感染、脑血管意外、较重的机体重要器官疾病、外伤等患者。

10) 可疑合并急性并发症:糖尿病酮症或伴酸中毒者(血酮体阳性,随机血糖 > 16.7 mmol/L 伴恶心和呕吐等);非酮症高渗状态(神志异常、脱水、血浆渗透压升高、血糖 > 22.2 mmol/L)、糖尿病乳酸性酸中毒、低血糖昏迷者。

11) 出现降糖药物不良反应,处理困难者。

(二) 服务要求

1. 2型糖尿病患者的健康管理由医生负责,应与门诊服务相结合,对未能按照健康管理

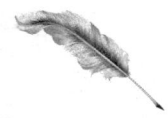

要求接受随访的患者，乡镇卫生院、村卫生室、社区卫生服务中心（站）应主动与患者联系，保证管理的连续性。

2．随访包括预约患者到门诊就诊、电话追踪和家庭访视等方式。

3．乡镇卫生院、村卫生室、社区卫生服务中心（站）要通过本地区社区卫生诊断和门诊服务等途径筛查和发现2型糖尿病患者，掌握辖区内居民2型糖尿病的患病情况。

4．发挥中医药在改善临床症状、提高生活质量、防治并发症中的特色和作用，积极应用中医药方法开展2型糖尿病患者健康管理服务。

5．加强宣传，告知服务内容，使更多的患者愿意接受服务。

6．每次提供服务后及时将相关信息记入患者的健康档案。

> 考点：糖尿病的社区管理。

三、2型糖尿病防治效果工作指标

（一）2型糖尿病患者规范管理率

2型糖尿病患者规范管理率 = 按照规范要求进行2型糖尿病患者健康管理的人数/年内已管理的2型糖尿病患者人数 ×100%。

（二）管理人群血糖控制率

管理人群血糖控制率 = 年内最近一次随访空腹血糖达标人数/年内已管理的2型糖尿病患者人数 ×100%。

注：最近一次随访血糖指的是按照规范要求最近一次随访的血糖，若失访则判断为未达标，空腹血糖达标是指空腹血糖 < 7 mmol/L。中国2型糖尿病综合防治目标见表8-7。

表8-7　中国2型糖尿病综合防治目标（2017年版）

指标	目标值
血糖（mmol/L）[a]	
空腹	4.4~7.0
非空腹	10.0
糖化血红蛋白（%）	< 7.0
血压（mmHg）	< 130/80
总胆固醇（mmol/L）	< 4.5
高密度脂蛋白胆固醇（mmol/L）	
男性	> 1.0
女性	> 1.3
三酰甘油（mmol/L）	< 1.7
低密度脂蛋白胆固醇（mmol/L）	
未合并动脉粥样硬化性心血管疾病	< 2.6
合并动脉粥样硬化性心血管疾病	< 1.8
体重指数（kg/m²）	< 24.0

摘自《中国2型糖尿病防治指南（2017年版）》（注：a 毛细血管血糖）。

第四节　社区严重精神障碍患者的健康管理

案例 8-3

女性，30岁。精神分裂症病史3年，社区全科医生每年随访最少4次。患者病情稳定。1天前突然在家中大声喊叫，并在公共场所持续打砸物品，不能接受劝说而停止。

问题：

全科医生应如何处理？

精神疾病是一类严重危害人群健康的疾病，随着我国国民经济的发展，精神疾病在我国发病率逐年升高。根据中国疾病预防控制中心精神卫生中心2010年初公布的数据，我国各类精神疾病患者人数已达1亿人以上，其中重性精神病患者达到1600余万。截至2017年底，我国在册严重精神障碍患者人数已达581万。我国高度重视精神疾病，于1978年出版《中国精神障碍分类与诊断标准（CCMD）》将各类精神疾病归并为十大类，并进一步划分了各个亚型与亚类。2001年4月推出了第3版，CCMD-3兼顾症状学分类和病因病理学分类原则。2012年10月26日，第十一届全国人民代表大会常务委员会第二十九次会议通过《中华人民共和国精神卫生法》，该法第四章精神障碍的康复第54条规定：社区康复机构应当为需要康复的精神障碍患者提供场所和条件，对患者进行生活自理能力和社会适应能力等方面的康复训练。第55条规定：医疗机构应当为在家居住的严重精神障碍患者提供精神科基本药物维持治疗，并为社区康复机构提供有关精神障碍康复的技术指导和支持。社区卫生服务机构、乡镇卫生院、村卫生室应当建立严重精神障碍患者的健康档案，对在家居住的严重精神障碍患者进行定期随访，指导患者服药和开展康复训练，并对患者的监护人进行精神卫生知识和看护知识的培训。

人群精神健康水平及是否享有高质量的卫生服务直接关系到人民群众的生活质量和社会的稳定。也是衡量一个国家整体健康水平、幸福感和文明程度的重要指标。早期预防和治疗精神疾病刻不容缓。

社区精神卫生是以社会精神病学的理论、研究方法以及临床医学、预防医学等技术，以社区居民为对象，为保障和促进人群的心理健康、提高个体承受外界应激和适应社会的能力，减少心理行为问题的发生、发展，为社区内有精神卫生问题的患者提供医疗、康复服务而制订符合社区的具体情况和需求的措施并进行实施的社会系统工程。全科医生是精神疾病社区健康管理的核心。

知识链接

心身疾病

心身疾病（psychosomatic disease）又称心理生理障碍（psychophysiological disorder），是心理疾病和躯体疾病的综合，是一组与心理社会因素密切相关，但以躯体症状表现为主的疾病，是发病、发展、预后、转归以及预防和治疗都与社会心理因素密切相关的躯体疾病。心身疾病的范围涉及各个系统，如消化系统（胃、十二指肠溃疡、神经性呕吐等），心血管系统（原发性高血压、雷诺病等）、呼吸系统（过度换气综合征、支气管哮喘等）；内分泌代谢系统（糖尿病、甲亢等）、神经系统（紧张性头痛、睡眠障碍等），

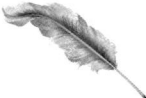

免疫系统（系统性红斑狼疮、硬皮病等），肌肉骨骼系统（腰背痛、书写痉挛等）。临床上极易误诊及漏诊。

一、严重精神障碍患者的管理服务对象

根据《国家基本公共卫生服务规范（第三版）》，将社区内的常住居民中诊断明确，在家居住的严重精神障碍患者，主要包括精神分裂症、分裂情感性障碍、偏执性精神病、双相情感障碍、癫痫所致精神障碍、精神发育迟缓伴发精神障碍者，纳入规范管理。常住重性精神疾病患者是指在本辖区内有固定居所（包括家庭、康复与照料机构等，但不包括在精神专科医院、综合医院住院），并且连续居住时间在半年以上的患者。

二、严重精神障碍患者管理服务的内容与要求

在精神卫生专业机构指导下，由基层医疗卫生机构承担严重精神障碍患者社区／乡镇的管理服务。管理服务包括基础管理、患者个案管理。根据《关于促进基本公共卫生服务逐步均等化的意见》要求，城市和农村基层医疗卫生机构应开展重性精神疾病患者基础管理。实施"中央补助地方重性精神疾病管理治疗项目"的地区，应开展患者个案管理。具备条件的其他地区，在做好患者基础管理的同时，可逐步开展患者个案管理。

（一）管理服务内容（图8-5）

1. 患者信息管理　将严重精神障碍患者纳入管理时，需由家属提供或直接转自原承担治疗任务的专业医疗卫生机构的疾病诊疗相关信息，同时为患者进行一次全面评估，为其建立居民健康档案，并按照要求填写严重精神障碍患者个人信息补充表。

2. 随访评估　对应管理的严重精神障碍患者每年至少随访4次，每次随访应对患者进行危险性评估；检查患者的精神状况，包括感觉、知觉、思维、情感和意志行为、自知力等；询问和评估患者的躯体疾病、社会功能情况、用药情况及各项实验室检查结果等。其中，危险性评估分为6级。

0级：无符合以下1～5级中的任何行为。

1级：口头威胁、喊叫，但没有打砸行为。

2级：打砸行为，局限在家里，针对财物，能被劝说制止。

3级：明显打砸行为，不分场合，针对财物，不能接受劝说而停止。

4级：持续的打砸行为，不分场合，针对财物或人，不能接受劝说而停止（包括自伤、自杀）。

5级：持械针对人的任何暴力行为，或者纵火、爆炸等行为，无论在家里还是公共场合。

> 考点：严重精神障碍患者的危险性评估分级标准。

3. 分类干预　根据患者的危险性评估分级、社会功能状况、精神症状评估、自知力判断，以及患者是否存在药物不良反应或躯体疾病情况对患者进行分类干预。

（1）病情不稳定患者：若危险性为3～5级或精神症状明显、自知力缺乏、有严重药物不良反应或严重躯体疾病，对症处理后立即转诊到上级医院。必要时报告当地公安部门，2周内了解其治疗情况。对于未能住院或转诊的患者，联系精神专科医生进行相应处置，并在居委会人员、民警的共同协助下，2周内随访。

（2）病情基本稳定患者：若危险性为1～2级，或精神症状、自知力、社会功能状况至少

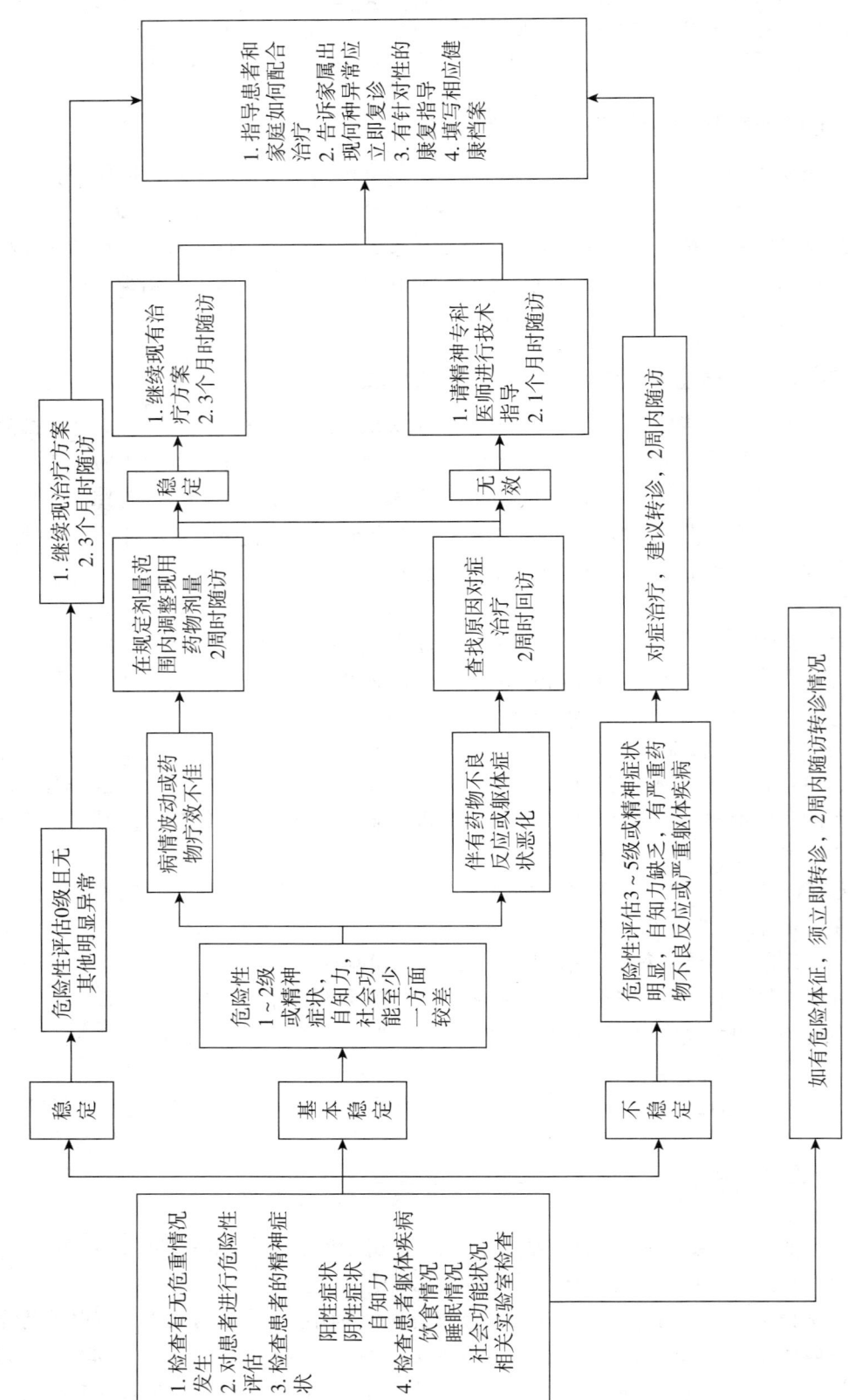

图 8-5 社区严重精神障碍患者健康管理服务流程图

有一方面较差,首先应判断是病情波动,还是药物疗效不佳,还是伴有药物不良反应或躯体症状恶化,分别采取在规定剂量范围内调整现用药物剂量和查找原因对症治疗的措施,2周时随访,若处理后病情趋于稳定者,可维持目前治疗方案,3个月时随访;未达到稳定者,应请精神专科医师进行技术指导,1个月时随访。

(3)病情稳定患者:若危险性为0级,且精神症状基本消失,自知力基本恢复,社会功能处于一般或良好,无严重药物不良反应,躯体疾病稳定,无其他异常,继续执行上级医院制订的治疗方案,3个月时随访。

1)每次随访根据患者病情的控制情况,对患者及其家属进行有针对性的健康教育和生活技能训练等方面的康复指导,对家属提供心理支持和帮助。

2)对于精神发育迟滞伴发精神障碍者,执行《国家基本公共卫生服务规范(第三版)》相关要求,每3个月随访一次;其他精神发育迟滞者每年访视一次,了解病情并评估是否应列为基础管理对象。

4．健康体检 在患者病情许可的情况下,征得监护人与(或)患者本人同意后,每年进行1次健康检查,可与随访相结合。内容包括一般体格检查、体重、身高、血压、血常规(含白细胞分类)、肝功、血糖、肾功、心电图等。

基层医疗卫生机构及市级精防机构应按照《国家重性精神疾病基本数据收集分析系统管理规范(试行)》(简称《管理规范》)的具体要求进行患者信息网络报告。

➤ 考点:严重精神障碍患者社区管理

(二)服务要求

1．配备接受过严重精神障碍管理培训的专(兼)职人员,开展《管理规范》规定的健康管理工作。

2．与相关部门加强联系,及时为辖区内新发现的严重精神障碍患者建立健康档案并根据情况及时更新。

3．随访包括预约患者到门诊就诊、电话追踪和家庭访视等方式。

4．加强宣传,鼓励和帮助患者进行社会功能康复训练,指导患者参与社会活动,接受职业训练。

三、评价与考核

(一)严重精神障碍患者检出率

严重精神障碍患者检出率 = 所有登记在册的确诊严重精神障碍患者数 / 辖区内常住人口总数 ×100%

(二)检出严重精神障碍患者规范管理率

检出严重精神障碍患者规范管理率 = 年内辖区内按照规范要求进行管理的严重精神障碍患者人数 / 年内辖区内登记在册的确诊严重精神障碍患者人数 ×100%。

(规范管理患者指按照《管理规范》要求的随访时间间隔,在1年内完成全部随访次数的患者。例如:对病情稳定患者连续3个月内至少有1次随访,1年至少有4次随访的患者。)

(三)在管严重精神障碍患者病情稳定率

在管严重精神障碍患者病情稳定率 = 最近一次随访时分类为病情稳定的患者数 / 在管患者数 - 失访患者数 ×100%

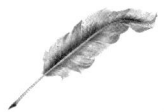

四、严重精神障碍患者的治疗

严重精神障碍是指精神疾病症状严重,导致患者社会适应等功能严重损害、对自身健康状况或者客观现实不能完整认识,或者不能处理自身事务的精神障碍。包括精神分裂症、分裂情感障碍、偏执性精神病、双相(情感)障碍、癫痫所致精神障碍、精神发育迟滞伴发精神障碍等严重精神障碍的确诊患者等。严重精神障碍属于慢性疾病,精神科执业医师应当按照相关疾病治疗指南,遵循"安全、早期、适量、全程、有效、个体化"原则开具药物治疗处方。患者应当坚持急性期、巩固期和维持期全程治疗,在巩固期和维持期坚持抗精神病药物治疗对降低病情复发风险具有重要价值。

(一)治疗措施

(1)心理危机干预:使用支持性和解释性言语,缓解患者紧张、恐惧和愤怒情绪,劝说患者停止危害行为。同时对现场其他人的焦虑、紧张、恐惧情绪给予必要的安慰性疏导、转移。

(2)保护性约束:保护性约束是为及时控制和制止危害行为发生或者升级,而对患者实施的保护性措施。经患者监护人(家属)同意,在当地公安机关公务人员协同下,使用有效的保护性约束手段对患者进行约束,对其所携危险物品及时全部搜缴、登记、暂存,将患者限制于相对安全的场所。

(3)快速药物镇静:为了迅速控制患者情绪,精神科执业医师可根据患者病情进行紧急干预。

(4)其他治疗:仔细检查并处理患者出现的身体损伤,病情需要时,要考虑就近于综合性医院进行诊治。

(二)药物治疗

1. 第一代抗精神病药物 包括氯丙嗪、奋乃静、氟哌啶醇、舒必利、五氟利多、癸酸氟哌啶醇注射液、棕榈酸哌普噻嗪注射液、癸氟奋乃静注射液、氟哌噻吨癸酸酯注射液等。

2. 第二代抗精神病药物 包括氯氮平、利培酮、奥氮平、喹硫平、齐拉西酮、阿立哌唑、氨磺必利、帕利哌酮、注射用利培酮微球和棕榈酸帕利哌酮注射液等。

3. 心境稳定剂 包括碳酸锂、抗抽搐类药物(如丙戊酸钠、卡马西平、托吡酯、拉莫三嗪等)和具有心境稳定作用的抗精神病药物(如氯氮平、利培酮、奥氮平、喹硫平等)。

(三)用药注意事项

1. 一般人群 按医嘱规律服药,服药期间勿饮酒,勿擅自减量、联合用药或停止用药。密切观察和记录不良反应及病情变化。

2. 老年人群 老年人药物代谢慢,常伴躯体疾病且一体多病,可能合并服用多种药物,所以药物应用要从最小剂量开始,如病情需要缓慢加量,尽量减少联合用药种类。

3. 妊娠期妇女 精神科药物对胎儿存在潜在的不良影响,但精神障碍本身对胎儿也有较大的不良影响。中断精神疾病的治疗也会使患者病情更加复杂,面临复发的风险。因此,在妊娠期控制病情对母亲和胎儿都非常必要。应当由患者、家属和精神科医师慎重权衡利弊后,做出孕期继续用药或停药的方案。

4. 儿童 儿童的中枢神经系统处于持续发育过程中,对精神病药物(治疗作用和不良反应)比较敏感,应该全面评估然后谨慎选择药物,从低剂量开始,缓慢加量。

(四)应急处置

应急处置包括对有伤害自身、危害他人安全的行为或危险的疑似或确诊精神障碍患者,以及病情复发、急性或严重药物不良反应的精神障碍患者的紧急处置。

由各地卫生健康行政部门协调相关部门建立由精防人员、民警、村(居)民委员会成员、网格员等关爱帮扶小组成员,患者家属、监护人和精神科医师、护士等组成的应急处置团队。

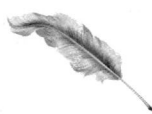

1. 已经接受社区/乡镇管理的患者发生应急事件的，患者家属或监护人可以向所在社区卫生服务中心或者乡镇卫生院报告。后者在接到报告后，应及时报告上级精神卫生医疗机构。情况紧急的，患者家属或监护人可以直接就近向精神卫生医疗机构报告。

2. 尚未接受社区/乡镇管理的患者或者疑似患者发生应急事件的，患者家属或监护人可以直接就近送往精神卫生医疗机构；目击者、知情者或者当事人可以拨打"110"向当地公安机关报警，送往当地卫生行政部门指定的精神卫生医疗机构。

3. 非本地常住居民，包括临时居住人员、观光旅游人员、流浪乞讨人员的精神病患者或者疑似患者发生应急事件的，目击者、知情者或者当事人可以拨打"110"向当地公安机关报警，就近送往精神卫生医疗机构。

对患者实施应急处置前或应急处置过程中，参加处置人员应当与患者家属（监护人）签署《严重精神障碍应急处置知情同意书》。患者家属（监护人）无法及时赶到现场时，应当由现场履行公务的民警或其他工作人员签字证实。

执行应急处置任务的精防人员或精神卫生专业人员，应当在应急处置完成后24小时内填写《严重精神障碍患者应急处置记录单》一式三份。其中，一份交本级精防机构，一份由基层医疗卫生机构留存，一份由应急医疗处置机构留存。基层医疗卫生机构应当在5个工作日内通过信息系统上报处置记录。对未建档的患者，由精神卫生医疗机构在确诊后的5个工作日内登记建档，并录入信息系统。对已建档但未纳入管理的患者，在征得本人和（或）监护人同意后纳入社区管理，符合《精神卫生法》第三十条第二款第二项情形的患者直接纳入社区管理。

（五）精神康复

精神康复包括医院康复和社区康复，是改善精神障碍患者社会功能，帮助患者回归家庭和社会的重要环节。医院康复由精神卫生医疗机构承担。社区康复由民政、残联等设立的社区康复机构（如日间康复中心、中途宿舍、职业康复机构等）承担，两者应当有机衔接。社区康复人员由社会工作者、心理咨询、康复专业人员和志愿者组成。

康复服务内容包括：服药训练、复发先兆识别、躯体管理训练、生活技能训练、社交能力训练、职业康复训练等。患者及家属救治救助信息宣传。

康复服务人员与患者及家属共同制订个体化康复计划，开展康复技能训练。对住院患者，以帮助其正确认识疾病，学会按时按量服药和提高个人生活自理能力为主。对居家患者开展服药、生活技能、社交技能等方面的康复训练，同时指导患者家属协助患者进行相关康复训练，进一步提高患者服药依从性、复发先兆识别能力，逐步具备生活、社交和职业技能，改善患者生活质量，促进其回归社会。具备条件的地区，可建立患者个案管理团队，针对患者情况进行个案管理。

广泛宣传严重精神障碍患者救治救助相关政策，以及各部门及相关组织关于患者医疗及生活救助的信息和申请渠道，提供社区康复机构及相关活动信息，发生各类应急事件时相应的救治救助机构及其联系方式。

> ➤ 考点：严重精神障碍患者的治疗。

自测题

1. 慢性病的全称是
   A. 慢性起病的疾病
   B. 慢性非传染性疾病
   C. 急性疾病慢性恢复期
   D. 慢性传染性疾病
   E. 相对于急性疾病而产生的，恢复

比较慢的疾病

2. 病因预防是哪级预防
   A. 三级预防
   B. 二级预防
   C. 一级预防
   D. 三早预防
   E. 四级预防

3. 对原发性高血压的患者每年要提供至少多少次面对面的随诊
   A. 2
   B. 3
   C. 4
   D. 5
   E. 6

4. 对于基层初诊的高血压患者，如有以下哪种情况应向上级医院转诊
   A. 血压显著升高≥160/100 mmHg，经短期处理仍无法控制
   B. 血压显著升高≥170/100 mmHg，经短期处理仍无法控制
   C. 血压显著升高≥180/110 mmHg，经短期处理仍无法控制
   D. 血压显著升高≥170/90 mmHg，经短期处理仍无法控制
   E. 血压显著升高≥150/110 mmHg，经短期处理仍无法控制

5. 根据患者血压水平是否达标确定长期随访的级别，血压已达标者纳入一级管理，每多少个月应随访一次
   A. 2
   B. 3
   C. 4
   D. 5
   E. 6

6. 对确诊的2型糖尿病患者，每年提供几次免费空腹血糖检测，至少进行几次面对面随访
   A. 2，2
   B. 2，4
   C. 4，4
   D. 3，3
   E. 4，2

7. 辖区内多少岁及以上常住居民中2型糖尿病患者为社区健康管理服务的对象
   A. 18
   B. 35
   C. 50
   D. 60
   E. 65

8. 常住重性精神疾病患者是指在本辖区内有固定居所（包括家庭、康复与照料机构等，除外精神专科医院、综合医院），并且连续居住时间在多长时间以上的患者
   A. 6个月
   B. 3个月
   C. 1个月
   D. 9个月
   E. 12个月

（付桂华）

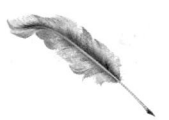

第九章

突发公共卫生事件和传染病的报告与处置

学习目标

通过本章内容的学习，学生应能够：
1. 说出突发公共卫生事件、传染病的概念。
2. 阐述突发公共卫生事件特征、突发公共卫生事件的主要危害；医护人员在突发公共卫生事件中的作用。
3. 概述传染病的防治措施。
4. 说出手足口病、结核病的流行概况和防治措施。

案例 9-1

2019 年在刚果民主共和国流行的埃博拉出血热疫情

截至 2019 年 4 月 4 日，刚果民主共和国埃博拉出血热病例累计达 1100 例，其中 1034 例确诊，66 例疑似，共计 690 人死亡。截至 2019 年 8 月 21 日，刚果（金）已累计报告埃博拉出血热确诊和可能病例 2934 例，其中死亡病例 1965 例。埃博拉出血热是由埃博拉病毒引起的，通过接触患者的血液或其他体液，经皮肤、呼吸道或结膜感染的急性出血性传染病，潜伏期 2～21 天，病死率高达 50%～90%，临床症状为急性起病，发热并快速进展至高热，伴有乏力、头痛、肌痛、咽痛等，并会出现恶心、呕吐、腹痛、腹泻、皮疹等，病程第 3～4 天后会出现持续高热，感染中毒症状及消化道症状加重，有不同程度的出血，严重者可出现意识障碍、休克及多脏器受累。

问题：
1. 根据该案例特点，这是一类什么事件？
2. 该类事件的基本特征和主要危害是什么？
3. 如何应对该类事件？

公共卫生问题是一项重大的社会问题。突发性公共卫生事件直接关系到公众的健康、经济的发展和社会的安定，并日益成为社会普遍关注的热点问题。多年来，在全人类的共同努力下，疾病预防控制和突发公共卫生事件的防范处理取得了较大的成绩。但是，重大突发公共卫生事件形势依然严峻。如 2011 年 3 月 11 日，发生的日本福岛核电站核泄漏事故；2014 年 3

月，西非地区埃博拉病毒疫情，短短数月内发病数和死亡数迅速超过历史最高水平；2015年，美洲地区发生寨卡病毒的大规模传播与流行；2019年12月底暴发了新型冠状病毒肺炎，并在极短时间内迅速席卷全球，引起全球性大流行。这些突发性的公共卫生事件，均对社会造成了极大的恐慌和危害，世界卫生组织宣布将其列为"国际关注的突发公共卫生事件"，需要国际社会广泛关注、协同应对，强化流行病学方法在事件应急中的重要意义。

第一节 突发公共卫生事件报告与处置

一、突发公共卫生事件的概念与特点

（一）基本概念

国务院2003年5月7日颁布的《突发公共卫生事件应急条例》中明确规定：突发公共卫生事件（public health emergency）是指突然发生，造成或者可能造成社会公众健康严重损害的重大传染病疫情、群体性不明原因疾病、重大食物中毒和职业中毒以及其他严重影响公众健康的事件。其中，重大传染病疫情指某种传染病在短时间内发生、波及范围广泛，出现大量的患者或死亡病例，其发病率远远超过常年的发病率水平的情况。主要是指病毒、细菌、寄生虫等病原微生物导致的传染病暴发、流行。

在实际工作中，如何界定突发公共卫生事件的发生，多数学者认为符合下列情况时即可界定：

1．范围为一个社区（城市的居委会、农村的自然村）或以上。
2．伤亡人数较多或可能危及居民生命安全和财产损失。
3．如不采取有效控制措施，事态可能进一步扩大。
4．需要政府协调多个部门参与，统一调配社会整体资源。
5．必须动员社会公众群策、群防、群控，需要启动应急措施或预案。

> 考点：突发公共卫生事件的概念。

（二）主要特点

1．突发和高频次性　事件没有固定的发生时间、发生方式和发生人数，往往突然发生，较难预测，来势凶猛，有很大的偶然性和瞬时性。我国是世界上少数几个多灾的国家之一，尤其是早些年许多地区只注重经济发展，忽视了对生态环境的保护，导致各种自然灾害频发。同时，临床抗生素的滥用以及一些病原体的变异也导致一些新发传染病、再发传染病及不明原因疾病的频繁暴发。

2．群体性和国际化　突发公共卫生事件往往同时累及多人，甚至波及整个工作或生活的群体。特别是在经济全球化高度发展的今天，随着国际交往的不断加强，可导致其跨地区、跨国界传播。

3．后果严重性　由于事发突然，导致人员突然发病，病情发展迅速，一时难以采取最有效的措施，而且由于累及人数众多，损失巨大，因此其造成的社会危害相当严重，对人们的心理以及社会容易产生冲击。

4．决策的时效性　突发公共卫生事件具有发生的突然性和事件演变过程的难以预测性，救治机会稍纵即逝，要求应对者必须果断决策，迅速干预。

5．应急处理的综合性　事件发生后的应急处理，需要在各级政府的统一领导和指挥下，公安、交通、环保等多个部门与卫生部门密切配合，采取有效措施共同应对。

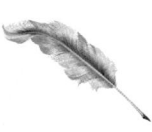

➢ 考点：突发公共卫生事件的特点。

二、突发公共卫生事件的监测

（一）突发公共卫生事件的分类

根据《突发公共卫生事件应急条例》规定，突发公共卫生事件分为4类：

1. **重大传染病疫情** 是指传染病的暴发（在一个局部地区短期内突然发生多例同一种传染病患者）和流行（一个地区某种传染病发病率显著超过该病历年的一般发病率水平），包括鼠疫、肺炭疽和霍乱的暴发，动物间鼠疫、布鲁氏菌病和炭疽等流行，乙、丙类传染病暴发或多例死亡、罕见或已消灭的传染病、新传染病的疑似病例的出现等。

2. **群体性不明原因疾病** 是指一定时间内（通常指2周内），在某个相对集中的区域（如同一医院、自然村、社区、建筑工地、学校等集体单位）内同时或者相继出现3例及以上相同临床表现的病例，经县级及以上医院组织专家会诊，不能诊断或解释病因，有重症病例或死亡病例发生的疾病。

3. **重大食物中毒和职业中毒** 重大食物和职业中毒包括中毒人数超过30人或出现死亡1例以上的饮用水或食物中毒，短期内发生3人以上或出现死亡1例以上的职业中毒。

4. **其他严重影响公众健康的事件** 包括医源性感染暴发，药品或免疫接种引起的群体性反应或死亡事件，严重威胁或危害公众健康的水、环境、食品污染，放射性、有毒有害化学物质丢失、泄漏等事件，生物、化学、核辐射等恐怖袭击事件，有毒有害化学品、生物毒素等引起的集体性急性中毒事件，有潜在威胁的传染病动物宿主、媒介生物发生异常，和学生因意外事故自杀或他杀出现1例以上的死亡以及上级卫生行政部门临时规定的其他重大公共卫生事件。

（二）突发公共卫生事件的分级

根据突发公共卫生事件导致人员伤亡和健康危害情况将医疗卫生救援事件分为：特别重大（Ⅰ级）、重大（Ⅱ级）、较大（Ⅲ级）、一般（Ⅳ级），依次用红、橙、黄、蓝四色进行预警。

1. **有下列情形之一的为特别重大突发公共卫生事件（Ⅰ级）** ①一次事件出现特别重大人员伤亡，且危重人员多，或者核事故和突发放射事件、化学品泄漏事故导致大量人员伤亡，事件发生地省级人民政府或有关部门请求国家在医疗卫生救援工作上给予支持的突发公共事件；②跨省（区、市）的有特别严重人员伤亡的突发公共事件；③国务院及其有关部门确定的其他需要开展医疗卫生救援工作的特别重大突发公共卫生事件。

2. **有下列情形之一的为重大突发公共卫生事件（Ⅱ级）** ①一次事件出现重大人员伤亡，其中，死亡和危重病例超过5例的突发公共事件；②跨市（地）的有严重人员伤亡的突发公共事件；③省级人民政府及其有关部门确定的其他需要开展医疗卫生救援工作的重大突发公共事件。

3. **下列情形之一的为较大突发公共卫生事件（Ⅲ级）** ①一次事件出现较大人员伤亡，其中，死亡和危重病例超过3例的突发公共事件；②市（地）级人民政府及其有关部门确定的其他需要开展医疗卫生救援工作的较大的突发公共事件。

4. **有下列情形之一的为一般突发公共卫生事件（Ⅳ级）** ①一次事件出现一定数量人员伤亡，其中，死亡和危重病例超过1例的突发公共事件；②县级人民政府及其有关部门确定的其他需要开展医疗卫生救援工作的一般突发公共事件。

➢ 考点：突发公共卫生事件的分级。

三、突发公共卫生事件的报告

《突发公共卫生事件应急条例》中规定了突发公共卫生事件应急报告制度，且明确规定任何单位和个人对突发公共卫生事件，不得隐瞒、缓报、谎报或者授意他人隐瞒、缓报和谎报。国务院卫生行政主管部门制定突发事件应急报告规范，建立重大、紧急疫情信息报告系统。

（一）突发公共卫生事件的信息报告

突发公共卫生事件监测机构、医疗卫生机构和有关单位发现有下列情形之一的，应当在2小时内向所在地县级人民政府卫生行政主管理部门报告。

1．发生或者可能发生传染病暴发、流行的。
2．发生或者发现不明原因的群体性疾病的。
3．发生传染病菌种、毒种丢失的。
4．发生或者可能发生重大食物和职业中毒事件的。

（二）报告方法和时限

1．报告原则　突发公共卫生事件相关信息报告管理应遵循依法报告、统一规范、属地管理、准确及时、分级分类的原则。

2．报告方法和时限　接到报告的卫生行政主管部门应当在2小时内向本级人民政府报告，并同时向上级人民政府卫生行政主管部门和国务院卫生行政主管部门报告。县级人民政府应当在接到报告后2小时内向疫区的市级人民政府或者上一级人民政府报告；疫区的市级人民政府应当在接到报告后2小时内向省、自治区、直辖市人民政府报告。省、自治区、直辖市人民政府应当在接到报告后1小时内，向国务院卫生行政主管部门报告。国务院卫生行政部门对可能造成重大社会影响的突发事件，应当立即向国务院报告。

3．报告方式　以事件发生地的县（市、区）为基本报告单位，卫生行政部门为责任报告人。同级疾病预防控制机构使用"国家救灾防病与突发公共卫生事件报告管理信息系统"进行报告。责任报告人还应通过其他方式确认上一级卫生行政部门收到报告信息。救灾防病与突发公共卫生事件的信息报告，原则上以"国家救灾防病与突发公共卫生事件报告管理信息系统"为主，但在紧急情况下或报告系统出现障碍时，可以使用其他方式报告。

四、突发公共卫生事件的应急处置

2003年5月，国务院公布施行《突发公共卫生事件应急条例》（简称《条例》），2006年1月，国务院发布《国家突发公共卫生事件总体应急预案》，2011年5月，国务院修订发布《突发公共卫生事件应急条例》，2011年10月，国务院修订发布《国家食品安全事故应急预案》。这些法规和卫生政策的制定，提高了政府保障公共安全和处理突发公共事件的能力，最大限度地预防和减少了突发公共卫生事件及其造成的损害，保障了公众的生命财产安全，维护了国家安全和社会稳定，促进了经济社会全面、协调、可持续发展。

突发公共卫生事件应急工作应当遵循预防为主、常备不懈的方针，贯彻统一领导、分级负责、反应及时、措施果断、依靠科学、加强合作的原则，这是减少各类突发公共卫生事件的保证，也是有效应对突发事件的前提。

对于突发公共卫生事件的应对主要体现在以下五大措施：

1．按照《条例》，国务院卫生行政主管部门对新发现的突发传染病，根据危害程度、流行强度，依照传染病防治法的规定及时宣布为法定传染病；是否宣布为甲类传染病，由国务院决定。

2．省级以上人民政府卫生行政主管部门或者其他有关部门指定的突发公共卫生事件应急处理专业技术机构，负责突发公共卫生事件的技术调查、认证、处置、控制和评价工作。

3．突发公共卫生事件发生后，国务院有关部门和县级以上地方人民政府及其有关部门，应当保证突发公共卫生事件应急处理所需的医疗救护设备、救治药品、医疗器械等物资的生产、供应；铁路、交通、民用航空行政主管部门应当保证及时运送。

4．根据突发公共卫生事件应急处理的需要，突发公共卫生事件应急处理指挥部有权紧急调集人员、储备的物资、交通工具以及相关设施、设备；必要时，对人员进行疏散或者隔离，并可以依法对传染病疫区实行封锁。

5．突发公共卫生事件应急处理指挥部根据突发公共卫生事件应急处理的需要，可以对食物和水源采取控制措施。县级以上地方人民政府卫生行政主管部门应当对突发公共卫生事件现场等采取控制措施，宣传突发公共卫生事件防治知识，及时对易受感染的人群和其他易受损害的人群采取应急接种、预防性投药、群体防护等措施。

知识链接

什么是 PHEIC

国际公共卫生紧急事件（Public Health Emergency of International Concern，PHEIC），是指"通过疾病的国际传播构成对其他国家公共卫生风险，并有可能需要采取协调一致的国际应对措施的不同寻常的事件。"WHO 提出 PHEIC 是为了面对公共卫生风险时，既能防止或减少疾病的跨国传播，又不对国际贸易和交通造成不必要的干扰，使相关国家地区遭受经济损失。根据疫情的发展，WHO 宣布 PHEIC 后随时可以撤销及修改。PHEIC 发布后有效期为 3 个月，之后自动失效。

➢ 考点：突发公共卫生事件的应急处置措施。

第二节　传染病的防治

案例 9-2

2019 年 12 月，武汉市部分医疗机构陆续出现不明原因肺炎患者。武汉市持续开展流感及相关疾病监测，发现病毒性肺炎病例 27 例，均诊断为病毒性肺炎/肺部感染。截至 2020 年 2 月 10 日，我国累计报告新型冠状病毒感染的肺炎确诊病例 40 249 例，疑似病例 23 589，死亡 909 例。疫情的快速发展再次引发了世界卫生组织的重视。北京时间 1 月 31 日，世界卫生组织（WHO）突发事件委员会经讨论，决定将此次新型冠状病毒感染的肺炎疫情确认为"国际关注的突发公共卫生事件（PHEIC）"。

问题：
1．本次暴发流行，我们应从中接受哪些教训？
2．我们应采取哪些应对措施？

一、传染病及其防治形势

在 20 世纪 40 年代之前，传染病是威胁人类健康和生命的一类严重的疾病，鼠疫、天花、

霍乱等传染病造成了无数人的死亡。在将近百年的时间里，现在随着社会的发展，医疗的进步，这些烈性传染病得到了较好的控制，人类成功地消灭了天花。但是，仍然有些传染病的控制尚未取得理想效果。全世界每年死于传染病的人口约占总死亡人数的四分之一，而死于主要传染病（包括艾滋病、感染性腹泻、肺结核、疟疾和肺炎）的人数占传染病死亡总人数的90%以上。在发展中国家，死于主要传染病的人口是发达国家的十几倍。另外，新型的传染病又不断出现，如埃博拉出血热、新型冠状病毒肺炎，世界卫生组织报道几乎每年都会有新的传染病发生。不仅如此，在新传染病不断被发现的同时，在过去得到较好控制的传染病又死灰复燃，比如结核病、血吸虫病及脊髓灰质炎等。可见，传染病仍然是危害人类健康的主要原因，特别是在发展中国家。

经过几十年的努力，我国有效控制了一些长期肆虐的传染病。我国传染病总的发病率和死亡率大幅下降，传染病导致的死亡在死因顺位中从第一位降到第八位。但是艾滋病、病毒性肝炎、结核病以及新发突发传染病流行不断发生，形势依然严峻。因此，我国传染病的预防与控制工作任重道远，传染病防治工作仍然是我们医疗卫生事业努力的重点。

（一）传染病的概念

传染病（communicable diseases）是指由各种病原体引起的，并在适宜条件下能在人与人、动物与动物或者人与动物之间相互传播的一类疾病的总称。传染病具有传染性、流行性、反复性的特点。病原体通过感染的人、动物或者储存宿主直接或间接（经过中介宿主或者其他环境因素）地传播，感染易感宿主。

传染病流行病学（infectious diseases epidemiology）是研究传染病在人群中发生、流行和传播的规律，通过探讨影响传染病流行的因素，制订预防、控制传染病流行的策略与措施的一门学科。

> 考点：传染病的概念。

（二）传染病的流行过程

传染病流行过程（epidemic process）是传染病在人群中发生、蔓延的过程，包括病原体从传染源体内排出，经过一定的传播途径，又侵入易感者机体而形成新的感染，并不断发生、发展的过程。其过程必须具备传染源、传播途径和易感人群，即传染病流行的三个基本环节。三个环节只有同时存在并相互联系、相互依赖才能形成传染病的流行过程。传染病流行过程常常会受自然因素和社会因素的影响，并且各种传染病的薄弱环节各不相同，在防治工作中加以充分利用，采取有效措施，切断其中任一环节，即可有效地阻止传染病的流行。

1. 传染源（source of infection）　是指体内有病原体生长、繁殖并且能排出病原体的人和动物，包括患者、病原体携带者和受感染的动物。传染源的存在是发生传染病的首要条件。感染者排出病原体的整个时期称为传染期（communicable period）。传染期的流行病学意义在于它是决定传染病患者隔离期限的重要依据，为疫源地是否需要消毒和消毒期限以及追踪传染来源提供依据。传染源的种类主要有以下几种：

（1）患者：患传染病的患者是重要的传染源，其体内有大量的病原体，又具有利于病原体排出的临床症状，如咳嗽、腹泻等；另外，有些无病原携带者的传染病，患者是唯一的传染源，如麻疹、水痘等。患者作为传染源的意义因其发病类型、病程和活动范围不同而有所不同，主要取决于各阶段排出的病原体的数量和频度。

病原体侵入人体至被清除，大约可以分为以下几个阶段：①潜伏期（incubation period），自病原体侵入机体到最早临床症状出现这一段时间称为潜伏期；②临床症状期（clinical stage），指传染病患者出现疾病特异性症状和体征的时期，这一时期具有重要的流行病学意

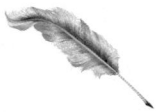

义；③恢复期（convalescent period），指患者的临床症状已消失，机体所遭受的损伤处于逐渐恢复的时期。

患者排出病原体的整个时期，称为传染期（communicable period）。在实际工作中，不能忽视那些轻型的甚至不显性感染的传染源，轻型病例常常容易被误诊或延误治疗，耽误隔离治疗措施。那些不显性病例一般需要血清学检查做追溯诊断，或做病原体检查时才能发现。

（2）病原携带者（carrier）：是指没有任何临床症状而能排出病原体的人。带菌者、带毒者和带虫者统称为病原携带者。体内携带细菌者称带菌者，体内携带病毒者称带毒者，体内携带寄生虫者称带虫者。常因为其无症状与体征而未被发现、未被隔离，故其是更重要的传染源。按其携带状态和疾病分期的关系分为三类。

1）潜伏期病原携带者（incubatory carrier）：指在潜伏期内携带病原体的人。只有少数传染病存在这种病原携带者，如麻疹、白喉、痢疾、水痘、霍乱等，多在潜伏期后期排出病原体。因此，这类传染病如能及时发现并加以控制，对防止疫情的发展与蔓延具有重要意义。

2）恢复期病原携带者（convalescent carrier）：指临床症状消失后继续携带和排出病原体者，如伤寒、白喉、乙肝等。临床症状消失后，3个月内仍有病原体排出的称为暂时性病原携带者，超过3个月的称为慢性病原携带者。少数人甚至可终身携带。慢性病原携带者往往呈现间歇排出病原体现象，因此病原学检查至少连续3次阴性，才可认为病原携带状态已经解除。如对慢性病原携带者管理不善，往往可引起疾病暴发或流行。

3）健康病原携带者（healthy carrier）：指整个感染过程中均无明显临床症状与体征而排出病原体者，这种病原携带者通常只能靠化验方法检出，如白喉、脊髓灰质炎、流脑、乙脑等常有健康病原携带者，可成为非常重要的传染源。

病原携带者作为传染源的意义，不仅取决于其排出的病原体数量、携带病原体的时间长短，更重要的是其职业、个人卫生习惯及社会活动范围、环境卫生条件和防疫措施等。在饮食服务行业、供水企业、托幼机构等单位工作的病原携带者对人群的威胁非常严重。对这些工作人员的定期病原学检查和病后随访具有极其重要的流行病学意义。

（3）受感染的动物：人类罹患以动物为传染源的疾病，统称为自然疫源性疾病或人畜共患病，如鼠疫、森林脑炎、钩端螺旋体病、狂犬病、炭疽、血吸虫病、布鲁菌病、肾综合征出血热等。

养宠物猫、宠物狗而引起传染病的案例并不鲜见，尤其是狂犬病，它是发病致死率达100%的传染病。全球每年约有6万人死于该病，平均每10分钟就有一人毒发身亡。因此，养宠物的家庭要注意，避免一些常见的传染病。

动物作为传染源的意义主要取决于人与受感染动物的接触机会和密切程度，动物传染源的种类和密度；以及环境中是否有适宜该病传播的条件；此外，还与人们的卫生知识和生活习惯等有关。作为传染源的动物，通常以鼠类等啮齿类动物最为重要。

2. 传播途径（route of transmission） 是指病原体从传染源排出后，在侵入新的宿主之前，在外环境中所经历的全过程。其中参与传播病原体的媒介物，称为传播媒介或传播因素（spreading factor），如水、空气和食物等。传播途径实际上是传播因素的组合。传染病可通过一种或多种途径传播。传染病的传播方式主要有两种，即垂直传播（vertical transmission）和水平传播（horizontal transmission）。前者是指病原体通过母体直接传给子代，后者是指病原体在外环境中借助传播媒介实现人与人之间的传播。常见的传播途径一般有以下几种：

（1）经空气传播（air-borne transmission）：是呼吸道传染病的主要传播途径，包括下列3种方式。

1）经飞沫传播（droplet transmission）：病原体存在于呼吸道黏膜表面的黏液中或呼吸道黏膜纤毛上皮细胞的碎片里。当患者呼气、说话、咳嗽、打喷嚏时，从鼻咽部排出大量含有病

原体的黏液飞沫到空气中，大的飞沫迅速落在地面上，小的飞沫可在空气中短暂悬浮，并且只能局限在患者周围。因此只能传播给患者周围约2米以内的密切接触者。在一些拥挤的公共场所较易发生。对外环境抵抗力较弱的病原体，如脑膜炎双球菌、流感病毒、百日咳鲍特菌等病原体通常以此方式传播。

2) 经飞沫核传播（droplet nucleus transmission）：患者排出的飞沫在空气悬浮过程中，由于蒸发失去水分，形成了蛋白质和病原体组成的微粒，称为飞沫核。飞沫核可以在空气中以气溶胶的形式悬浮数小时甚至更长，可以随空气流动飘至远处。耐干燥的病原体，如白喉棒状杆菌、结核分枝杆菌等病原体可以通过这种方式传播。

3) 经尘埃传播（dust transmission）：患者排出的较大飞沫落在地面上，干燥后形成尘埃，然后重新悬浮于空气中。凡外界抵抗力较强的病原体，如结核分枝杆菌和炭疽杆菌芽孢，可通过此途径传播。

经空气传播的传染病流行特征为：传播途径易实现，传播广泛，发病率高；大多有季节性升高的特点，一般多见于冬春季节；在未经免疫预防的人群中，发病可呈现周期性升高；多见于青少年和儿童；受人口密度与居住条件的影响。

（2）经水传播（water-borne transmission）：许多消化道传染病和某些寄生虫病经水传播，如伤寒、霍乱、痢疾、甲型肝炎、血吸虫病、钩端螺旋体病等。其传播包括两种方式，一种是饮用水传播，另一种是经疫水传播。

经饮用水传播主要是因为水源水被污染，比如自来水网管道破损时，污水就会渗入，或是地面污物随雨水冲刷而流入，也可能是因为粪便、垃圾落入水源中等。20世纪80年代初我国兰州地区发生的轮状病毒性腹泻的流行就是因为患者和带病毒者的粪便污染水源造成的。

1) 经饮用水传播：常呈暴发流行。其特征为：①病例分布与供水范围一致，有饮用同一水源的历史；②水源若是常年受污染病例也会终年不断；③除哺乳婴儿外，发病无年龄、性别、职业差异；④停止使用污染的水源或采取消毒、净化措施后，暴发或流行即可平息。

2) 经接触疫水传播：病原体主要是通过皮肤黏膜侵入机体，如血吸虫病、钩端螺旋体病等。其流行特征为：①患者有疫水接触史，如抢险救灾、收割水稻、野外游泳等；②发病呈现地方性或季节性特点，多见于水网地区、雨季和收获季节；③大量易感人群进入流行区，接触疫水可呈暴发或流行；④对疫水采取有效控制措施或加强个人防护可控制疾病发生。

（3）经食物传播（food-borne transmission）：当食物携带病原体时，可以出现传染病的传播，所有消化道传染病、部分寄生虫病、个别呼吸道传染病，如结核病，以及个别人畜共患病，如炭疽、布鲁氏菌病等，都可经食物进行传播。作为传播媒介的食物种类很多，大体可分两类：一类是食物本身存在病原体，主要是一些动物性食物，如感染绦虫的牛、猪的肉类、患结核或布鲁氏菌病的乳牛所产的奶、携带病原微生物的毛蚶、蛤贝类水生动物。如果人类食用未充分煮熟消毒的上述食物，则可能受到感染。另一类是食物被污染，食品在生产、加工、运输、贮存及销售等各个环节被患者、病原携带者及鼠类、蝇类的排泄物等污染。食品能为病原微生物生存提供良好环境，可以使其大量繁殖，其中以肉类、乳类和鱼类的污染最为常见，近年来均有沙门菌、空肠弯曲菌和耶尔森菌污染食品而引起腹泻暴发的报告。

经食物传播的传染病主要有以下流行特征：①患者有某一食物的食用史，不食不发病；②如一次大量污染，在同种食物食用者中可呈现暴发，其潜伏期较短，临床症状和体征往往较重；③当停供污染食物后，暴发可很快平息。

（4）接触传播（contact transmission）：包括直接接触传播和间接接触传播。

1) 直接接触传播（direct contact transmission）：是指在没有外界因素参与下，传染源直接与易感者接触的一种传播途径，如性传播疾病、某些被动物咬伤而引起的传染病（狂犬病、鼠咬热）。

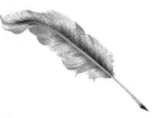

2）间接接触传播（indirect contact transmission）：又称日常生活接触传播。它是指接触了被传染源的排出物或者分泌物污染的日常生活物品所造成的传播。被污染的手在这种传播中起着重要作用。常见于消化道传染病、体表传染病和一些人畜共患病。此途径传播的传染病的流行特征为：①一般呈现散发，可在家庭和同室成员之间传播；②无明显季节性；③个人卫生习惯不良和卫生条件较差的地区发病较多。

（5）虫媒传播（vector transmission）：又称经媒介节肢动物传播（arthropod borne transmission），包括机械携带性传播和生物性传播。

1）机械性传播（mechanical vector）：指媒介生物与病原体之间没有生物性依存关系，仅仅起机械性携带的作用，某些节肢动物，如苍蝇、蟑螂携带病原体通过接触、反吐或排便等方式污染食物或餐具，使接触者感染。

2）生物性传播（biological vector）：是指病原体进入节肢动物机体后，在其体内经过发育、繁殖，完成其生命周期的某个阶段，才能感染易感者。其特点是病原体与媒介节肢动物间存在生物学依存关系，并具有一定的特异性。如疟原虫只能在按蚊体内进行有性生殖。病原体在节肢动物体内经过的一段时间繁殖或完成其生活周期中某一阶段才具有传染性，所需的这段时间称为外潜伏期。

经节肢动物传播的传染病的流行特征为：①一定的地区性，疾病分布与传播该病的节肢动物分布一致；②一定的季节性，发病率的高低与作为媒介的节肢动物活动季节一致；③有些具有明显的职业特征，如森林脑炎多见于伐木工等野外作业人员以及林区居住者；④有年龄差别，传播广泛的传染病，多见于青壮年，老疫区发病多见于儿童，新迁入疫区的易感者发病年龄无明显差异。

（6）经土壤传播（soil-borne transmission）：指传染源的排泄物或分泌物污染土壤或因埋葬传染病死亡者和病畜尸体使土壤受到污染，导致疾病传播。经土壤传播的疾病以寄生虫病最多见，如蛔虫病、钩虫病、鞭虫病等肠道寄生虫病。经土壤传播疾病的流行与病原体在土壤中存活时间有关，比如一些能形成芽孢的病原体，如炭疽、破伤风、气性坏疽杆菌污染土壤后，可保持其传染性达数十年之久。另外，还与人与土壤接触的机会及个人卫生习惯有关。如赤脚下地劳动易感染钩虫病，皮肤有破损者易感染破伤风和气性坏疽。

（7）医源性传播（iatrogenic transmission）：指在医疗、预防活动中，由于未能严格执行规章制度和操作规程，人为造成某些传染病的传播。分为两种类型：一类是易感者在实施治疗、检查等措施时由于所用器械被污染或消毒不达标而引起的传播；另一类是由于接受了受污染的血液、生物制品或药物引起的传播。

（8）垂直传播（vertical transmission）：病原体通过母体传给子代的传播，也称为母婴传播或者围生期传播。包括下列几种方式：

1）经胎盘传播：受感染的孕妇经胎盘循环将病原体传给胎儿，引起宫内感染，如风疹、乙型肝炎、艾滋病、梅毒等。孕妇在怀孕早期患风疹，甚至可能导致胎儿畸形。

2）上行性传播：病原体从孕妇阴道经子宫颈口到达绒毛膜或胎盘引起胎儿感染，如单纯疱疹病毒、大肠埃希菌及白色念珠菌等。

3）分娩时传播：分娩时胎儿在经过严重感染的产道时，可引起感染，如淋球菌、疱疹病毒等。

3．易感人群　是指有可能发生传染病感染的人群。人群作为一个整体对传染病的易感程度称为人群易感性（herd susceptibility）。与之相反的是群体免疫力（herd immunity），指的是人群对传染病病原体的侵入和传播的抵抗力，可以从群体中有免疫力的人口数所占的比例来反映。而人群易感性的高低取决于总人口中易感人口所占的比例。群体免疫力高，人群易感性则低。人群易感性是影响传染病流行的一个重要因素，易感性高，则传染病易于发生和传播，流

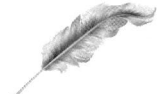

行可能性大,群体免疫力高时,大量免疫个体除了免于发病外,还可以分布在传染源周围,对易感者起到屏障作用,不需要所有人口都具有免疫力就可以阻断传染病的流行。

(1) 导致人群易感性升高的主要因素有:

1) 新生儿数量增加:出生后6个月以上的婴儿,他们从母体得到的抗体逐渐消失,而获得性免疫尚未形成,所以对许多传染病都是易感的。

2) 易感人口迁入:久居流行区的居民,因患病或隐性感染而获得免疫力,但是非流行区居民迁入时,由于缺乏特异性免疫力,造成流行区人群易感性相对升高。

3) 免疫人口免疫力自然消退:在病后(包括隐性感染)或是人工免疫后,免疫力都会随时间推移逐渐降低,不可能维持终生。当免疫力消退之后,重新成为易感人口。仅有少数传染病病后可以维持长期免疫力,如天花、麻疹。

4) 免疫人口死亡:通过人工免疫、病后或隐性感染而获得某些传染病的免疫力,若这些人口死亡就会相对地使人群易感性升高。

5) 病原体的变异:人们对病原体的新变异株普遍易感。

(2) 导致人群易感性降低的主要因素有:

1) 计划免疫:按规定免疫程序,对易感人群进行预防接种,提高特异性免疫力,是降低人群易感性的重要措施。

2) 传染病流行:一次传染病流行后,人群中易感者由于感染而获得免疫力,因而人群免疫水平提高。

3) 人群易感者的非特异性免疫力的提高。

(三) 影响传染病流行过程的因素

构成流行过程必须具备三大要素:传染源、传播途径和易感人群,三者的变化都可能影响传染病的流行变化,而这3个环节往往受自然因素和社会因素的影响和制约。

1. 自然因素　自然因素十分复杂。其中对流行过程影响最明显的是气候因素和地理因素。

(1) 自然因素对传染源的影响:气候、地理因素主要影响动物传染源,特别是野生动物。传染源的活动可被促进也可被抑制进而影响流行过程,如野鼠鼠疫的传染源旱獭,栖息在高山、草原,而作为肾综合征出血热传染源的黑线姬鼠,栖息在潮湿、多草地区。同时,动物繁殖与活动同气候因素关系更为密切,如黄鼠有冬眠习性,多在春夏之交繁殖,秋季密度达到高峰,从而决定了黄鼠鼠疫及其引起人间鼠疫流行的季节为4—10月。

(2) 自然因素对传播途径的影响:当节肢生物作为传播媒介时,媒介生物的地理分布、季节消长、活动能力以及病原体在媒介昆虫体内的发育、繁殖等均受自然因素制约。降雨量可以影响病原体的传播,一般洪水之后,容易引起消化道传染病和钩端螺旋体病的流行。全球变暖之后也促进了某些媒介生物的繁殖,促进了一些传染病的暴发和流行,比如疟疾、乙脑等。

(3) 自然因素对易感者的影响:自然因素影响易感者的程度较小,主要是通过气候条件变化影响了人的生活方式,如夏季气候炎热,人们多食瓜果、生冷食物等,易发生肠道传染病。冬季寒冷,人们多在室内活动,因而经飞沫传播的机会增加,易促进呼吸道传染病的流行。

2. 社会因素　社会因素包括社会制度及人类的一切活动,如生活条件、卫生习惯、居住环境、医疗卫生状况、文化水平、人口移动、社会动荡、风俗习惯、宗教信仰等。社会因素对传染病流行的3个环节都有一定程度的影响。

(1) 社会因素对传染源的影响:现阶段,我国建立了疾病预防和控制机构以及传染病医院,严格执行出入境卫生检疫,保证传染病例的及时报告、隔离和治疗,控制了传染病的流行。

(2) 社会因素对传播途径的影响:社会因素对传播途径的影响最显著。比如在贫穷落后地区,人们营养不良、居住环境不佳、卫生条件恶劣以及缺乏安全的饮用水和食物,这些因素都会促进传染病的发生发展。随着交通更加便利,全球旅游业快速发展,有可能会造成某些传染

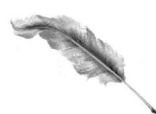

病全球性蔓延。目前生态环境的变化也改变了一些媒介昆虫的生存状态，对传染病的流行也造成一定的影响。

（3）社会因素对易感人群的影响：计划免疫措施的实施大大提高了人群免疫力，以控制传染病的传播和流行，最后消灭传染病。比如通过种痘等措施在全世界范围内消灭了天花这一烈性传染病就是一个例证。

二、传染病的社区防治

（一）预防与控制传染病的策略

1．预防为主　预防为主，分类管理、依靠科学，发展三级预防保健网。采取综合性防治措施是我国多年来与传染病斗争策略的概括，比如强化人群免疫、改善卫生条件、加强健康教育和增强体质。

2．建立疾病监测系统　主要是针对传染病的发生、流行以及影响因素进行监测。对传染病的监测是面向全球范围的，不论国内是否发生。包括传染病的发病与死亡、病原体类型和特征、媒介昆虫和动物宿主种类、分布、病原体携带情况以及人群免疫力的监测，我国的传染病监测包括法定传染病病例报告和重点传染病的主动监测。完善传染病监测系统利于早期发现传染病，及时采取应对措施。

3．全球化控制　当今发达的交通和人群流动频繁使得传染病具有全球化的流行趋势。比如，2003年SARS的疫情在数月之内迅速蔓延到十几个国家和地区。2019年底至2020年初新型冠状病毒肺炎疫情在短短数月内迅速蔓延到全球200多个国家和地区。全球化控制需要各个国家做出迅速有效的反应和应对措施，以及各国之间深入和有效的合作，调动一切相关的资源和力量以控制传染病在全球范围内的流行。1988年WHO启动了消灭脊髓灰质炎的行动，2001年发起全球"终止结核病"的行动，现阶段我们已经看到了全球化控制传染病的显著效果。

（二）预防和控制传染病的措施

预防和控制传染病的措施是指在尚未出现疫情之前，针对可能受病原体威胁的易感人群或者针对可能存在病原体的环境、媒介昆虫、动物等所采取的预防措施。

1．改善卫生条件　保证生活饮水卫生，加强食品卫生监督，科学管理粪便和污物，进行无害化处理，尤其加强公共场所和医疗机构的卫生管理。

2．健康教育　通过媒体宣传卫生保健知识来提高人们的健康知识水平和自我保护能力。健康教育要面向全社会，强调行为改变。许多传染病流行的重要原因之一在于不良卫生习惯和生活方式。事实证明，大众健康知识水平越高，健康需求就越迫切。健康知识对社会、家庭和个人都可产生相当大的力量，是预防和控制传染病的一种重要资源。也是国内外公认的一种低投资高效益的措施。

3．卫生检疫　包括国境卫生检疫、国内卫生检疫和疫区卫生检疫。国境卫生检疫是为了防止传染病由国外传入和从国内传出，在一个国家国际通航的港口、机场、陆地边境和国界江河口岸设立国境卫生检疫机关，对出入人员、货物、行李和邮件等实施医学检查和必要的卫生处理。我国规定检疫的传染病有鼠疫、霍乱和黄热病三种，若发现入境者为检疫传染病的感染者，应立即将其隔离，并进行治疗，直至消除传播危险。对检疫传染病的疑似者应将其留验，留验期限根据传染病的潜伏期确定。因患检疫传染病而死亡者，必须就近火化。来自国外的船舶、飞机、列车等交通工具都应依法接受检疫。对来自检疫传染病疫区或发现携带有关啮齿类动物或媒介昆虫的交通工具应实施消毒、杀虫、灭鼠以及其他卫生处理。对来自疫区的已被污染或可能成为传播媒介的行李、货物等物品应进行医学检查，实施消毒、灭菌、杀虫等处理。

4．免疫预防　免疫预防是提高机体免疫力的一种特异性预防措施，包括主动免疫和被动免疫，是控制具有有效疫苗免疫的传染病发生的重要策略。预防接种是指根据疾病预防控制规

划，利用预防性生物制品，按照规定的免疫程序，有专业的接种技术人员给适宜的接种对象进行接种，以达到预防和控制传染病发生和流行的目的。预防接种是国家贯彻预防为主方针、保护易感人群的重要措施。

三、传染病报告和处置规范

（一）疫情报告

疫情报告又称传染病报告。它是传染病管理的重要内容，也是控制和消除传染病的重要措施。

1. 报告病种种类　根据国家颁布的《中华人民共和国传染病防治法》规定报告病种分为甲类、乙类和丙类，共38种。

甲类传染病（2种）：鼠疫、霍乱。

乙类传染病（25种）：传染性非典型肺炎、艾滋病、病毒性肝炎、脊髓灰质炎、人感染高致病性禽流感、麻疹、流行性出血热、狂犬病、流行性乙型脑炎、登革热、炭疽、细菌性和阿米巴性痢疾、肺结核、伤寒和副伤寒、流行性脑脊髓膜炎、百日咳、白喉、新生儿破伤风、猩红热、布鲁氏菌病、淋病、梅毒、钩端螺旋体病、血吸虫病、疟疾。

丙类传染病（11种）：流行性感冒、流行性腮腺炎、风疹、急性出血性结膜炎、麻风病、流行性和地方性斑疹伤寒、黑热病、棘球蚴病、丝虫病、除霍乱、细菌性和阿米巴性痢疾、伤寒和副伤寒以外的感染性腹泻病、手足口病。

上述规定以外的其他传染病，根据其暴发、流行和危害程度，需要列入乙类、丙类传染病的，由国务院卫生行政部门决定并予以公布。人感染H7N9禽流感和新型冠状病毒肺炎分别于2013年和2020年被纳入乙类传染病，新型冠状病毒肺炎采取甲类传染病的预防、控制措施。

知识拓展

传染病"乙类甲管"

传染病监测是公共卫生监测的一种，是预防和控制传染病的重要举措，世界各国根据自己的情况确定法定报告传染病的病种。我国目前法定报告传染病为3类40种，其中甲类2种、乙类27种、丙类11种。甲类传染病有鼠疫、霍乱，我国将新型冠状病毒肺炎、传染性非典型肺炎、炭疽中的肺炭疽列为乙类传染病，采取甲类传染病的预防控制措施（甲类管理）。

2. 责任报告人及时限　凡是执行职务的医疗保健人员、卫生防疫人员以及个体医生皆为疫情责任报告人，当发现有传染病患者、病原携带者、疑似患者时，应该依法填写疫情报告卡，向卫生防疫机构报告疫情。对甲类传染病和乙类传染病中传染性非典型肺炎、艾滋病、肺炭疽、脊髓灰质炎、人感染高致病性禽流感的患者或疑似患者时，或发现其他传染病和不明原因疾病暴发时，应于2小时内将传染病报告卡通过网络报告；未实行网络直报的责任报告单位应于2小时内以通信方式（电话、传真）向当地疾病预防控制机构报告，并于2小时内寄出传染病报告卡。对其他乙、丙类传染病患者、疑似患者和病原携带者，实行网络直报的责任报告单位应于24小时内进行网络报告；未实行网络直报的责任报告单位应于24小时内寄出传染病报告卡。

（二）处置

1. 传染源处置

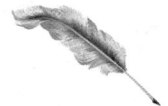

（1）患者：应做到早发现、早诊断、早报告、早隔离、早治疗。只有做到"五早"，才能控制传染源，防止传染病在人群中传播蔓延。为了实现"五早"，必须普及群众卫生知识和识别传染病的能力，充分调动基层卫生人员的主观能动性，不断提高医务人员业务水平。如患者一经确诊为传染病或可疑传染病，则按《中华人民共和国传染病防治法》的规定实行分级管理，甲类传染病患者必须实施强制隔离治疗。乙类传染病患者可根据病情住院隔离或在家中隔离治疗，直至治愈。其中有些患者，一般的接触传播意义不大，如肾综合征出血热、钩端螺旋体病、布鲁氏菌病等患者可不必隔离。对疑似患者，必须接受医学检查、随访和隔离措施。甲类传染病的疑似患者必须在指定场所进行隔离观察、治疗。乙类传染病的疑似患者，在医疗保健机构指导下治疗或隔离治疗。

知识拓展

艾滋病预防知识

1. 艾滋病病毒通过性接触、血液和母婴3种途径传播。
2. 性病可增加感染艾滋病病毒的风险，必须及时到正规医疗机构诊治。
3. 避免共用注射器静脉吸毒，可有效预防艾滋病病毒经血液传播。
4. 感染了艾滋病病毒的孕产妇应及时采取医学手段阻止艾滋病病毒传给婴儿。
5. 艾滋病目前没有疫苗可以预防，掌握预防知识、拒绝危险行为，做好自身防护才是最有效的预防手段。
6. 坚持正确使用安全套，可有效预防艾滋病/性病的经性途径传播。
7. 72小时内使用暴露后预防用药可减少艾滋病病毒感染的风险。

（2）病原携带者：对病原携带者应做好登记并进行管理，指导他们养成良好的卫生习惯，定期随访，经2～3次病原学检查为阴性时，方可解除管理。在饮食行业工作的病原携带者须暂时调离工作岗位。久治不愈的伤寒或病毒性肝炎的病原携带者不得再从事有传播给他人危险的职业。艾滋病、乙型肝炎、丙型肝炎和疟疾的病原携带者严禁做献血员。

（3）接触者：曾接触传染源而有可能受感染者，都应接受检疫。具体按以下方法处理。

1）留验：又叫隔离观察。对甲类传染病的接触者应进行留验，在指定场所进行观察，限制活动范围，实施诊察、检验和治疗。

2）医学观察：对乙类和丙类传染病接触者按照传染病的最长潜伏期进行医学观察，接触者可正常工作、学习。但要接受体检、测量体温、病原学检查和必要的卫生处理。

3）应急接种和药物预防：对潜伏期较长的传染病，如发生麻疹暴发流行时，对接触者可施行预防接种。药物预防：对某些有特效药物可防治的传染病，必要时可采用药物预防。

4）动物传染源：对人类危害大且经济价值不大的动物应予以消灭，如灭鼠。危害性较大的病畜或野生动物，应予以捕杀、焚烧、深埋，如患疯牛病和炭疽病的家畜，患狂犬病的狗等。危害不大且有经济价值的病畜，应予以隔离治疗。此外，还要做好家畜及宠物的预防接种和检疫工作。

2. 针对传播途径的措施 主要是指对被传染源污染的环境所采取的措施。不同传染病其病原体在外环境中停留与转移所经历的途径是不相同的。如肠道传染病主要由粪便排出病原体而污染环境，一般对污染物品和环境采取消毒措施；呼吸道传染病主要通过空气污染环境，则通风和空气消毒是非常重要的；对于虫媒传染病，消毒、杀虫可以切断传播途径，防止传染病扩散和蔓延。

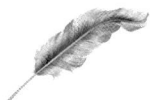

消毒（disinfection）是用化学、物理、生物的方法杀灭或消除环境中致病性微生物的一种措施。一般分为预防性消毒和疫源地消毒。

（1）预防性消毒（preventive disinfection）：针对可能受致病微生物污染的场所和物品进行消毒，如空气、饮水和乳制品消毒等。

（2）疫源地消毒（disinfection of epidemic focus）：对现有或曾经有传染源存在的场所进行消毒。目的是消灭传染源排出的致病性微生物。

3．针对易感者的措施

（1）免疫预防：包括主动免疫和被动免疫。主动免疫是预防传染病流行的常规措施。当发生传染病时，被动免疫是保护易感者的有效措施。如注射胎盘球蛋白或丙种球蛋白，对预防麻疹、流行性腮腺炎、甲型肝炎等均有一定效果。高危人群应急接种可以及时制止传染病的大面积流行。

（2）药物预防：在某些传染病流行时，可以给予药物预防。药物预防在特殊条件下可以作为一种应急措施，但有其局限性，如预防作用时间短、效果不巩固、易产生耐药性等，一般不提倡使用。

（3）个人防护：如戴口罩、手套、鞋套、护腿、应用蚊帐、使用安全套（避孕套）等都可起到个人防护作用。

第三节　常见传染病的防治

一、手足口病

手足口病是由肠道病毒引起的传染病，引发手足口病的肠道病毒有20多种（型），其中以柯萨奇病毒A16型（Cox A16）和肠道病毒71型（EV 71）最为常见。多发生于5岁以下儿童，表现口痛，厌食，低热，手、足、口腔等部位出现小疱疹或小溃疡，多数患儿一周左右自愈，少数患儿可引起心肌炎、肺水肿、无菌性脑膜脑炎等并发症。个别重症患儿病情发展快，导致死亡。目前缺乏有效治疗药物，主要采取对症治疗。

（一）疫情现状

1．全球疫情　手足口病是全球性传染病，世界大部分地区均有此病流行的报道。1957年新西兰首次报道该病。1958年分离出柯萨奇病毒，1959年提出手足口病命名。早期发现的手足口病的病原体主要为Cox A16型，1969年EV71在美国被首次确认。此后EV71感染与Cox A16感染交替出现，成为手足口病的主要病原体。

20世纪70年代中期，保加利亚、匈牙利相继暴发以中枢神经系统为主要临床特征的EV71流行，1975年保加利亚报告病例750例，其中149人致瘫，44人死亡。1994年英国发生一起由Cox A16引起的手足口病暴发，患者大多为1~4岁婴幼儿，大部分患者症状较轻。英国1963年以来的流行病学数据显示，手足口病流行的间隔期为2~3年。20世纪90年代后期，EV71开始在东亚地区流行。1997年马来西亚发生了主要由EV71引起的手足口病流行，4—8月共有2 628人发病，4—6月有29例死亡。日本是手足口病发病较多的国家，历史上有过多次大规模流行，1969—1970年的流行以CoxA16感染为主，1973和1978年的2次流行则由EV71引起，1997—2000年手足口病在日本再度活跃，EV71、CoxA16病毒均有分离。20世纪90年代后期，EV71开始肆虐东亚地区。越南2016年共报告50 000例手足口病病例，2017年共报告2100例病例，病例主要来自南部地区。

2．我国疫情　我国大陆（内地）手足口病于20世纪80年代初在上海首次发现；1983年在天津发生由CV-A16引起的手足口病暴发疫情，在经过2年的散发流行后，1986年又在托

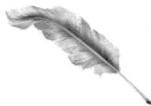

儿所和幼儿园出现暴发,这是我国首次报告的较大规模的手足口病疫情。此后在北京、河北、天津、福建、吉林、山东、湖北和广东等10多个省、市陆续发生手足口病流行。我国于1987年首次从武汉一例手足口病成人患者中分离到EV-A71,2007年以前EV-A71相关手足口病以散发为主,2007年和2008年分别在山东临沂和安徽阜阳发生以EV-A71为主的手足口病暴发疫情,引起聚集性死亡病例,2008年及之后在全国范围内广泛暴发流行,2009—2017年的手足口病的报告发病率依次为86.59/10万、132.35/10万、120.21/10万、160.17/10万、134.37/10万、203.16/10万、146.60/10万、178.16/10万、139.84/10万;2010年以来,发病人数一直位列中国法定报告传染病的首位,每年平均报告病例数达到了206万例,因病死亡的人数也位列法定报告传染病的前五位。2017年中国手足口病发病数为1 929 550例,死亡人数为95人,2018年1~6月中国手足口病发病数为1 004 056例,死亡人数为22人;2019年10月,全国共报告手足口病131 252例。

我国香港地区1987年发生过由EV-A71感染引起的手足口病流行,2001年出现了首例死亡病例。

1998年我国台湾地区发生EV71引起的手足口病和疱疹性咽峡炎暴发流行,在6月和10月两波流行中,共监测到129 106例,重症患者405例,死亡78例,死亡病例大多为5岁以下的儿童,并发症包括脑炎、无菌性脑膜炎、肺水肿或肺出血、急性软瘫和心肌炎等。

(二)发病因素

1. 季节性和周期性　手足口病四季均可发病,有明显的季节性。由于地理位置、气候等原因,各地区报告的发病高峰期有差异。春夏季是我国手足口病的主要流行季节,多发于4—11月,常于3—4月开始增多,6—8月达到高峰,9月以后开始减少。南方呈现典型的"双峰趋势",其中5—6月为第一个发病高峰,10—11月是第二个发病高峰,第一个高峰通常高于第二个发病高峰,而北方多为"单峰趋势",仅6—9月一个发病高峰,冬季发病较少。南方省份流行季节高峰时间略早于北方。

2. 地区分布　手足口病易发生在人口密集、卫生状况较差或存在不良的卫生习惯、交通发达的地区以及高温、低压、降水量大的地区,上述因素满足了病毒生存、繁殖及传播条件。

我国地域广,各个省(自治区、直辖市)均有手足口病流行。不同纬度地区的流行模式及强度也存在差异:高纬度地区,如辽宁、吉林、黑龙江、内蒙古等发病强度低,中低纬度地区,流行高峰持续时间更长,流行强度也更大;南部、东部省份年平均发病率高于其他省份。2008—2015年报告年平均发病率高于全国平均水平的省份为海南、广西、广东、浙江、上海、湖南、福建、北京、安徽和天津,年平均发病率在(129~423)/10万;其他省份年平均发病率在(31~126)/10万。农村儿童患手足口病的危险性明显高于城市,其主要是由于农村地区公共卫生条件差所导致。

3. 人群特征　手足口病主要发生在5岁以下儿童,占总病例数的90%。其中1岁组发病率最高,年发病率可达3000/10万以上,2岁组次之,其发病率约2500/10万,年龄别发病率随年龄增长而下降,5岁组发病率约为500/10万。6月龄以下婴儿因母传抗体保护和暴露机会较少,其发病水平相对较低。手足口病病情严重程度(病死率、重症比例和重症死亡比例)随着年龄增长而下降,6月龄以下婴儿病情最重,随着年龄的增长,手足口病的发病率和病死率下降。

4. 传染性和传播能力

(1)传染性和潜伏期:患者和隐性感染者均可排出病毒,均可成为本病的传染源。手足口病潜伏期为2~10天,平均3~5天。EV-A71相关的手足口病潜伏期一般为3~7天。患者潜伏期即具有传染性,通常以发病后1周内传染性最强。患者在发病1~2周自咽部排出病毒,排毒持续1~2周;3~5周从粪便中排出病毒,粪便中排出病毒持续4~8周,最长可

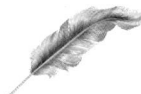

达 11 周；疱疹液中含大量病毒，破溃时病毒即溢出。

(2) 传播能力：手足口病暴发中 EV-A71 的基本再生数（R0）的中位数为 5.48，四分位数间距为 4.20～6.51，即手足口病暴发中，1 个 EV-A71 感染的手足口病病例可传染 5.48 个易感者。

5. 流行环节

(1) 传染源：人是肠道病毒 EV-A、EV-B、EV-C 和 EV-D 的唯一宿主，患者和隐性感染者均为本病的传染源。手足口病流行期间，患者为主要传染源，散发期间，隐性感染者为主要传染源。出现症状前数天，患者血液、鼻咽分泌物和粪便中均已存在病毒，因此，患者潜伏末期也具有传染性，通常发病后 1 周内传染性最强。由于隐性感染者数量大，且难以鉴别、发现和管理，阻断手足口病传播存在巨大挑战。

(2) 传播途径：肠道病毒可经胃肠道（粪-口途径）传播，也可经呼吸道（飞沫、咳嗽、打喷嚏等）传播，亦可因接触患者口鼻分泌物、皮肤或黏膜疱疹液及被污染的手及物品等造成传播，其中，被污染的手是传播中的关键媒介。食用了受肠道病毒污染的食物或水源也可导致手足口病。

(3) 易感性：人对 EV-A、EV-B、EV-C 和 EV-D 普遍易感。不同年龄组均可感染发病，由于婴幼儿免疫力低，母体所赋予的抗体消失，而自身的体液免疫和细胞免疫机制尚未发育完全，发病群体主要集中在 5 岁以下的婴幼儿，尤以 3 岁及以下儿童发病率最高。显性感染和隐性感染后均可获得特异性免疫力，产生的中和抗体可在体内长期存在，对同血清型病毒产生比较牢固的免疫力，但不同血清型间鲜有交叉保护。机体可先后或同时感染不同血清型的肠道病毒，因此，临床上会出现一个儿童多次患手足口病的情况。由于肠道病毒传播范围极广，传染性强，婴儿在出生后随着成长，感染机会不断增多，所以大多数人在婴幼儿时期已经感染当地流行的肠道病毒，到青少年和成年时期，大多数人已经通过隐性感染获得相应的免疫。

(4) 聚集性和暴发疫情：肠道病毒传染性强、隐性感染比例大、传播途径复杂、传播速度快，控制难度大，容易出现聚集性病例和暴发疫情。托儿所和幼儿园是手足口病聚集性疫情发生或暴发的最常见场所，主要原因是该年龄组的儿童互相密集接触频繁，有传染源传入时，迅速传播；类似托幼机构的环境，如学校、夏令营、校外培训机构、流动人口聚集地等，通过密切接触也可引起聚集性发病或疫情暴发。

（三）预防措施

手足口病传播途径多，婴幼儿和儿童普遍易感。做好儿童个人、家庭和托幼机构的卫生是预防本病传染的关键。

1. 个人预防

(1) 饭前便后、外出后要用肥皂或洗手液等给儿童洗手，不要让儿童喝生水、吃生冷食物，避免接触患病儿童。

(2) 看护人接触儿童前、替幼童更换尿布、处理粪便后均要洗手，并妥善处理污物。

(3) 婴幼儿使用的奶瓶、奶嘴使用前后应充分清洗。

(4) 本病流行期间不宜带儿童到人群聚集、空气流通差的公共场所，注意保持家庭环境卫生，居室要经常通风，勤晒衣被。

(5) 儿童出现相关症状要及时到医疗机构就诊。居家治疗的儿童，不要接触其他儿童，父母要及时对患儿的衣物进行晾晒或消毒，对患儿粪便及时进行消毒处理；轻症患儿不必住院，宜居家治疗、休息，以减少交叉感染。

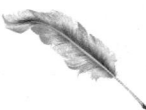

2. 家庭预防　家庭预防手足口病重在勤洗手、加强居室内空气流通；经常彻底清洗儿童的玩具或其他用品，勤晒衣被；尽量少让孩子到人群拥挤的公共场所；如有不适，及早到正规医院就诊。由于肠道病毒种类较多，若小孩曾患过手足口病也不能掉以轻心，有可能在一段时

间内再次感染另一种肠道病毒，再次发病。

3．集体单位预防

（1）本病流行季节，教室和宿舍等场所要保持良好通风。

（2）每日对玩具、个人卫生用具、餐具等物品进行清洗消毒。

（3）进行清扫或消毒工作（尤其清扫厕所）时，工作人员应穿戴手套。清洗工作结束后应立即洗手。

（4）每日对门把手、楼梯扶手、桌面等物体表面进行擦拭消毒。

（5）教育指导儿童养成正确洗手的习惯。

（6）每日进行晨检，发现可疑患儿时，要对患儿采取及时送诊、居家休息的措施；对患儿所用的物品要立即进行消毒处理。

（7）患儿增多时，要及时向卫生和教育部门报告。根据疫情控制需要，教育和卫生部门可决定采取托幼机构或小学放假措施。

（四）预防原则

该病至今尚无特异性预防方法。加强监测，提高监测敏感性是控制该病流行的关键。各地要做好疫情报告，托幼单位应做好晨间检查，及时发现患者，采集标本，明确病原学诊断，并做好患者粪便及其用具的消毒处理，预防疾病的蔓延扩散。流行期间，家长应尽量少让孩子到拥挤的公共场所，减少感染的机会。医院应加强预防，设立专门的诊室，严防交叉感染。在伴有严重并发症的手足口病流行地区，密切接触患者的体弱婴幼儿可肌内注射丙种球蛋白。

 知识拓展

手足口病聚集性疫情标准

1．一周内，同一幼托机构或学校等集体单位发生 5 例及以上。
2．一周内，同一班级（或宿舍）发生 2 例及以上。
3．一周内，同一自然村发生 3 例及以上。
4．一周内，同一家庭发生 2 例及以上。

二、结核病

结核病（tuberculosis）是由结核分枝杆菌引起的全身慢性传染病。结核分枝杆菌可侵犯全身各个器官，其中以肺结核最常见。在我国古代时候就认识到该病是一种极为严重的慢性传染病，称之为"肺痨"。1882 年，德国细菌学家 Koch 发现并证明结核分枝杆菌为结核病的病原菌。

（一）疫情现状

1．全球疫情　在 20 世纪 70 年代左右，人类已经将结核病患病率控制到了最低，但是从 1985 年以来，由于忽视了对疫情的控制，比如政府经费投入不足、防治网络仍有漏洞、人口流动增加、耐药结核分枝杆菌增多等原因，导致结核病再度流行。1993 年，WHO 宣布"结核病全球紧急状态"。目前全世界有约 20 亿人感染过结核分枝杆菌，现在患病病例 2000 万人，每年新发病例 800 万～1000 万人，每年约有 300 万人死于结核病，占各种病因死亡数的 7%，占各类传染病死亡数的 19%。3% 新病例与 HIV 感染有关。结核病的流行与经济水平落后有关，95% 的结核病例和 98% 的结核病死亡发生在发展中国家。WHO 将印度、中国、南非等 22 个国家和地区列为结核病高负担、高危险性国家。全世界有 80% 的结核病例集中在这些国家。

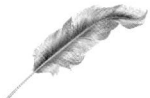

2. 我国疫情　我国 1/3 的人感染结核分枝杆菌，结核病感染率高于全球感染率约 1/3 的水平，现有结核病患者约 500 万，大多是 25 岁以上人群，其中具有传染性的患者有 150 万，每年约 13 万人死于结核病，每年新发活动性肺结核患者 130 万人。2010 年，调查显示结核分枝杆菌分离菌株的总耐多药率为 6.8%，广泛耐药率 2.1%，高于全球平均水平。在西部地区和农村患者多，全国约 80% 的肺结核患者在农村。目前，我国的艾滋病的流行进入快速增长期，有部分结核新病例与艾滋病病毒感染有关，使得结核病的流行形式更加严峻。

（二）发病因素

1. 病原体　结核分枝杆菌包括人型、牛型、鸟型和鼠型。对人致病的主要是人型。该菌需氧、无鞭毛、无芽孢、无运动力，生长缓慢。不易着色、着色后可以抵抗酸乙醇脱色，又称为抗酸杆菌。对外界抵抗力强，能在潮湿环境中生存 20 周以上；烈日下暴晒 2 小时、5%～12% 甲酚皂溶液接触 2～12 小时、70% 乙醇接触 2 分钟或者煮沸 1 分钟能灭活。菌体结构复杂，主要是类脂质、蛋白质和多糖。类脂质占 50%～60%，其中的蜡质约占 50%，蜡质的作用与结核病的坏死、干酪液化、空洞发生以及结核的变态反应有关。菌体蛋白质以结合形式存在，是结核菌素的主要成分，诱发皮肤变态反应。多糖类与血清反应等免疫应答有关。

2. 传染源　主要是痰涂片结核分枝杆菌阳性的肺结核患者。

3. 传播途径　以空气传播为主，肺结核患者咳嗽、打喷嚏和大声说话等都可能将含有结核分枝杆菌的飞沫进行传播，健康人吸入可能会感染。痰干燥后结核分枝杆菌随尘埃吸入也可感染。

4. 易感人群　普遍易感，婴幼儿、青春后期及老年人发病率高。糖尿病、硅肺病、过度劳累、妊娠均易诱发。恶性肿瘤、肾移植、肝移植或者艾滋病等患者好发结核病。

结核分枝杆菌可引起多种部位的结核病，如肺结核、脑结核、肠结核、肾结核、骨结核等。气候、地理条件、生活方式、生活条件、经济状况、人口密度等都可以影响结核病的流行。

（三）预防措施

1. 疾病的筛检　结核菌素（OT）试验确定感染状态。

2. 控制感染源　早发现、早诊断、早治疗痰菌阳性肺结核患者，加强防治知识宣传教育。直接督导下短程化疗（DOTS）是控制本病的关键。

3. 切断传播途径　教育人们培养良好的卫生习惯，不随地吐痰，保证室内空气流通。

4. 提高人群抵抗力　接种卡介苗后可以获得免疫力。另外，还需要加强非特异性抵抗力、加强体育锻炼、合理营养。

5. 药物预防　对糖尿病、硅肺病、HIV 感染者并且结核菌素试验阳性者，酌情预防用药，如异烟肼 300 mg/d，儿童 5～10 mg/(kg·d)，一次顿服，疗程 6～12 个月。

自测题

1. 下列都属于突发公共卫生事件，除了
   A．重大食物中毒
   B．重大职业中毒
   C．重大传染病疫情
   D．重大非传染性疾病
   E．群体性不明原因疾病

2. 突发公共卫生事件分为（　）级
   A．1
   B．2
   C．3
   D．4
   E．5

3. 人体对传染性疾病的不感受性可以通过后天获得，还可以通过
   A．人工免疫获得
   B．隐性感染获得

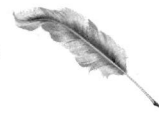

C．显性感染获得
D．遗传授与
E．免疫力增强获得

4．下列属于通常所指的突发公共卫生事件范畴的是
   A．自然灾害
   B．有害因素污染造成的群体急性中毒
   C．人为因素造成的伤亡
   D．恐怖活动
   E．环境污染引起的慢性损害

5．突发公共卫生事件应急处理方式是
   A．边调查、边处理、边上报、边抢救
   B．边抢救、边处理、边上报、边核实
   C．边调查、边处理、边抢救、边核实
   D．边调查、边核实、边上报、边抢救
   E．边处理、边上报、边调查、边核实

6．目前我国突发公共卫生事件监测与报告信息管理的方式是
   A．监测报告
   B．信息管理
   C．网络直报
   D．信息报告
   E．电话报告

7．进行突发公共卫生事件现场调查时首先要做的工作是
   A．核实诊断
   B．开展实地调查
   C．结论报告
   D．现场预防
   E．现场讨论

8．发生群体不明原因疾病的责任报告单位和报告人应在（　）内报告
   A．2小时
   B．6小时
   C．12小时
   D．24小时
   E．48小时

9．尚未明确是否具有传染性的群体不明原因疾病处置方式中，应先按（　）进行救治
   A．传染病
   B．感染病
   C．食物中毒
   D．急性化学中毒
   E．一般事故

10．哪项不属于传染病的传染源管理具体内容
   A．早期发现、诊断、治疗患者
   B．对接触者进行检疫
   C．对某些职业人群进行定期体检
   D．病原体携带者应登记和治疗
   E．从事饮食、保管人员加强卫生教育

（乌建平）

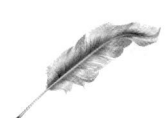

第十章

人际关系和医患沟通

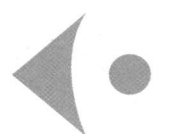

学习目标

通过本章内容的学习,学生应能够:
1. 说出医患关系、医患沟通的概念。
2. 阐述医患关系模式的类型和医患沟通的基本原则。
3. 概述全科医生以人为中心的医患沟通技巧。
4. 了解现代社会医患关系的影响因素;分析我国目前医患关系紧张的原因。

  人际关系(interpersonal relationship)是指在一定社会条件下,人们在相互认知、情感互动和交往行为中形成和发展起来的人与人之间的社会关系,反映了人们在交往中心理上的直接关系或距离。良好的人际关系表现为人与人处在相互尊重、团结友爱和平等合作的环境中,这样的氛围有利于提高人的基本素质和群体的凝聚力;而矛盾紧张的人际关系则会导致人际冲突,不仅影响正常的学习、工作和生活,而且不利于人的身心健康。所以,良好的人际关系对人的影响是潜移默化的。

  医患关系是一种特殊的人际关系,随着医学模式的转变,医疗工作中的人际关系面临着新的挑战,在以患者为中心的生物-心理-社会的现代医学模式下,医务工作人员应该具备良好的人际关系和沟通能力,尤其是良好的医患关系和医患沟通对提高医疗服务质量起到重要的作用,有助于构建和谐社会,也是医学救死扶伤精神的体现。而医患关系和医患沟通又是密切联系的辩证关系,医患关系是在医患沟通的过程中形成和发展起来的,有了良好的医患关系,然后才能进一步实现其他医疗服务的目的。全科医生作为患者的首诊医生承担"健康守门人"的角色,医患之间的人际关系成为其核心问题之一,只有建立良好的长期稳定的合作伙伴式医患关系才能使全科医疗的各种优势得以发挥,可以说,没有医患关系的连续性,就没有卫生服务的连续性。

第一节 人际关系与沟通

 案例 10-1

  男性,55 岁,因胃穿孔合并大出血,由其妻子陪同到某医院就诊,在急诊室进行了抢救,医生判断,如果不输血患者将因失血过多而死。由于宗教信仰,患者和其妻子都拒绝输血。尽管医生和护士再三说明不输血的严重后果,但该患者仍然不同意输血,出

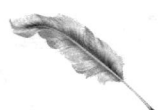

血在继续，患者面色苍白，呼吸急促，脉搏微弱，血压急速下降，生存的机会在一点点地丧失，必须马上做出决定，拖延就可能丧失生命。此时，其妻子表示可以听从医师的决定，而患者用低弱的声音回答"求求医生不要违背我的信仰……"

人命关天，医生做出了紧急决定，未经患者同意的情况下，施行了输血。患者得救了。但患者却向法院提出控诉，控告医院侵犯了他宗教自由的权利，违背患者的宗教信仰为其输血。

问题与思考：
1. 在医生做出医疗决定时，医患关系倾向于何种模式？
2. 本案例强调了医患沟通的重要性，医生的处置是否正确？

一、医疗工作中的人际关系

（一）医疗人际关系的定义和种类

医疗人际关系是指医疗互动中产生的一种特殊的社会关系，它是医疗活动的基本条件，和谐的医疗人际关系本身就具有积极的医疗意义。

医疗人际关系主要包括医患关系和医际关系，其中医患关系是重点和核心，良好的医患关系是医学救死扶伤精神的体现，也有助于构建和谐社会。医际关系是指医疗卫生系统内部人际关系，主要包括医生与医生之间、医生与护士之间、医护与医技人员之间、医务人员与管理人员等之间的多种类型的人际关系。本节内容主要介绍医患关系。

（二）医患关系的定义

医患关系（doctor-patient relationship）是指在医疗实践活动中产生的医务人员和患者及其家属相互交往的一种双向人际关系。医患关系有广义和狭义之分，也是医疗活动中最基本、最重要的人际关系。著名医史学家西格里斯特（Sigerist）曾经精辟地表述医患关系为："每一种医学活动都始终涉及两类当事人，即医生和患者；或者更广泛地说，医学团体和社会。医学无非是这两类人之间多方面的关系。"所以，广义的医患关系是指医务人员（包括医生、护士、医技人员、医疗行政及后勤工作人员等）与患者一方（包括患者本人、患者家属、患者的单位组织以及社会）之间的关系；狭义的医患关系是指医生和患者之间的关系。医患关系受社会总体道德水平和科技发展的制约和影响，从全面改善医患关系的角度看，我们应该更加重视广义的医患关系。

> ➤ 考点：医患关系的概念。

（三）医患关系的性质

医患关系是一种特殊的人际关系，一般以医疗活动为前提，是基于特定的医疗活动而建立的人际关系，除具有一般人际关系的特征（社会性、历史性、客观性等）之外，还具有以下几种性质。

1. **目的的专一性** 尽管医患交往的形式、层次多种多样，但医患双方的共同目的只有一个，都是为了促进疾病的治愈和健康的恢复，这是医患交往双方所共同期望的。

2. **平等的权利义务关系** 医患关系是建立在平等基础上的权利义务关系，医患双方当事人具有平等的法律地位，都具有独立的人格，没有高低和主从之分。医患之间是一种朋友式的平等关系，即医务人员必须尊重患者的医疗权利，向患者提供平等的医疗服务；患者尊重医务人员的劳动，密切配合诊治，共同维护健康。所以，医患双方应该尊重对方的人格和权利。

3. **信任托付的契约关系** 由于医患双方在掌握医学知识上的差距和患者就医时存在的弱

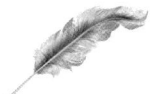

势心理,医患之间确实存在现实的不平等。理想的医患关系应该是患者在信任的基础上,把健康和生命托付给医务人员,医务人员在接受患者的委托后,做到真诚相待并努力减轻患者的身心痛苦,双方自愿以挂号、病历、处方及手术协议书等形式,形成一种信任托付的契约关系,这样的医患关系也被称为"信托"模型。

4. 服务与被服务的价值关系　医务人员以救死扶伤、防病治病为职责,以医疗技术为保障,在为患者提供医疗服务中实现自身的价值;患者通过接受医务人员的医疗服务而获得自身的健康价值。所以,医患关系是在相互平等和信任的基础上的一种特殊的服务与被服务的关系,通过这种关系,医患双方共同实现自身价值。但在服务和被服务的过程中对双方都有要求,医务人员具有医学知识和一定的主导地位,要以高尚的医德、精湛的医术全心全意为患者的身心健康服务;患者在接受服务过程中,要遵守医疗规章制度,尊重医务人员的权利和义务,积极配合诊疗工作。

（四）医患关系的模式

医患关系模式是对医患之间不同交往状况的概括性描述。目前在国际上广泛应用并适用于新的医学模式下的医患关系模式是1956年美国学者萨斯（Szasz）和荷伦德（Hollender）提出的三种医患关系模型,即主动－被动型、指导－合作型和共同参与型。这三种模型是根据医务人员和患者的地位、主动性大小而划分的（表10-1）。

1. 主动-被动型（activity-passivity model）　这种模式是传统的医患关系模式,目前仍被医患双方接受,普遍存在于现代医学实践活动中。这种模式如同父母与婴儿的关系,其特征是"为患者做什么"。在医疗过程中,医生把握了医疗的主动权和决策权,让医生的权威性得到充分肯定,处于主动地位;而患者处于被动地位,被动地接受治疗措施和手段。主动－被动型模式优点是有利于发挥医生的积极作用,特别是在治疗休克、昏迷、婴儿、严重精神障碍或智力低下等某些难以表达主观意志的患者时有一定的效果,但是,缺点是忽略了患者的主观能动性,没有尊重患者的权利,不能适应医学模式的转变和健康观念的变化,也不利于医患关系的可持续发展,对于能够自主的患者可能会影响其治疗效果。

2. 指导-合作型（guidance-cooperation model）　此种模式是最广泛存在的一种医患关系模式,比主动-被动型医患关系模式前进了一大步。在指导-合作型的医患关系模式中,医患双方在医疗活动中都具有一定的主动性,但仍以医务人员为主,所以医生仍具有权威性,充当指导者,患者接受医生的指导,密切配合医生,并可以对医疗效果提出意见和要求。这种模式如同父母与少年的关系,其特征是"告诉患者做什么"。指导-合作型模式的优点是能充分发挥医生的主观能动性,有利于提高诊治水平,有利于医患关系的可持续发展,被广泛地使用于患者,尤其是急性患者或病情较重但头脑清醒患者的就医过程。

3. 共同参与型（mutual participation model）　此种模式是在前两种医患关系的基础上发展起来的,是指在医疗过程中医务人员和患者是平等的,具有平等的权利和地位,医患之间共同参与医疗活动并共同制订医疗方案。这种模式如同成年人之间的关系,其特征是"帮助患者做什么"。共同参与型的特点是多适用于慢性病患者且具有一定医学知识的患者,改变了患者处于被动的局面,有利于医生对慢性病患者及高危人群的健康管理,同时对提高诊疗水平,建立良好的医患关系具有现实意义。

表 10-1　萨斯-荷伦德医患关系模式

类型	医务人员地位	患者地位	适用范围	类似关系
主动-被动型	为患者做什么	被动接受	婴儿、重症等不能表达主观意志者	父母与婴儿
指导-合作型	告诉患者做什么	被要求与医生合作	急性疾病有意识者	父母与少年
共同参与型	帮助患者做什么	主动与医生成为伙伴关系	慢性病患者	成人之间

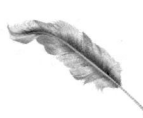

以上三种医患关系模式，分别适用于不同的患者、不同的疾病、不同的病情发展阶段，在各自特定的范围内都是正确而有效的。但是，对大多数患者来讲，应该按照"指导‐合作型"和"共同参与型"的医患关系模式来开展治疗，以充分发挥医患双方的积极性。

> 考点：医患关系的模式。

二、人际关系的基本理论

（一）人际关系的定义

人际关系是指人们在社会活动过程中所形成的，建立在个人情感基础上的相互联系，是研究人际交往及其相互作用规律的科学。表现为人际双方在认知、人际情感和交往行为中所体现出来的彼此寻求满足需要的心理状态。

（二）人际关系的要素

任何人际关系都离不开认知、情感和行为三个要素。

1．认知是建立人际关系的前提条件　人际交往层次为认知、识别、理解和建立关系。人际关系的建立总是从对人的认识开始的。如果彼此根本不认识，就不可能建立人际关系。同时，认知过程也对人际关系的调节产生影响。

2．情感是人际关系的主要调节因素　人际关系在心理上总是以彼此满意或不满意、喜爱或厌恶等情感状态为特征的，没有情感因素参与调节的人际关系是不可想象的。调节人际关系的情感因素也有不同的水平和强度，调节的作用趋势是人际关系发展水平越高，其调节作用越大。

3．行为是人际关系的沟通手段　人际关系中，无论是认知因素还是情感因素，都是通过行为表现出来的，语言和非语言等一切表现个性的行为都是建立和发展人际关系的沟通手段。

（三）人际关系的特征

1．社会性　人是社会的产物，社会性是人的本质属性，是人际关系的基本特点。随着社会生产力的发展和科学技术的进步，人们的活动范围不断扩大、活动频率逐步增加、活动内容日趋丰富，人际关系的社会属性也不断增强。

2．复杂性　人际关系的复杂性体现在两个方面：一方面，人际关系是多方面因素联系起来的，且这些因素均处于不断变化的过程中；另一方面，人际关系还具有高度个性化和以心理活动为基础的特点。因此，在人际交往过程中，由于人们交往的准则和目的不同，交往的结果可出现心理距离的拉近或疏远，情绪状态的积极或消极，交往过程的冲突或和谐，评价态度的满意或不满意等复杂现象。

3．多重性　所谓多重性是指人际关系具有多因素和多角色的特点。每个人在社会交往中扮演着不同的角色：一个人可以在患者面前扮演医生角色，在同事面前扮演朋友角色，在妻子面前扮演丈夫角色，在孩子面前扮演父亲角色等。在扮演各种角色的同时，又会因物质利益或精神因素导致角色的强化或减弱，这种集多角色、多因素于一体的状况，使人际关系具有多重性。

4．多变性　人际关系随着年龄、环境、条件的变化，不断发展、变化。

5．目的性　在人际关系的建立和发展过程中，均具有不同程度的目的性。随着市场经济的发展，人际关系的目的性更为突出。

（四）人际关系的原则

1．相互原则　人际关系的基础是彼此间的相互重视与支持。任何个体都不会无缘无故地接纳他人。相互性就是接纳的前提，我们喜欢那些也喜欢我们的人。人际交往中的接近与疏

远、喜欢与不喜欢是相互的。

2．交换原则　人际交往是一个社会交换过程。交换的原则是：个体期待人际交往对自己是有价值的，即在交往过程中的得大于失，至少等于失。人际交往是双方根据自己的价值观进行选择的结果。

3．平等原则　在人际交往中总要有一定的付出或投入，平等是建立人际关系的前提。人际交往作为人们之间的心理沟通，是主动的、相互的、有来有往的。人都有友爱和受人尊敬的需要，都希望得到别人的平等对待。人的这种需要，就是平等的需要。

4．自我保护原则　自我价值是个体对自身价值的意识与评价；自我价值保护是一种自我支持倾向的心理活动，其目的是防止自我价值受到否定和贬低。由于自我价值是通过他人评价而确立的，个体对他人评价极其敏感，所以对肯定自我价值的他人，个体对其认同和接纳，而对否定自我价值的他人则予以疏离。

5．相容原则　相容是指人际交往中的心理相容，即人与人之间的融洽关系，与人相处时的容纳、包涵、宽容及忍让。要做到心理相容，应注意增加交往频率，寻找共同点，谦虚和宽容。

6．信用原则　信用是指一个人诚实、不欺骗、遵守诺言，从而取得他人的信任。人离不开交往，交往离不开信用。要做到说话算数，不轻许诺言。与人交往时要热情友好，以诚相待，不卑不亢，端庄而不过于矜持，谦逊而不矫饰做作，要充分显示自己的自信心。一个有自信心的人，才可能取得别人的信赖。处事果断、富有主见、精神饱满、充满自信的人就容易激发别人的交往动机。

上述这些人际交往的基本原则，是处理人际关系不可分割的几个方面。运用和掌握这些原则，是处理好人际关系的基本条件。

三、影响人际关系的因素

（一）影响人际交往的因素

一般来说，影响人际关系的因素有下面几方面：

1．文化背景　主要包括交往的语言、语意差异，交往态度差异，以及受教育程度、文化素质和文明水平差异等。这些因素均可造成交往障碍。

2．社会背景　主要包括社会地位、社会角色、个人身份以及年龄、性别等方面。悬殊的社会差异，必然影响人际间的交往。

3．思想观念　主要包括双方的认知、情绪、行为方式以及个性特征等。具体来说，双方的思维定势、观点观念、情绪状态、气质、性格、兴趣、价值观、品行、能力以及看问题的角度等，均能影响彼此交往的深度和层次。

（二）影响医患关系的因素

良好的医患关系对疾病的诊断和治疗效果均能起到积极作用，同时也能提高医疗的依从性和患者的满意度，增加患者对医务人员的信任度，提高战胜疾病的信心，有利于疾病的治疗和康复，在全科医疗实践中的医患关系是两个平等主体之间的关系，这种关系建立在一定的社会、文化、经济、伦理道德和宗教信仰基础之上，这些因素都可能影响医患关系的和谐，除此之外，影响医患关系的因素有以下3个方面。

1．社会因素　在医疗实践中，社会的经济文化水平、法律以及管理制度等方面的因素影响着医患关系，主要表现在以下方面：①医疗设置的合理性；②医疗资源的可用性和可得性；③医疗机构的服务及管理程序；④管理制度与监督机制的完善程度；⑤收费的合理性与监督机制等。各级医疗部门应重视社会性因素给医患关系带来的影响，加大管理力度，加强医德医风教育，提高管理水平，满足人民大众的需要，这对构建和谐医患关系起到重要的作用。

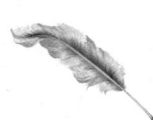

2．医方因素

（1）医务人员对医患沟通的重要性认识不够。很多医务人员仍然习惯于在那种信息不对称的方式下开展医疗服务工作，将医患关系视为单一的主动-被动型的关系，缺乏服务意识，有"居高临下"的思想。医务人员认为患者只能被动地听从指令，而忽视患者的心理和情感需求，不重视倾听患者的诉说和提问，导致医疗实践中医患之间缺乏信息交流，医患沟通不顺畅。

（2）医务人员的业务知识水平不高。医患沟通中医务人员需要丰富的医学知识和经验，而医疗实践中有的医务人员业务知识水平不高，受医学业务知识和经验的限制，沟通中难以全面详尽地介绍诊疗情况、告知患病风险和预后，难以说清要说明的问题，也不能较好地解答患方提出的疑问。这样医方就难以取得患方的信任，导致医患沟通不良，进而影响医患关系。

（3）医务人员缺乏人文素养和沟通技巧。医学的服务对象是人，医学本身蕴涵着丰富的人文精神，医学与人文融为一体才能更有效地为患者服务。医学人文精神强调尊重患者的情感世界，尊重患者意愿。由于一些医务人员缺乏人文精神，对患者没有同情心，缺乏关怀、关爱，在医患沟通中不能敏锐地觉察和尊重患者的心理感受，不会根据患方的情绪、表情、心理反应，运用不同的语言和非语言的沟通方式使患者获得精神、心理的慰藉和改善，从而影响了医患沟通的效果。

（4）不良医德医风、医疗机构形象的影响。由于少数医务人员的不良医德以及部分医疗机构的不合理用药、滥施检查、不合理收费等，使医疗机构和医务人员的形象严重受损，在群众中留下了不良的印象，部分患者及家属由此对医疗机构、医务人员抱有成见，影响了医患关系。

（5）医学的特殊性。医学具有高科技、高风险性，且其发展也有阶段性和局限性，有许多未知的领域需要通过临床实践不断探索、总结。医务人员很难全面认识每个患者与疾病相关的所有状况，也不可能预知患者可能会出现的还未被认识的病症。医学的特殊性影响了医患沟通中的信息交流，医患沟通中存在的这些不可能全面告知患方的情况，一旦出现，患者及其家属就难以理解，就可能导致医患关系恶化。

3．患方因素 患者自身方面的因素是导致医患矛盾的重要方面，如患者的文化修养、道德价值观、人格特征、健康观念、心理状态以及维权意识等会影响医患之间的交流和沟通。

（1）有的患者文化素质不高，缺乏基本的医学常识，其不合理或过高的要求如果得不到满足则会埋怨医生。

（2）少数患者缺乏道德修养，不遵守医院的规章制度，不服从医院和医生的管理，不尊重医生的劳动，就诊时对医生态度恶劣，甚至漫骂、殴打医务人员，因此发生医患冲突。

（3）患者常因身体疾病而导致精神紧张、焦虑，感到非常痛苦，有时会把不良的情绪发泄到医护人员的身上，这直接影响了医患之间的正常沟通。

（4）患者对医学的特殊性缺乏认同，期望值过高。患方对医疗过程缺乏专业性了解和认识，且在病态下对事物的承受能力相对不足，故患方不遵循医学科学规律，对医疗工作缺乏必要的理解和宽容，患者在期望值过高的情况下一旦出现治疗效果不满意，很容易转化为对医疗机构及医务人员的质疑而引发医疗纠纷。

> 考点：影响医患关系的因素。

四、人际沟通的基本概念

（一）人际沟通的定义

人际沟通是指人们之间进行信息传递与交流的过程，即人们在共同活动中彼此交流各种观

念、思想和感情的过程。这种交流主要通过言语、表情、手势、体态以及社会距离等来表示。

（二）人际沟通的分类

1．正式沟通和非正式沟通　从组织系统区分，将沟通分为正式沟通和非正式沟通。信息通过组织明文规定的渠道进行的传递和交流是正式沟通。组织内部的文件传达、通知发布、工作布置、工作汇报、各种会议以及组织与其他组织之间的公函往来都属于正式沟通。其优点是信息通路规范、准确度较高。在正式沟通渠道之外进行的信息传递和交流称为非正式沟通。非正式沟通既具有沟通形式灵活，信息传播速度快等优点，又具有随意性和不可靠性等致命的弱点。

2．下行沟通、上行沟通和平行沟通　根据信息流动的方向，将沟通分为下行沟通、上行沟通和平行沟通。下行沟通是上级向下级传递信息。如上级领导向下级发布命令和指示。这种自上而下的沟通能够协调组织内各层级之间的关系，增强各层级之间的联系，对下级具有督导、指挥、协调和帮助等作用。

上行沟通是指由下级向上级传递信息。如下级向上级报告工作情况、提出自己的建议和意见、表述自己的态度等。在组织中，不仅要求下行沟通迅速有效，而且还应保证上行沟通畅通无阻。因为只有这样，领导者才能及时掌握各种情况，从而做出符合实际的决策。

平行沟通是指同级之间传递信息，如员工之间的交流、同一层级不同部门的沟通等。保证平行组织之间沟通渠道的畅通，是减少各部门之间冲突的一项重要措施。这种沟通一般具有业务协调性质。它有助于加强相互间的了解，增强团结，强化协调，减少矛盾和冲突，改善人与人之间的关系。

3．单向沟通和双向沟通　根据发信者与接信者的地位是否变换，可将沟通分为单向沟通和双向沟通。

单向沟通只是一方向另一方发出信息，发信者与接信者的方向位置不变，双方无论在语言上还是在表情动作上都不存在反馈信息，发指示、下命令、演讲、报告等都带有单向沟通的性质。

双向沟通是指发信者和接信者的位置不断变化，发信者以协商、讨论或征求意见的方式面对接信者，信息发出后，又立即得到反馈。有时双方位置互换多次，直到双方共同明确为止。招聘会、座谈会等都属双向沟通。

4．口头沟通和书面沟通　根据沟通形式区分，可将沟通分为口头沟通和书面沟通。

口头沟通是面对面的口头信息交流，如会谈、讨论、会议、演说以及电话联系等。其优点是有亲切感，可以用表情、语调等增加沟通的效果，可以马上获得对方的反应，具有双向沟通的好处，且富有弹性，可以随机应变，但如果传达者口齿不清或不能掌握要点做简洁的意见表达，则无法使接受者了解其真意。沟通时如果接受者不专心、不注意或心里有困扰会影响沟通效果。

书面沟通是指通过布告、通知、文件、刊物、书信、电报、调查报告等方式进行的信息交流。其优点是具有一定的严肃性、规范性、权威性，不容易在传达中被歪曲，它可以作为档案材料和参考资料，以及正式交换文件长期保存。其缺点是沟通不灵活，感情因素少一些，对文字能力要求较高。

五、人际沟通的影响因素

（一）个人因素

个人因素是指沟通中由于个人的性格、思维方式、心理特点、知识、能力、经验等的不同而造成的沟通障碍。主要包括以下几个方面：

1．人们对人对事的态度、观点和信念不同造成沟通的障碍，如价值观、信仰等的不同。

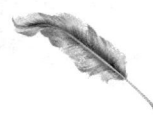

2．因为个人的个性特征差异而引起的沟通障碍。

3．语言表达、交流和理解差异造成沟通的障碍，如跨文化之间人们的沟通。

4．沟通能力缺陷造成的沟通障碍。

5．其他个人因素，如知识、经验水平的差异等因素导致的沟通障碍，如某行业的专业人士与普通人之间。

（二）人际因素

人际因素主要包括沟通双方的相互信任程度和相似程度。信息传递不是单方面，而是双方的事情。因此，沟通双方的相互信任和诚意至关重要。沟通的准确性与沟通双方之间的相似性也有着直接的关系。沟通双方的特征，包括性别、年龄、社会地位、兴趣、智力、种族、价值观、能力等相似性越大，沟通的效果也会越好。

（三）结构因素

结构因素是指信息传递者在组织中的地位、规模等结构因素也影响着沟通的有效性。地位的高低对沟通的方向和频率有很大的影响。例如，人们一般愿意与地位较高的人沟通。地位悬殊越大，信息趋向于从地位高的流向地位低的。信息上下沟通层次越多，它到达目的地的时间也越长，信息失真率也越大，越不利于沟通。所以，组织机构庞大，层次太多，也影响信息沟通的及时性和真实性。

➢ 考点：人际沟通的分类。

第二节　医患沟通

案例10-2

女性，49岁，工人，高中文化，汉族，丈夫为某公司的业务员，家庭经济富裕。患者因患"子宫肌瘤"在某医院行全子宫切除术后半月，阴道流血3小时，于周一上午8：30左右前来就诊。由于门诊患者较多，此患者候诊约1小时。

门诊医生是一位进修医生。根据病史和症状，该医生考虑阴道流血可能系阴道残端出血所致，未做妇科检查，嘱患者口服止血药"新安络血"，如出血多再来医院。

1小时后，患者因出血量大增来院就诊，遂收入院治疗。入院时，患者和家属对子宫切除后阴道流血感到恐惧和不安。患者的丈夫对当日门诊医生意见很大，因为当日上午就诊时，挂号、候诊、处方批价、交费、取药，在医院耗费了2个多小时，而与医生交流的时间仅几分钟，感到受轻视。门诊医生仅仅询问病史，未做进一步检查，对病情未作解释，患者和家属认为医生工作不认真，未做体格检查，处理不当。以至延误了病情。患者家属情绪非常激动，嗓音粗大，要追究门诊医生责任。导致病房医生也无法了解病情。

问题与思考：

1．医患沟通的基本原则有哪些？

2．门诊医生的做法有哪些不足之处？病房医生应如何与患者及家属沟通？

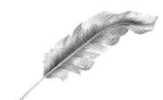

一、医患沟通的含义和内容

(一)医患沟通的含义

医患沟通(doctor-patient communication)是指在医疗卫生和保健的工作中,医患双方以诊断、治疗、康复等健康相关因素为主题,以医方为主导,将有特征的全方位信息通过多途径与患方交流,科学地指引患者诊疗,使医患双方达成共识并建立信任的合作关系,达到维护人类健康,共同促进医学发展和社会进步的目的。

由于医患关系有狭义和广义之分,医患沟通也有狭义和广义的区别。狭义的医患沟通是指医务人员在医疗机构的日常诊疗过程中,与患者及其家属就疾病诊疗、康复、预防、健康咨询及医疗费用等方面进行的沟通交流,是医患沟通的主要构成部分。

广义的医患沟通是指各类医疗卫生机构、卫生管理人员和医务工作者(包括医学教育工作者)主要围绕医疗卫生服务的法律法规、道德规范、政策制度、医疗技术服务标准及医学人才培养等方面与社会各界进行沟通交流,如制定新的卫生政策、开展健康教育等。广义的医患沟通是在狭义的基础上衍生而成的,由许多社会影响大的医患沟通案例引发,但是广义的医患沟通产生的社会效益是巨大的,具有长久的现实意义,它不仅有利于医患双方的信任合作,构建和谐医患关系,还能推动医学发展和社会进步。

(二)医患沟通的内容

医疗实践中,好的医患关系模式如指导-合作型、共同参与型的运用均需要医患之间进行良好的沟通和交流,沟通内容主要有3个方面:

1. **信息沟通** 在医患双方的沟通中,医生需要向患者及时传递患者关心的与其生命健康密切相关的信息,其中最重要的是患者迫切想知道的病情信息,想知道医生对病情性质和轻重程度的判断。医生除了向患者传递其疾病相关的诊疗方案、康复、预防等相关信息外,还要传递有关医院情况、专家情况及有哪些服务措施等。对于初次就诊患者,医务人员还应该向其沟通医院环境、规章制度、检查设备的具体位置等。

2. **观念沟通** 医患沟通过程中存在许多思想观念的交流。理想的医患沟通中,医患双方不断地交流各自的想法、判断,以达到相互理解的目的。在观念沟通中,医生肩负着医学观念的普及和推广责任,利用介绍疾病知识的各个环节向患者宣传医学科学知识,帮助广大群众建立正确的健康观和预防疾病为主的医学观念,统一与患者的健康认识,避免产生观念分歧而导致医患纠纷。

3. **情感沟通** 医生为了帮助患者恢复健康,在与患者进行信息和观念沟通时,需要保持与患者的情感交流和沟通,这也是医务人员职业的需要。患者信任医生,并把自己的生命健康托付给医生,所以非常渴望医生在情感上予以支持。而医生经常被看成是救命之星,是健康的希望,也自然而然地成为患者的精神支持力量。因而,医生应该尊重患者,鼓励患者,把患者当成自己的亲人对待,以人道主义的情感实施仁慈的医术,在言语交流时给予患者温暖和抚慰。

二、医患沟通的目的和基本原则

(一)医患沟通的目的

医患沟通是医学发展的动力和源泉之一,是医学发展的深层动因。现代医学的深入发展需要医方和患方继续携手共进,而医患沟通是一条通向生物-心理-社会医学模式的新途径和桥梁。

1. **正确诊断疾病** 医者与患者应主动沟通,只有收集患者尽可能多的疾病相关信息,然后进行研究、分析,才能得出准确的诊断报告。所以,这里的沟通是指以询问病史和体格检查为主的沟通,沟通越多,获得的疾病信息就越全面,从而诊断的正确率就越高。可是近年来,

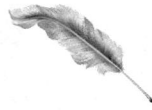

很多医生恰恰忽略了医生应该具备的基本技能和原则，放大了实验室检查结果信息对诊断的作用，而忽视了获取病史和体格检查的详细信息，不但加重了患者的经济负担，也为医患纠纷增加了隐患。因此，医患沟通的第一目的是找到病症所在，及时做出正确的诊断。

2．有效治疗疾病 国内外大量临床实践的研究证明，在患者治疗疾病的过程中更需要医患沟通。如在治疗过程中，患者病情是随时变化的，诊断也在发生动态变化，如何最大程度保证治疗的及时性和正确性，就需要医护人员随时和患者及家属保持沟通，以掌握准确的病情信息，及时调整诊疗方案。同时，医患沟通的畅通也是维护患者的知情同意权，告知患者及家属真实的病情，并就下一步诊疗方案征求患者及家属的选择意见，对有效治疗疾病也起到促进作用。因此，在治疗过程中，医者要为患者提供优良的医疗服务，促进医患沟通，帮助患者增强信心和抗病能力，促进患者恢复健康。

3．融洽医患关系 市场经济下的医患关系和医疗过程中多了很多复杂元素，如价格、新药物、新技术、风险性、管理及诚信等。如何平衡好这些随时都可能会引起医患纠纷的元素，则需要医方具有较强的医患沟通能力，特别是医院要建立起较为科学完善的医患沟通制度和规范，引导全体医务人员为构建新型的医患合作信任关系而努力，这样才能进一步融洽医患关系。

4．妥善解决医患纠纷 医患纠纷古今中外都有，因为医疗过程中存在着不可估计的风险和种种不确定因素。随着社会进步，人们维权意识也在增强，所以医患纠纷还会一直存在下去。如何妥善解决医患纠纷呢？当然对立、冲突或妥协都不是解决纠纷的好办法。强化医患沟通机构的职能和医务人员的培训，通过医患沟通的途径妥善解决医患纠纷，避免医患矛盾激化，是近年来国内外很多医疗机构在处理医患纠纷的大量实践中得出的一条基本经验。

5．医患双方互惠互赢 医患沟通要遵循双赢的原则，维护医患双方的根本利益，既要维护医学的神圣使命，又要保障医者的切身利益，使医患双方在市场经济中和谐共处。

（1）患方的"赢"：①让患者享受到人情温暖，感受到人格尊严；②在医护人员的专业照护下，患者更快更好地战胜疾病，身心得到康复；③社会和谐，免受医患纠纷困扰；④降低医疗费用，减少患者不必要的开支；⑤患者及家属获取医学知识，学会自我保健。

（2）医方的"赢"：①提高了诊断和治疗水平，发展了现代医学；②医患信任合作，医务人员感受到尊重；③化解医患矛盾，减少医患纠纷；④获得综合诊疗经验；⑤赢得医疗市场，提高收入。

➤考点：医患沟通的目的。

（二）医患沟通的基本原则

医患双方要进行有效的沟通，就必须遵循一定的原则，只有遵循沟通的基本原则，沟通才能及时、准确、有效地进行。

1．以人为本 现代医学模式是以人为中心，患者不仅需要精湛的医疗技术服务，还需要从心理角度被尊重和从社会角度被支持，患者的就医需要也逐渐从单纯的生理需求转变为生理、心理和社会的综合需求，所以医患沟通要遵循以人为本的原则。

2．诚信原则 诚信是沟通的基础和前提。全科医生与患者是否能进行有效沟通，一个重要的因素就是医务人员在沟通时表现的态度，只有用真诚信任的态度与患者沟通和交流，才能使患者具有安全感，双方才容易引起情感上的共鸣。

3．平等原则 虽然在医患沟通的过程中，医患双方存在着医疗信息上的不平等，但是医患双方是平等的关系。患者首先是一个独立的、平等的社会人，然后才是一个需要帮助的患者，如果医方有一种高高在上的优越感的话，则会影响医患之间的沟通和交流。所以，平等是全科医生和患者及家属之间进行良好沟通的前提。

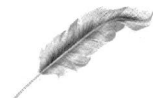

4．尊重原则　尊重就是尊重患者的人格，尊重患者的感情。尊重患者就会获得其尊重，在彼此尊重的基础上，双方才能进行友好的沟通。

5．共情原则　全科医生与患者及家属沟通时，应该设身处地地站在患者的立场上去考虑问题，做到想其所想，急其所急。但沟通时应避免只把自己认为重要的信息传达给患者及家属，而忽略了他们认为很重要的信息。

6．保密原则　全科医生在询问病史和诊疗过程中常涉及患者及家属的隐私，医务人员要为患者保密，切忌歧视患者，以免损伤患者的自尊心而影响医患关系。

7．依法和守德原则　法律和道德是医患沟通的基础。在与患者沟通时，医务人员要严格遵守法律法规，切实恪守医疗道德。医务人员既要用好法律法规赋予自己的权利，又要履行好法律法规规定的自己的责任和义务。同时，必须清楚患者依法享有的权利和应尽的义务，尊重患者的权利。医务人员自身做得端、行得正，就能赢得患者的尊重和信任，就能在沟通中处于主动地位。

8．共同参与原则　医患沟通的最终目标是帮助患者诊治疾病，维护和促进患者健康。诊疗的全过程都需要医患双方的全过程参与。大多数疾病的发生、治疗、康复及转归都与患者的心理、社会因素相关，所以在整个医疗服务过程中，全科医生都应该让患者或家属共同参与，以充分发挥患者的主观能动性。

三、全科医生以人为中心的医患沟通

对全科医生而言，以人为中心的健康照顾需要熟练掌握医患沟通的能力，这样才能更深层次地了解患者就诊原因、患病体验、治疗期望和心理需求。医患沟通和交流不仅是信息交流，也是一种情感传递和行为调节的方式，全科医生在接诊每个服务对象的 10～15 分钟内，大约有 2/3 的时间都在与服务对象交流；此外，还可通过电话咨询或者网上交谈等方式进行交流。因此，全科医生不仅要有良好的专业知识和较强的专业能力，系统的社会学和心理学的知识，还要掌握娴熟的医患沟通技巧。

下面主要介绍医患沟通的语言性沟通和非语言性沟通技巧。

（一）语言性沟通

希波克拉底曾经说过"医生有两种东西可以治病，一种是药物，另一种是语言"。可见语言性沟通的重要性，语言和药物一样都可以看成是治病的工具。医患双方通过语言进行的沟通过程即称为语言性沟通。语言是交流的工具，是医患沟通重要的形式，从语言中能反映出医生的思想和道德文化修养，所以语言是建立和谐的医患关系的重要载体。医务人员必须善于运用语言艺术，注意语言沟通在临床工作中的意义，注重与患者沟通时的语言技巧。

在临床实践中，医务人员应该熟练运用的语言有：①安慰性语言；②鼓励性语言；③劝说性语言；④积极的暗示性语言；⑤指令性语言。这些语言需要医务人员根据患者具体情况综合性运用。语言性沟通技巧有以下几个方面：

1．运用得体的称呼语，营造宽松的氛围　患者进入诊室后，医生应以亲切的笑容向其打招呼，此时合适的称呼是良好沟通的起点，如果称呼运用得体，会给患者留下良好的第一印象，为后面的诊疗过程打下相互尊重和信任的基础。遇年长者用尊称如"老伯伯"；如果某位李姓患者的职业是教师，可以称呼"李老师"等。这样可使患者觉得受到尊重，也拉近了医患之间的距离。所以，医务人员称呼患者的原则是：①根据患者年龄、性别、身份、职业等具体情况而选择称呼；②不可用患者的诊号或病床号代替称谓；③避免直呼其名，尤其是初次见面，这样显得不礼貌；④与患者谈及其配偶或者家属时，适当用尊称，以表示尊重。

2．讲究提问的技巧　在与患者交流时，提问是最常见的交流方式，提问也需要掌握技巧。

（1）主要采取"开放式提问"的方式。医生在询问病情时，应该让就诊者自由地叙述其

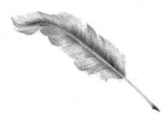

患病感觉，"开放式提问"使患者有自由、主动表达自己情况的可能，如"您感觉怎么样""您想解决什么问题"这样一类的问话才能全面了解患者的需求，有利于引导患者用自己的语言进行描述，获得更多的信息。

（2）适时采用"封闭式提问"。如果双方交往模式确定，医生已充分掌握患者情况，也可以直接使用"封闭式提问"。"封闭式提问"只让患者回答"是"与"否"，便于医务人员对关键的信息获得较肯定的答案，有利于疾病的鉴别诊断。

（3）不提倾向性问题。尽量不提倾向性问题，尽可能让患者将自己的真实感受自主表达出来，这样才能真正理解患者的需求，帮助他们解决问题。

3．语言通俗易懂，表达简洁明确　全科医生在社区面对的是医学知识和文化水平相差较大的不同人群，因此，在交流时要注意语言的通俗性，尽量避免使用专业术语，要用深入浅出的方法，使患者真正理解医生所要表达的诊疗和健康知识相关信息。同时，医患沟通的语言表达要清楚、简洁、准确和条理性强，要充分考虑对方的接受和理解能力，避免措辞不当、思维混乱和含糊不清。

4．多用称赞的语言　生活中我们要经常赞美别人，对患者也是如此，真诚的赞美，对人对己都具有重要的意义。能否熟练应用赞美的艺术，也是衡量一个医务人员职业素质的标准之一。赞美虽然不是治病的灵丹妙药，但却可以对患者产生深刻的影响，患者得到赞美后，可以减少病后的自卑心理，重新找到自我价值和对家庭、社会的价值。赞美不是一件简单的事情，要注意措辞得当，帮助患者树立自尊和自信。

5．及时表扬和鼓励　在沟通中，对患者的语言、态度等表示赞同和肯定有利于交流的顺利开展，医务人员及时正确的表扬和鼓励可以增加患者表达自己意愿的勇气和信心。需特别注意的是，医生与服务对象的观点或态度不一致时，也不要使用任何简单粗暴的言辞，因为这样可能会引起患者的抵触情绪而拒绝治疗，更可能会打击他们今后继续求助的积极性。当然，表扬和鼓励必须建立在理解和尊重的基础上，不能滥用以免让患者误解。

6．使用保护性语言　在患者的整个医疗过程中，医务人员要注意有技巧地使用保护性语言，忌用伤害性语言，避免因语言不当而引起患者及家属不良的心理反应。在预后不良的患者没有心理准备的情况下，不宜直接向患者透露病情，可以实现和家属沟通以减少患者的恐惧。伤害性语言会给患者引起伤害刺激，刺激过强或持续时间过久会加重病情。所以，医患沟通尽量避免使用下面几种伤害性语言：①直接伤害性语言，如"你这个患者蛮不讲理"。②消极暗示性语言，如"我已经尽力了，你这样的治疗结果已经是最好的结果了"。③窃窃私语，容易让患者产生怀疑和焦虑情绪。

7．不评价他人的诊断和治疗　每个医院的医疗条件不同，每个医生的技术水平和对同一疾病的认识及处理方法不同，所以，医务人员不要评价他人的诊疗，疾病本身的发展和诊疗过程就是一个复杂的动态过程。有时候可能因为医生对他人的评价而导致患者对医生的不信任，甚至引起医疗纠纷。

 知识链接

医院常用文明用语及服务忌语

一、基本十字服务用语：
请、您好、谢谢、对不起、再见

二、文明服务规范用语：
1. 您好,请问需要什么帮助？　　2. 对不起,请您再说一遍好吗？

3. 对不起,您有零钱吗?
4. 对不起,请您稍等。
5. 请您把病历卡一起给我。
6. 请问您需要查询什么?
7. 请稍等,我马上给您看。
8. 对不起,请让这位急诊病人先看。
9. 请问您哪不舒服?
10. 别着急,您慢慢说。
11. 对不起,请排好队。
12. 我再与您核对一遍。
13. 请别忘了按时服药。
14. 在病房请不要抽烟。
15. 请您在病房不要私自用电器。
16. 请您配合病房管理。
17. 请放心,我们会尽力为您治疗的。
18. 您今天感觉好些了吗?
19. 对不起,您今天治疗费用不够了,需要再交钱了。
20. 为了方便您的治疗,请您及早把钱交到住院收费处。

三、服务禁语、不规范服务用语

(一)服务禁语:
1. 不知道,问别人去。
2. 刚才不是跟你说了,怎么又问?
3. 怎么这么烦啊!
4. 谁叫你病历卡不拿出来。
5. 没零钱,自己去换。
6. 为什么不提前准备好。
7. 没带钱怎么看病?
8. 上面写着,不会自己看?
9. 越忙越添乱,真烦人。
10. 叫什么,打针哪有不痛的。
11. 计算机计费不会出错的。
12. 你这个病看不好,住院也没用。
13. 我医生还是你医生?
14. 不想看就别看。
15. 不想住院就出去。
16. 没钱就停药(停治疗)。
17. 这是医院,不是你家。
18. 我就这态度,怎么样。
19. 你去告啊,随便告哪都行。
20. 有意见,找院长去。

(二)不规范服务用语:
1. 不知道。 2. 你快点。 3. 计算机的问题,我也没有办法。 4. 快点去交钱。
5. 不是我管的,我不知道。 6. 我也没办法啊。 7. 抽烟(用电)罚款。
8. 这不是我的错,没这回事。 9. 病历不能随便给你看。 10. 办公室你不能进来。

四、"八个不说""六个多"

不礼貌的话不说,不耐烦的话不说,傲慢的话不说,责难的话不说,
讽刺的话不说,刁难的话不说,泄气的话不说,庸俗的话不说。
多一声问候,多一句解释;多一点同情,多一份关爱;多一些笑容,多一声祝福。

(二)非语言性沟通

非语言性沟通主要是指行为举止方面的沟通,包括面部表情、目光、身体动作等方面进行的人与人之间的信息交流。有研究指出,在会谈信息的效果中,词语占7%,而高达93%的沟通是通过非语言完成的,其中音调传递占38%,面部表情、形体姿态和手势传递等占55%。这些非语言沟通的信息多是无意识和难以掩盖的,所以,非语言性沟通比语言性沟通从某种程度上更具真实性和生动性。在医患交流中,如果医务人员对非语言性沟通的意义能够准确理解和认识,并能对其运用自如,则对医患沟通具有重要的价值。非语言性沟通的常用技巧有以下几个方面:

1. 重视仪表,举止端庄 仪表是指人的容貌、体形、姿态、神态、发型、服饰等的综合,在一定程度上反映了一个人的精神面貌。仪表对人们的初次交往非常重要,即所谓的"第一印

象"，会影响以后的交往。医生与患者一般都是面对面地交流，因此，患者首先感受到的是医生的语言、风度和举止等外在的表现，美好的言谈举止正是现代医学模式要求的，这些可以使患者及家属产生尊敬、信任的情感，可以帮助患者增强战胜疾病的信心。

医务人员态度和蔼、服饰整洁、面目慈祥、举止端庄，患者会感到其亲切可靠，相反，如果医务人员的表现不符合患者的预期，患者的焦虑感就会增加。所以，医生要充分了解身体姿态的含义，重视仪表，注意修养，养成良好的举止习惯，给患者留下良好的第一印象，这对后面的医患沟通非常有利。

2．面部表情　面部表情变化是医生获取病情信息的重要来源，在医患沟通中，医生要善于识别与解读患者的面部表情。同时，表情也是患者了解医生内心活动的镜子，医生的表情应该与患者的情感合拍，当患者讲述痛苦时，医生的表情应该专注、庄重，甚至紧锁眉头；而当患者讲到兴奋之处时，医生应该面带微笑，表示分享其快乐。但面部表情有着变化快、传递信息多的特点，给医生观察带来一定难度，所以要综合其他方面信息联合分析。临床上最常用的面部表情是微笑，"微笑是最美好的语言"，也是良好医患沟通的关键。

3．目光接触　眼睛是心灵的窗户，所以目光接触是最重要的身体语言之一，也是非言语性沟通中主要的信息渠道。对医生来说，一方面要发现患者目光中反馈的信息，并能正确理解；另一方面要善于用目光接触反作用于患者，使患者感受到支持和鼓励。目光接触既可以表达用语言难以表达的情感，也能表现出医生的坦诚和仁爱之心。交谈过程中，眼睛注视对方既是礼貌，也表示了对患者的尊重，促进了医患之间的沟通。一般而言，目光接触的时间长短、次数多少等都能反映出医患双方关系、情绪等多方面的信息。

与患者保持目光交流，维持目光接触是必要的，但不宜长时间盯着患者的眼睛，应注视患者面颊的下部，不然容易使患者不安，也会给人一种高高在上的感觉。同时，目光一定不能斜视患者，斜视表示轻视；目光也不能游离，否则显示不尊重或者说明医生自信心不足。因此，熟练运用目光接触是医务人员要掌握的基本功，可以很好地促进医患沟通。

4．擅用倾听技巧　学会倾听是沟通中关键的第一步，对沟通的效果有直接的影响。医务人员掌握适当的倾听技巧，能够给患者情感的关注、充分的尊重和积极的回应。善于倾听也是全科医生以人为中心的健康照顾中高素质的表现，是全科医生与社区居民建立朋友式医患关系的有效方法。通过倾听，可以增加医生对患者的了解，才能真正找到患者存在的问题。

倾听的技巧有：积极地倾听，要给予适时回应，不要轻易打断患者，对患者的陈述进行必要的核实等。

5．会谈距离　医患会谈距离应该根据医患双方的关系和具体情况来掌握，医生和患者的年龄、身份和受教育程度状况不同也有不同的距离和方式。一般来说，正常的医患之间的会谈，双方之间要有适当的距离（约一个手臂的长度），而且医患双方的座位应该摆成一定的角度，如直角，这样可以避免面对面的直视，便于医生和患者的目光可以自由接触和分离，不至于让患者尴尬和有压迫感。

6．肌肤接触　医生与患者之间的肌肤接触对改善医患关系十分重要。医生如果拒绝触摸患者的身体，不为患者做检查，会使患者产生严重的焦虑、不安全感、不被重视和不被接受的感觉，会破坏医患关系，而且医生触摸患者时手的温度、轻重、柔和或粗暴以及频率都会影响患者的情绪。所以，医生必须注意这方面的技巧和分寸，以免适得其反。

7．诊室环境　诊室的环境对医患沟通也非常重要，首先要安静，避免闲杂人员进出诊室；其次应该通风良好，光线柔和。有条件的门诊尽可能安排一位医生单独使用一个诊室，这样可以保护患者的隐私，促进医患沟通。

▷考点：非语言沟通技巧。

（三）特殊患者沟通

根据全科医学服务的基本原则，全科门诊需要接诊各种不同年龄、性别的患者，有儿童、青少年和老年人，有育龄期妇女、孕产妇和绝经期妇女，有焦虑、抑郁情绪的患者，也有一些疑病倾向和预后不良的特殊人群。所以，全科医生在与不同的人群、不同疾病的就诊者交流时需要掌握相应的沟通技巧，并特别需要注意就诊者的生理、心理和社会行为的特点。

1. 儿童患者　儿童有喜欢玩耍的特点，可以在候诊室准备一些玩具、图画册等，使其对诊室有好感，可以减少儿童的不安情绪。医护人员询问时采用诱导的方式，结合父母提供的观察信息，能获得比较正确的诊断资料。另外，多注意其感受，给予安慰，多鼓励儿童的表现，有助于良好的沟通。

2. 青少年患者　青少年喜欢独立自主，不愿父母代其发言，也不喜欢被当作儿童对待，在与其会谈时要征询其意见，是否愿意父母旁听，言谈也要采用像成人一样对等的方式，避免说教式的长篇大论，适度认同青少年的想法，站在他们的立场去剖析现实状况和最有利的做法。让他们能参与诊断和治疗计划。对青少年因害羞而不愿启齿的事项，医生要有充分的认知和敏锐的观察力，利用会谈技巧来发掘，另外，对涉及青少年个人隐私的问题注意保密。

3. 老年患者　老年人的健康问题常是高血压、糖尿病等慢性疾病，也可能有焦虑、抑郁等精神障碍，与其会谈要更具耐心，怀着高度的同情心去倾听患者的心声，肯定其以往的成就，鼓励其生活信心，必要时动用家庭及社区资源，给予经济、医学及心理上的支持。

4. 预后不良患者　预后不良的患者，如癌症、重度残疾等常以躯体症状显示身体压力，也常对医生检查结果和病情解释不信任，与其交流时更要给予适度的关心、支持，并能够辨别是躯体疾病还是心理问题引起的躯体不适。沟通时应充分表达同情心及正向态度，尽可能以中性的立场为患者谋求最佳的处置方案。

5. 临终患者　医务人员要提高临终患者的生命质量，显示出同情及尊敬的态度，给予情绪上的支持，消除或减轻病痛与其他生理症状，排解心理问题和精神烦躁，给予患者精神上的安慰和照料，令患者宁静地面对死亡。同时，应给患者家庭成员必要的支持，包括情绪及心理调适，健康状态观察等。

自测题

1. 医患之间的关系是
   A．商品关系
   B．主从关系
   C．私人关系
   D．信托关系
   E．买卖关系

2. 关于人际沟通的作用错误的是
   A．促进人的成长
   B．满足人的生理需要
   C．帮助学习
   D．发展人际关系
   E．做出有效决策

3. 良好的医患沟通能够融洽医患关系，下列描述不准确的是
   A．沟通可以有效地诊断和治疗疾病
   B．沟通使患者获得应得利益
   C．沟通使医患建立情感
   D．沟通使医患互相满足尊重的需要
   E．沟通使医患形成共同认知

4. 不属于医患沟通的基本原则的是
   A．以人为本
   B．诚信原则
   C．同情原则
   D．尊重原则
   E．平等原则

5. 下列哪项医务人员运用的语言技巧是错误的
   A．称赞和表扬的语言
   B．鼓励的语言
   C．命令式的语言

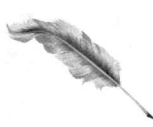

D．劝说性的语言
E．安慰性的语言
6．下面关于指导—合作型的医患关系模式的说法最正确的是
   A．患者无条件地配合医师诊治
   B．患者能充分发挥自己的主观能动性
   C．患者在医生指导下自己治疗
   D．患者与医生有同等权力和主动性
   E．医生虽处于指导地位，但患者也有一定主动性
7．下列哪项不属于人际关系的原则
   A．相互原则
   B．交换原则
   C．平等原则
   D．保密原则
   E．自我保护原则

（刘明哲）

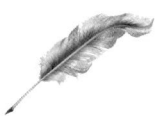

第十一章 居民健康档案的建立与管理

第十一章数字资源

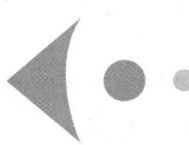

学习目标

通过本章内容的学习，学生应能够：
1. 说出居民健康档案的概念、居民健康档案的内容及记录方式。
2. 阐述建立居民健康档案的意义、居民健康档案信息化管理的作用。
3. 具备建立管理居民健康档案的能力以及通过记录健康档案发现问题、独立分析问题、解决实际问题的能力。
4. 初步学会运用居民健康档案做好慢病管理和双向转诊，树立为社区居民提供优质服务的理念。

习近平在党的十九大报告中指出，"人民健康是民族昌盛和国家富强的重要标志，要完善国民健康政策，为人民群众提供全方位全周期健康服务"。医疗卫生服务直接关系到人民身体健康，要推动城乡基本公共服务均等化，为群众提供安全、有效、方便、价廉的公共卫生和基本医疗服务，真正解决好群众看病难、看病贵的问题。2009年以来，国家启动了基本公共卫生服务项目，逐步在全国统一建立居民健康档案，并实施规范管理。以健康档案为载体，更好地为社区居民提供连续、综合、适宜、经济的公共卫生服务和基本医疗服务。

第一节 概　述

案例 11-1

75岁的张大爷居住在红星社区。他有高血压、糖尿病病史20余年。社区卫生服务中心的医务人员曾经准备通过入户服务的方式为其建立居民健康档案，但是被张大爷婉言拒绝。他一直觉得身体不错，高血压和糖尿病自己都控制得很好，不需要建立健康档案。最近几天，张大爷总感觉头晕，自认为是感冒了，便自行在药店购买感冒药服用。一天早餐后，张大爷仍然感觉身体不舒服，便卧床休息。老伴买菜回来时发现他床边有呕吐物，呼唤不醒，赶紧呼叫"120"送医院急救，到医院后立即做CT检查，诊断为脑梗死。经过十多天的抢救，最终因抢救无效去世。

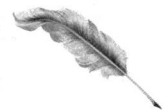

问题：
如果张大爷建立了居民健康档案，能否避免悲剧的发生？

一、居民健康档案的概念

居民健康档案是医疗卫生机构为城乡居民提供医疗卫生服务过程中的规范记录，是以居民个人健康为核心、贯穿整个生命过程、涵盖各种健康相关因素的系统化文件记录。居民健康档案是居民享有均等化公共卫生服务的重要体现，是医疗卫生机构为居民提供高质量医疗卫生服务的有效工具，是各级政府及卫生行政部门制定卫生政策的参考依据。

在当前的时代背景和医疗环境下，居民健康档案不仅囊括居民个人健康的基础信息，同时也是社区全科医生对辖区居民卫生、医疗服务的动态记录，全面反映了基层医疗卫生体系在全民健康、就医体系中的作用和功效，并为构建更加立体、全面、科学、规范的医疗体系提供重要的数据信息支持。

二、建立居民健康档案的意义

传统的以疾病为中心的病史记录方式一般只包括门诊病历、住院病历和保健卡，主要侧重于描述疾病自然史、患者主诉症状、体征以及实验室检查结果，其目的是为解决疾病的生物学诊断和治疗，这种信息不全的资料就使全科医生在开展社区卫生服务的过程中捉襟见肘。全科医疗服务本身的特点决定居民健康档案记录了个体、家庭和社区的资料，包括生物、心理和社会因素对健康的影响，以及融合了预防、医疗、保健、康复、健康教育和计划生育技术指导六位一体的社区卫生服务全过程。一份好的居民健康档案是良好照顾患者的基础，也是医生扩大加深临床经验乃至科研的工具，其建立的意义有以下几方面。

（一）掌握社区居民的健康状况、家庭问题和社区卫生资源

传统的病历记录是以各器官系统为单位，以疾病为中心进行记录的，而门诊病历的记录更是杂乱无章，这使得全科医生在开展工作的过程中极为不便。全科医疗服务是以现代的生物—心理—社会医学模式进行临床思维，以健康问题为中心收集资料并进行诊疗的连续性服务。记录良好的居民健康档案，包括了社区居民的生物、心理、行为等方面的背景资料，特别是健康问题的形成、发展和转归过程中存在的健康危险因素及干预效果。这些信息可以帮助全科医生掌握社区居民个体及家庭的健康问题，为制订预防保健、临床预防、诊断治疗和康复计划提供可靠依据。除此之外，完整的居民健康档案还记载了有关社区卫生服务机构、卫生人力等社区资源的信息。通过对相关资料进行统计分析，不仅有利于全科医生主动挖掘并掌握社区卫生问题，全面了解社区居民的主要健康问题，而且可以为社区卫生诊断、制订社区卫生服务计划提供基础资料。

（二）作为开展社区卫生服务的必备工具

居民健康档案是社区医生开展全科诊疗的工具，是多角度把握患者健康问题的依据。健康档案详细记录了居民个体和家庭的健康问题以及存在的健康危险因素，有利于全科医生及时提供一体化的卫生服务。作为连续性的资料，居民健康档案记录了居民健康状况的持续进展变化情况，可用于检查结果的前后比较，有利于主动发现健康问题。同时通过利用客观、准确的档案记录可以有效实行双向转诊、会诊服务，从而为居民提供系统性、连续性和协调性的社区卫生服务，真正解决居民的主要健康问题。

（三）为全科医学教育和科研提供信息资料

居民健康档案记录了个人基本信息、健康状况及疾病发生、发展和治疗的全过程，具有连

续性、逻辑性，是一个完整的教学案例，也是一套准确的科学研究的基础数据库，还是良好的教学资源以及科研资料。首先，就目前我国社区卫生服务的现状分析，高素质的社区卫生服务人才短缺，现有的全科医生大多数由基层卫生服务人员经过全科培训而来，全科服务的观念不强。按照规范进行全科医疗活动和患者健康问题记录，建立居民健康档案，有利于对社区医务人员的业务培训，有利于转变服务模式。同时，对患者及其家庭的长期记录，也能帮助全科医生更好地学习医学知识、积累临床经验。其次，通过对大量居民健康档案的有效积累和统计分析，全科医生可以分析掌握居民中健康问题的发生、发展规律和变异情况等流行病学特征，便于诊断和处理早期发现的问题，并及时总结和发现规律性疾病，在社区范围内采取适当措施，有效避免社区内暴发大规模流行性疾病。

（四）为社区卫生资源投入和配置提供信息参考

社区卫生服务机构通过对居民健康档案中收集的疾病相关信息进行综合研究，了解社区居民的诊疗规律以及患病人群的特点，为调整医疗卫生资源对社区预防保健的投入提供参考，这样既为患病群众提供了更为合理的医疗保障，又使得政府为社区医疗投入的资金使用更为科学合理。居民健康档案的分析结果对于社区卫生服务机构有效组织诊疗服务、合理配置卫生资源、及时调整服务项目并采取相应的适宜技术和措施为社区居民服务具有重要参考价值，并能以此为依据有针对性地对社区居民进行健康教育与健康促进。

（五）作为评价全科医生服务质量和医疗技术水平的工具

居民健康档案的科学性和完整性在一定程度上反映了全科医生的工作质量和技术水平，体现了全科医生的思维判断、理论知识与实践能力等综合素质，同时可以作为考核与评价社区卫生服务质量的重要依据。

（六）居民健康档案是重要的医疗法律文书

真实、完整、规范和动态的居民健康档案是社区卫生服务机构对社区居民健康管理的重要工作记录。居民健康档案记录的内容和形式可以克服以往门诊病历过于简单、不规范、医疗及法律效力差等缺点，成为全科医学服务领域重要的医疗法律文书，为处理医疗事故和医患纠纷等一系列社会问题提供重要的法律依据。

第二节　居民健康档案的内容及记录方式

与以疾病为中心的专科化医疗服务模式相比，全科医疗服务模式强调以健康为中心的服务模式，其服务内容、服务方式有较大的拓展。因此，全科医疗健康档案记录的方式和内容较传统的住院病历、门诊病历或其他保健记录有所不同。科学、系统、完整的居民健康档案是全科医生开展工作的重要工具，有利于其掌握居民的健康情况，以便于为居民提供连续性、综合性、协调性的卫生保健服务。完整的居民健康档案包括个人健康档案、家庭健康档案和社区健康档案3个部分。

一、个人健康档案

个人健康档案记录着与居民健康有关的信息，内容包括个人基本信息、健康体检、重点人群健康管理记录和其他医疗卫生服务记录，此外，还应该包括健康问题的形成、进展、处理和转归。个人健康档案的记录方式包括以问题为导向的记录和以预防为导向的记录。

（一）以问题为导向的记录

以问题为导向的健康档案记录方式（problem oriented medical record，POMR）由美国的Weed于1968年提出，要求医生在医疗服务中采用以个体健康问题为导向的记录方式，以替代传统的以疾病为导向的记录方式（disease oriented system，DOS）。在此基础上，1970年

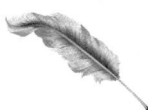

Bjorn 添加了暂时性问题目录。1997 年，Grace 等人又添加了家庭问题目录，使之进一步完善。目前，POMR 的记录方式得到许多国家的认可，成为各国建立居民健康档案的基本方法。

POMR 的内容包括患者的基本资料、健康问题目录、问题描述及进展记录、病情流程表、随访记录表、转诊会诊记录等。其中，健康问题目录与 SOAP 形式的问题描述是以问题为导向的健康记录的重要内容。

1．基本资料

（1）人口学资料：包括姓名、性别、出生日期、证件号码、文化程度、民族、婚姻状况、职业、工作单位、联系地址、联系方式、医疗费用类型等基础信息。

（2）基本健康信息：包括血型、过敏史、既往史、家族史、遗传病史、残疾情况、各种检查结果、心理评估资料等。

（3）健康行为资料：包括吸烟、体育锻炼、饮酒、饮食习惯等。

（4）其他信息：包括建档日期、建档人、档案管理机构等。

个人基本信息表见表 11-1，个人健康体检表见表 11-2。

表 11-1　个人基本信息表

姓名：　　　　　　　　　　　　　　　　　　　　　　　　　　　编号□□□-□□□□□

性　别	1 男 2 女 9 未说明的性别 0 未知的性别　□	出生日期	□□□□□□□□
身份证号		工作单位	
本人电话	联系人姓名	联系人电话	
常住类型	1 户籍　2 非户籍　　□	民　族	01 汉族 99 少数民族_____　□
血　型	1 A 型　2 B 型　3 O 型　4 AB 型　5 不详 / Rh：1 阴性　2 阳性　3 不详		□/□
文化程度	1 研究生　2 大学本科　3 大学专科和专科学校　4 中等专业学校　5 技工学校　6 高中 7 初中　8 小学　9 文盲或半文盲　10 不详		□
职　业	0 国家机关、党群组织、企业、事业单位负责人　1 专业技术人员　2 办事人员和有关人员 3 商业、服务业人员　4 农、林、牧、渔、水利业生产人员　5 生产、运输设备操作人员及有关人员　6 军人　7 不便分类的其他从业人员　8 无职业		□
婚姻状况	1 未婚　2 已婚　3 丧偶　4 离婚　5 未说明的婚姻状况		□
医疗费用 支付方式	1 城镇职工基本医疗保险　2 城镇居民基本医疗保险　3 新型农村合作医疗 4 贫困救助　5 商业医疗保险　6 全公费　7 全自费　8 其他_____		□/□/□
药物过敏史	1 无　2 青霉素　3 磺胺　4 链霉素　5 其他_____		□/□/□
暴　露　史	1 无　2 化学品　3 毒物　4 射线		□/□/□
既往史	疾病	1 无　2 高血压　3 糖尿病　4 冠心病　5 慢性阻塞性肺疾病　6 恶性肿瘤_____　7 脑卒中　8 严重精神障碍　9 结核病　10 肝炎　11 其他法定传染病　12 职业病_____　13 其他_____ □ 确诊时间　　年　　月 /□ 确诊时间　　年　　月 /□ 确诊时间　　年　　月 □ 确诊时间　　年　　月 /□ 确诊时间　　年　　月 /□ 确诊时间　　年　　月	
	手术	1 无　2 有：名称①_____ 时间_____ / 名称②_____ 时间_____	□
	外伤	1 无　2 有：名称①_____ 时间_____ / 名称②_____ 时间_____	□
	输血	1 无　2 有：名称①_____ 时间_____ / 名称②_____ 时间_____	□
家族史	父亲	□/□/□/□/□____	母　亲	□/□/□/□/□____
	兄弟姐妹	□/□/□/□/□____	子　女	□/□/□/□/□____
	1 无　2 高血压　3 糖尿病　4 冠心病　5 慢性阻塞性肺疾病　6 恶性肿瘤　7 脑卒中　8 严重精神障碍　9 结核病　10 肝炎　11 先天畸形　12 其他_____			
遗传病史	1 无　2 有：疾病名称_____		□

续表

残疾情况	1 无残疾　2 视力残疾　3 听力残疾　4 言语残疾　5 肢体残疾 6 智力残疾　7 精神残疾　8 其他残疾＿＿＿＿＿＿＿	□/□/□/□/□/□	
生活环境*	厨房排风设施	1 无　2 油烟机　3 换气扇　4 烟囱	□
	燃料类型	1 液化气　2 煤　3 天然气　4 沼气　5 柴火　6 其他	□
	饮水	1 自来水　2 经净化过滤的水　3 井水　4 河湖水　5 塘水　6 其他	□
	厕所	1 卫生厕所　2 一格或二格粪池式　3 马桶　4 露天粪坑　5 简易棚厕	□
	禽畜栏	1 无　2 单设　3 室内　4 室外	□

填表说明

1．本表用于居民首次建立健康档案时填写。如果居民的个人信息有所变动，可在原条目处修改，并注明修改时间或重新填写。若失访，在空白处写明失访原因；若死亡，写明死亡日期和死亡原因。若迁出，记录迁往地点基本情况、档案交接记录。0～6岁儿童无须填写该表。

2．性别：按照国标分为未知的性别、男、女及未说明的性别。

3．出生日期：根据居民身份证的出生日期，按照年（4位）、月（2位）、日（2位）顺序填写，如19490101。

4．工作单位：应填写目前所在工作单位的全称。离退休者填写最后工作单位的全称；下岗待业或无工作经历者需具体注明。

5．联系人姓名：填写与建档对象关系紧密的亲友姓名。

6．民族：少数民族应填写全称，如彝族、回族等。

7．血型：在前一个"□"内填写与ABO血型对应编号的数字；在后一个"□"内填写与"Rh"血型对应编号的数字。

8．文化程度：指截至建档时间，本人接受国内外教育所取得的最高学历或现有水平所相当的学历。

9．药物过敏史：表中药物过敏主要列出青霉素、磺胺或者链霉素过敏，如有其他药物过敏，请在其他栏中写明名称。

10．既往史：

（1）疾病　填写现在和过去曾经患过的某种疾病，包括建档时还未治愈的慢性病或某些反复发作的疾病，并写明确诊时间，如有恶性肿瘤，请写明具体的部位或疾病名称，如有职业病，请填写具体名称。对于经医疗单位明确诊断的疾病都应以一级及以上医院的正式诊断为依据，有病史卡的以卡上的疾病名称为准，没有病史卡的应有证据证明是经过医院明确诊断的。可以多选。

（2）手术　填写曾经接受过的手术治疗。如有，应填写具体手术名称和手术时间。

（3）外伤　填写曾经发生的后果比较严重的外伤经历。如有，应填写具体外伤名称和发生时间。

（4）输血　填写曾经接受过的输血情况。如有，应填写具体输血原因和发生时间。

11．家族史：指直系亲属（父亲、母亲、兄弟姐妹、子女）中是否患过所列出的具有遗传性或遗传倾向的疾病或症状。有则选择具体疾病名称对应编号的数字，可以多选。没有列出的请在"其他"中写明。

12．生活环境：农村地区在建立居民健康档案时需根据实际情况选择填写此项。

表 11-2 个人健康体检表

姓名：　　　　　　　　　　　　　　　　　　　　　　　　　　　　编号□□□-□□□□□

体检日期	年　　月　　日		责任医生	
内容	检　查　项　目			
症状	1 无症状　2 头痛　3 头晕　4 心悸　5 胸闷　6 胸痛　7 慢性咳嗽　8 咳痰　9 呼吸困难　10 多饮　11 多尿　12 体重下降　13 乏力　14 关节肿痛　15 视物模糊　16 手脚麻木　17 尿急　18 尿痛　19 便秘　20 腹泻　21 恶心呕吐　22 眼花　23 耳鸣　24 乳房胀痛　25 其他　　　　　□/□/□/□/□/□/□/□			
一般状况	体　温	℃	脉　率	次/分钟
	呼吸频率	次/分钟	血　压　左侧	/　mmHg
			右侧	/　mmHg
	身　高	cm	体　重	kg
	腰　围	cm	体重指数（BMI）	kg/m²
	老年人健康状态自我评估*	1 满意　2 基本满意　3 说不清楚　4 不太满意　5 不满意		□
	老年人生活自理能力自我评估*	1 可自理（0～3分）　2 轻度依赖（4～8分） 3 中度依赖（9～18分）　4 不能自理（≥19分）		□
	老年人认知功能*	1 粗筛阴性 2 粗筛阳性，简易智力状态检查，总分_____		□
	老年人情感状态*	1 粗筛阴性 2 粗筛阳性，老年人抑郁评分检查，总分_____		□
生活方式	体育锻炼	锻炼频率	1 每天　2 每周一次以上　3 偶尔　4 不锻炼	□
		每次锻炼时间	分钟　　坚持锻炼时间	年
		锻炼方式		
	饮食习惯	1 荤素均衡　2 荤食为主　3 素食为主　4 嗜盐　5 嗜油　6 嗜糖		□/□/□
	吸烟情况	吸烟状况	1 从不吸烟　2 已戒烟　3 吸烟	□
		日吸烟量	平均_____支	
		开始吸烟年龄	_____岁　戒烟年龄_____岁	
	饮酒情况	饮酒频率	1 从不　2 偶尔　3 经常　4 每天	□
		日饮酒量	平均_____两	
		是否戒酒	1 未戒酒　2 已戒酒，戒酒年龄：_____岁	□
		开始饮酒年龄	_____岁　近一年内是否曾醉酒　1 是　2 否	□
		饮酒种类	1 白酒　2 啤酒　3 红酒　4 黄酒　其他	□/□/□/□
	职业病危害因素接触史	1 无 2 有（工种_____从业时间_____年） 毒物种类　粉尘_____　　防护措施　1 无　2 有_____ 　　　　　　放射物质_____　防护措施　1 无　2 有_____ 　　　　　　物理因素_____　防护措施　1 无　2 有_____ 　　　　　　化学物质_____　防护措施　1 无　2 有_____ 　　　　　　其他_____　　　防护措施　1 无　2 有_____		□ □ □ □ □
脏器功能	口　腔	口唇　1 红润　2 苍白　3 发绀　4 皲裂　5 疱疹 齿列　1 正常　2 缺齿┬─　3 龋齿┬─　4 义齿（假牙）┬─ 咽部　1 无充血　2 充血　3 淋巴滤泡增生		□ □/□/□ □
	视　力	左眼_____　右眼_____　（矫正视力：左眼_____　右眼_____）		
	听　力	1 听见　2 听不清或无法听见		□
	运动功能	1 可顺利完成　2 无法独立完成任何一个动作		□

续表

查体	眼 底*	1 正常　2 异常	□
	皮 肤	1 正常　2 潮红　3 苍白　4 发绀　5 黄染　6 色素沉着　7 其他____	□
	巩 膜	1 正常　2 黄染　3 充血　4 其他_____	□
	淋巴结	1 未触及　2 锁骨上　3 腋窝　4 其他_____	□
	肺	桶状胸：1 否　2 是	□
		呼吸音：1 正常　2 异常	□
		啰 音：1 无　2 干啰音　3 湿啰音　4 其他	□
	心 脏	心率：_____次/分钟　心律：1 齐　2 不齐　3 绝对不齐	□
		杂音：1 无　2 有_____	□
	腹 部	压痛：1 无　2 有_____ 包块：1 无　2 有_____ 肝大：1 无　2 有_____ 脾大：1 无　2 有_____ 移动性浊音：1 无　2 有_____	
	下肢水肿	1 无　2 单侧　3 双侧不对称　4 双侧对称	□
	足背动脉搏动*	1 未触及　2 触及双侧对称　3 触及左侧弱或消失　4 触及右侧弱或消失	□
	肛门指诊*	1 未及异常　2 触痛　3 包块　4 前列腺异常　5 其他_____	□
	乳 腺*	1 未见异常　2 乳房切除　3 异常泌乳　4 乳腺包块　5 其他____	□/□/□/
	妇科*	外阴　1 未见异常　2 异常_____	□
		阴道　1 未见异常　2 异常_____	□
		宫颈　1 未见异常　2 异常_____	□
		宫体　1 未见异常　2 异常_____	□
		附件　1 未见异常　2 异常_____	□
	其 他*		
辅助检查	血常规*	血红蛋白_____g/L 白细胞_____×10⁹/L 血小板_____×10⁹/L 其他_____	
	尿常规*	尿蛋白_____ 尿糖_____ 尿酮体_____ 尿潜血_____ 其他_____	
	空腹血糖*	_____mmol/L 或_____mg/dL	
	心电图*	1 正常　2 异常	□
	尿微量白蛋白*	_____mg/dL	
	大便潜血*	1 阴性　2 阳性	□
	糖化血红蛋白*	_____%	
	乙型肝炎 表面抗原*	1 阴性　2 阳性	□
	肝功能*	血清谷丙转氨酶_____U/L 血清谷草转氨酶_____U/L 白蛋白_____g/L 总胆红素_____μmol/L 结合胆红素_____μmol/L	
	肾功能*	血清肌酐_____μmol/L 血尿素_____mmol/L 血钾浓度_____mmol/L 血钠浓度_____mmol/L	
	血 脂*	总胆固醇_____mmol/L 甘油三酯_____mmol/L 血清低密度脂蛋白胆固醇_____mmol/L 血清高密度脂蛋白胆固醇_____mmol/L	
	胸部X线片*	1 正常　2 异常	□
	B 超*	腹部B超　1 正常　2 异常_____	□
		其他　1 正常　2 异常_____	□
	宫颈涂片*	1 正常　2 异常_____	
	其 他*		

续表

现存主要健康问题	脑血管疾病	1 未发现 2 缺血性卒中 3 脑出血 4 蛛网膜下腔出血 5 短暂性脑缺血发作	
		6 其他_____	□/□/□/□
	肾脏疾病	1 未发现 2 糖尿病肾病 3 肾衰竭 4 急性肾炎 5 慢性肾炎	
		6 其他_____	□/□/□/□
	心脏疾病	1 未发现 2 心肌梗死 3 心绞痛 4 冠状动脉血运重建 5 充血性心力衰竭	
		6 心前区疼痛 7 其他_____	□/□/□/□
	血管疾病	1 未发现 2 夹层动脉瘤 3 动脉闭塞性疾病 4 其他	□/□/□
	眼部疾病	1 未发现 2 视网膜出血或渗出 3 视乳头水肿 4 白内障	
		5 其他_____	□/□/□
	神经系统疾病	1 未发现 2 有_____	□
	其他系统疾病	1 未发现 2 有_____	□

		入/出院日期	原 因	医疗机构名称	病案号
住院治疗情况	住院史	/			
		/			
		建/撤床日期	原 因	医疗机构名称	病案号
	家庭病床史	/			
		/			

	药物名称	用法	用量	用药时间	服药依从性 1 规律 2 间断 3 不服药
主要用药情况	1				
	2				
	3				
	4				
	5				
	6				

	名称	接种日期	接种机构
非免疫规划预防接种史	1		
	2		
	3		

健康评价	1 体检无异常　　　　　　　　　　　　　　　　　　　　　　　　　　□ 2 有异常 异常 1_____ 异常 2_____ 异常 3_____ 异常 4_____
健康指导	1 纳入慢性病患者健康管理　　　　　　危险因素控制：□/□/□/□/□/□ 2 建议复查　　　　　　　　　　　　　1 戒烟 2 健康饮酒 3 饮食 4 锻炼 3 建议转诊　　　　　　　　　　　　　5 减体重（目标_____kg） 　　　　　　　　　　　　□/□/□　　6 建议接种疫苗_____ 　　　　　　　　　　　　　　　　　　7 其他_____

填表说明

　　1. 本表用于老年人、高血压、2 型糖尿病和严重精神障碍患者等的年度健康检查。一般居民的健康检查可参考使用，肺结核患者、孕产妇和 0～6 岁儿童无须填写该表。

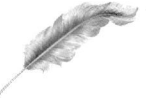

2．表中带有*号的项目，在为一般居民建立健康档案时不作为免费检查项目，不同重点人群的免费检查项目按照各专项服务规范的具体说明和要求执行。对于不同的人群，完整的健康体检表指按照相应服务规范要求做完相关检查并记录的表格。

3．一般状况

体重指数（BMI）= 体重（kg）/ 身高的平方（m²）。

老年人生活自理能力评估：65岁及以上老年人需填写此项，详见老年人健康管理服务规范附件。

老年人认知功能粗筛方法：告诉被检查者"我将要说三件物品的名称（如铅笔、卡车、书），请您立刻重复"。过1分钟后请其再次重复。如被检查者无法立即重复或1分钟后无法完整回忆三件物品名称为粗筛阳性，需进一步行"简易智力状态检查量表"检查。

老年人情感状态粗筛方法：询问被检查者"你经常感到伤心或抑郁吗"或"你的情绪怎么样"。如回答"是"或"我想不是十分好"，为粗筛阳性，需进一步行"老年抑郁量表"检查。

4．生活方式

体育锻炼：指主动锻炼，即有意识地为强体健身而进行的活动。不包括因工作或其他需要而必须进行的活动，如为上班骑自行车、做强体力工作等。锻炼方式填写最常采用的具体锻炼方式。

吸烟情况："从不吸烟者"不必填写"日吸烟量""开始吸烟年龄""戒烟年龄"等，已戒烟者填写戒烟前相关情况。

饮酒情况："从不饮酒者"不必填写其他有关饮酒情况项目，已戒酒者戒酒前相关情况，"日饮酒量"折合成白酒量。（啤酒 /10= 白酒量，红酒 /4= 白酒量，黄酒 /5= 白酒量）。

职业暴露情况：指因患者职业原因造成的化学品、毒物或射线接触情况。如有，需填写具体化学品、毒物、射线名或填不详。

职业病危险因素接触史：指因患者职业原因造成的粉尘、放射物质、物理因素、化学物质的接触情况。如有，需填写具体粉尘、放射物质、物理因素、化学物质的名称或填不详。

5．脏器功能

视力：填写采用对数视力表测量后的具体数值（5分记录），对佩戴眼镜者，可戴其平时所用眼镜测量矫正视力。

听力：在被检查者耳旁轻声耳语"你叫什么名字"（注意检查时检查者的脸应在被检查者视线之外），判断被检查者听力状况。

运动功能：请被检查者完成以下动作："两手摸后脑勺""捡起这支笔""从椅子上站起，走几步，转身，坐下。"判断被检查者运动功能。

6．查体

如有异常请在横线上具体说明，如可触及的淋巴结部位、个数；心脏杂音描述；肝脾肋下触诊大小等。建议有条件的地区开展眼底检查，特别是针对高血压或糖尿病患者。

眼底：如果有异常，具体描述异常结果。

足背动脉搏动：糖尿病患者必须进行此项检查。

乳腺：检查外观有无异常，有无异常泌乳及包块。

妇科：外阴　记录发育情况及婚产式（未婚、已婚未产或经产式），如有异常情况请具体描述。
　　　阴道　记录是否通畅，黏膜情况、分泌物量、色、性状以及有无异味等。
　　　宫颈　记录大小、质地、有无糜烂、撕裂、息肉、腺囊肿；有无接触性出血、举痛等。
　　　宫体　记录位置、大小、质地、活动度；有无压痛等。
　　　附件　记录有无块物、增厚或压痛；若扪及肿块，记录其位置、大小、质地；表面光滑与否、活动度、有无压痛以及与子宫及盆壁关系。左右两侧分别记录。

7．辅助检查

该项目根据各地实际情况及不同人群情况，有选择地开展。老年人，高血压、2型糖尿病和严重精神障碍患者的免费辅助检查项目按照各项规范要求执行。

尿常规中的"尿蛋白、尿糖、尿酮体、尿潜血"可以填写定性检查结果，阴性填"–"，阳性根据检查结果填写"+""++""+++"或"++++"，也可以填写定量检查结果，定量结果需写明计量单位。

大便潜血、肝功能、肾功能、胸部X线片、B超检查结果若有异常，请具体描述异常结果。其中B超写明检查的部位。65岁及以上老年人腹部B超为免费检查项目。

其他：表中列出的检查项目以外的辅助检查结果填写在"其他"一栏。

8．现存主要健康问题：指曾经出现或一直存在，并影响目前身体健康状况的疾病。可以多选。若有高血压、糖尿病等现患疾病或者新增的疾病需同时填写在个人基本信息表既往史一栏。

9．住院治疗情况：指最近1年内的住院治疗情况。应逐项填写。日期填写年月，年份应写4位。如因慢性病急性发作或加重而住院/家庭病床，请特别说明。医疗机构名称应写全称。

10．主要用药情况：对长期服药的慢性病患者了解其最近1年内的主要用药情况，西药填写化学名及商品名，中药填写药品名称或中药汤剂，用法、用量按医生嘱填写，用法指给药途径，如口服、皮下注射等。用量指用药频次和剂量，如每日3次，每次5 mg等。用药时间指在此时间段内一共服用此药的时间，单位为年、月或天。服药依从性是指对此药的依从情况，"规律"为按医嘱服药，"间断"为未按医嘱服药，频次或数量不足，"不服药"即医

生开了处方，但患者未使用此药。

11. 非免疫规划预防接种史：填写最近 1 年内接种的疫苗的名称、接种日期和接种机构。

12. 健康评价：无异常是指无新发疾病、原有疾病控制良好无加重或进展，否则为有异常，填写具体异常情况，包括高血压、糖尿病、生活能力，情感筛查等身体和心理的异常情况。

13. 健康指导：纳入慢性病患者健康管理是指高血压、糖尿病、严重精神障碍患者等重点人群定期随访和健康体检。减体重的目标是指根据居民或患者的具体情况，制定下次体检之前需要减重的目标值。

2. 健康问题目录 全科医疗中的"问题"是指需要诊断或处理的任何健康问题，患者的任何不适或者感受到会干扰其生活质量的事情，可以是过去曾经影响、现在正在影响或将来还会影响个体健康的问题，如疾病问题、心理问题、家庭问题、环境问题、社会问题、行为问题等。问题名称可以是明确的或不明确的诊断、无法解释的症状、体征或实验室检查结果，也可以是社会、家庭、心理、行为问题。注意，当最后明确诊断时，应及时更正为确切的诊断名称。问题名称最好采用世界家庭医生组织（WONCA）于 1998 年修订的 ICPC，即基层医疗国际分类（international classification of primary care，ICPC），因基层医疗所涉及问题用国际疾病分类系统（international classification of diseases，ICD）有时难以涵盖。在我国国家基本公共卫生服务项目中要求，涉及疾病诊断名称时，疾病名称应遵循国际疾病分类 ICD-11 填写。

知识链接

基层医疗国际分类——ICPC

基层医疗国际分类（international classification of primary care，ICPC），是 1987 年由世界家庭医生组织（WONCA）分类委员会研究出版的适合于基层医疗的一个新的分类系统。作为基层医疗标准化的分类工具，ICPC 能够对健康档案中 SOAP 四个要素中的三个，即患者的就诊原因（S）、健康问题（A）和健康问题处理计划（P）进行分类和编码。同时，该分类系统还涵盖了对全科医疗中常见的心理和社会问题的分类。此分类系统的应用可以使信息标准化，因此增进了各国间基层医疗信息进行比较的可操作性和可比性。1992 年，WONCA 正式提出了使用该分类系统，受到世界各国全科医学界的普遍关注和欢迎。目前，它已被翻译成 20 余种语言，在世界上得到了广泛的研究和应用。1997 年在 WONCA 分类委员会的主持下，对该系统进行了修订，并于 1998 年再次修订出版，称为 ICPC-2。我国大陆于 1997 年开始正式接触该分类系统，并将其翻译为中文，在部分社区中进行全科医疗健康档案记录资料的分类和编码尝试。

健康问题目录一般置于健康档案前面，以表格的形式，依据问题发生的时间顺序，逐一记录。通过浏览健康问题目录，可以让全科医生在短时间内掌握患者在一定时间内的主要健康问题以及患者总体健康情况，以便提供相应的卫生服务。根据问题的性质，可将问题目录分为主要问题目录和暂时性问题目录。

（1）主要问题目录：主要问题目录是记录长期性健康问题，主要指慢性问题或尚未解决的问题，如已经明确诊断的慢性生理或心理疾患、手术、社会家庭问题、健康危险因素等（表 11-3）。

表 11-3 主要问题目录

问题编号	发生日期	记录日期	问题名称	处理情况	问题转归	ICPC 编码
1	2017.12.8	2019.5.16	高血压	尼群地平药物治疗	控制	K86

（2）暂时性/自限性问题目录：一般用于记录急性或短期问题，可帮助全科医生发现病因线索（表11-4）。

表11-4 暂时性问题目录

问题编号	发生日期	记录日期	问题名称	处理情况	问题转归	ICPC 编码
1	2019.8.16	2019.8.16	上呼吸道感染	对症治疗，多饮水，休息	痊愈	R74

3．问题描述及进展记录（接诊记录）问题描述及进展记录也称为接诊记录，是POMR的核心部分，是指将问题目录表中的每一个问题依照SOAP的形式进行描述。SOAP中的四个字母代表不同含义，具体内容如下。

S（subjective data）：主观资料，是由就医者及其陪同人员提供的主诉、症状（包括患者对不适的主观感觉）、患病史等。

O（objective data）：客观资料，是由医生在诊疗过程中采用各种方法所获得的各种真实的资料，包括体格检查发现、实验室检查结果、心理行为测试结果，及医生观察到的患者态度、行为等。

A（assessment）：对健康问题的评价，是问题描述的关键部分，也是最困难的部分。一个完整的评价应包括诊断、鉴别诊断、问题轻重及其预后、与其他问题关系等。"评价"不同于以往的以疾病为中心的诊断，其内容可以是生理疾病、心理问题、社会问题，也可以是未明确原因的症状和主诉等。

P（plan）：指对健康问题的处理计划。医生应按生物-心理-社会医学模式全面思考，体现以患者为中心，预防为导向的原则，而不仅仅局限于开出药物。具体的处理计划一般包括诊断计划、治疗计划、指导计划。

➢考点：问题描述中的SOAP形式。

POMR中的SOAP书写范例（表11-5）。

表11-5 POMR中的SOAP书写范例

姓名： 　　　　　　　　　　　　　　　　　　　　　　　　　编号□□□-□□□□□

就诊者的主观资料（S）：
主诉：间断头晕、头痛10余年，加重2天。
现病史：患者高血压病史10年，间断有头晕、头痛，间断服用"复方降压片"，血压波动在150～160 mmHg/90～100 mmHg，期间血压最高达176/110 mmHg，一年前于某专科医院治疗，开始规律服用药物治疗，血压基本控制。否认周期性肢体麻痹，否认有高血压突然增高，否认心律失常。
既往史：既往有慢性胃炎、失眠等病史。
生活习惯：生活规律、菜肴味咸，无吸烟饮酒，不喜运动。
就诊者的客观资料（O）：
BP，152/80 mmHg；P，68次/分；R，17次/分；T，36.4℃。腹型肥胖，神志清楚，精神可，双肺呼吸音清，心律齐；双侧颈动脉、锁骨下动脉及腹主动脉未闻及杂音；腹部检查未见异常，双下肢无水肿。实验室检查结果：血钾，3.79 mmol/L；血钠，138.5 mmol/L；葡萄糖，5.90 mmol/L；尿素氮，4.10 mmol/L；肌酐，82.26 μmol/L；三酰甘油，1.58 mmol/L；总胆固醇，6.95 mmol/L；高密度脂蛋白，1.01 mmol/L；低密度脂蛋白，3.64 mmol/L。
心电图：未见异常。
评估（A）：
综上所述，患者为原发性高血压，结合查体及生化检查指标，基本排除继发性高血压可能，目前诊断为：
1. 高血压2级（高危）
2. 高脂血症
3. 超重

续表

患者病史较长,血压控制不理想。
处置计划(P):
1. 诊断计划:查血糖、肝肾功能、眼底,定期复查血脂。
2. 治疗计划:
(1) 规律锻炼,饮食控制,药物降压、降脂治疗。
(2) 贝那普利片 5 mg,口服,每天 1 次。
(3) 硝苯地平缓释片 10 mg,口服,每天 2 次。
(4) 辛伐他汀片 10 mg,口服,晚间顿服。
3. 健康教育
(1) 低盐、低脂、清淡饮食。
(2) 精神放松,保持心情愉悦。
(3) 每天自测血压并记录,仔细观察病情变化,告知患者出现剧烈头痛或血压 > 180/110 mmHg 时须去专科医院就诊。
(4) 按时按量服药。
(5) 适当运动,控制体重,注意应避免剧烈运动。

医生签字:
接诊日期: 年   月   日

4. **病情流程表** 病情流程表是对某一健康问题进展情况进行跟踪的动态观察记录,主要用于慢性病患者和某些特殊疾病的观察和处理记录,概括反映与该问题有关的症状、体征、实验室检查、用药情况、行为生活方式改变等。对此表格进行定期小结,可系统观察病情变化,掌握病情进展情况,及时修订处理计划,以便更好地为社区居民健康服务(表 11-6)。

表 11-6 病情流程表

问题	原发性高血压			
日期与时间	血压	心率	用药及建议	备注

5. **随访记录表** 按照《国家基本公共卫生服务规范(第三版)》要求,全科医生必须对辖区内诊断明确的慢性疾病进行定期随访和规范管理,目前要求全科医生对辖区内 35 岁及以上的高血压患者和 2 型糖尿病患者、严重精神障碍患者和肺结核患者等重点人群进行季度随访和分类干预管理;对辖区内孕产妇、0~6 岁儿童及 65 岁及以上老年人进行定期健康保健管理,并记录个人健康管理信息。以高血压患者随访服务记录表为例(表 11-7)。

表 11-7 高血压患者随访服务记录表

姓名: 编号□□□-□□□□□

随访日期		年 月 日	年 月 日	年 月 日	年 月 日
随访方式		1门诊 2 家庭 3 电话□	1门诊 2 家庭 3 电话□	1门诊 2 家庭 3 电话□	1门诊 2 家庭 3 电话□
症状	1 无症状 2 头痛头晕 3 恶心呕吐 4 眼花耳鸣 5 呼吸困难 6 心悸胸闷 7 鼻衄出血不止 8 四肢发麻 9 下肢水肿	□□□□□□□□□ 其他:	□□□□□□□□□ 其他:	□□□□□□□□□ 其他:	□□□□□□□□□ 其他:

体征	血压（mmHg）				
	体重（kg）	/	/	/	/
	体重指数（BMI）kg/m²	/	/	/	/
	心率（次/分钟）				
	其他				
生活方式指导	日吸烟量（支）	/	/	/	/
	日饮酒量（两）				
	运动	次/周 分钟/次 次/周 分钟/次	次/周 分钟/次 次/周 分钟/次	次/周 分钟/次 次/周 分钟/次	次/周 分钟/次 次/周 分钟/次
	摄盐情况（咸淡）	轻/中/重 /轻/中/重	轻/中/重 /轻/中/重	轻/中/重 /轻/中/重	轻/中/重 /轻/中/重
	心理调整	1良好 2一般 3差 □	1良好 2一般 3差 □	1良好 2一般 3差 □	1良好 2一般 3差 □
	遵医行为	1良好 2一般 3差 □	1良好 2一般 3差 □	1良好 2一般 3差 □	1良好 2一般 3差 □
辅助检查*					
服药依从性		1规律 2间断 3不服药 □	1规律 2间断 3不服药 □	1规律 2间断 3不服药 □	1规律 2间断 3不服药 □
药物不良反应		1无 2有＿＿ □	1无 2有＿＿ □	1无 2有＿＿ □	1无 2有＿＿ □
此次随访分类		1控制满意 2控制不满意 3不良反应 4并发症 □	1控制满意 2控制不满意 3不良反应 4并发症 □	1控制满意 2控制不满意 3不良反应 4并发症 □	1控制满意 2控制不满意 3不良反应 4并发症 □
用药情况	药物名称1				
	用法用量	每日 次 每次	每日 次 每次	每日 次 每次	每日 次 每次
	药物名称2				
	用法用量	每日 次 每次	每日 次 每次	每日 次 每次	每日 次 每次
	药物名称3				
	用法用量	每日 次 每次	每日 次 每次	每日 次 每次	每日 次 每次
	其他药物				
	用法用量	每日 次 每次	每日 次 每次	每日 次 每次	每日 次 每次
转诊	原因				
	机构及科别				
下次随访日期					
随访医生签名					

填表说明

1. 本表为高血压患者在接受随访服务时由医生填写。每年的健康体检后填写健康体检表。若失访，在随访日期处写明失访原因；若死亡，写明死亡日期和死亡原因。

2. 体征：体重指数（BMI）= 体重（kg）/ 身高的平方（m²），体重和体重指数斜线前填写目前情况，斜线后填写下次随访时应调整到的目标。如果是超重或是肥胖的高血压患者，要求每次随访时测量体重并指导患者控制体重；正常体重人群可每年测量一次体重及体重指数。如有其他阳性体征，请填写在"其他"一栏。

3. 生活方式指导：在询问患者生活方式时，同时对患者进行生活方式指导，与患者共同制订下次随访目标。

日吸烟量：斜线前填写目前吸烟量，不吸烟填"0"，吸烟者写出每天的吸烟量"××支"，斜线后填写吸烟者下次随访目标吸烟量"××支"。

日饮酒量：斜线前填写目前饮酒量，不饮酒填"0"，饮酒者写出每天的饮酒量相当于白酒"××两"，斜线后

填写饮酒者下次随访目标饮酒量相当于白酒"××两"。(啤酒/10=白酒量,红酒/4=白酒量,黄酒/5=白酒量)。

运动：填写每周几次，每次多少分钟，即"××次/周，××分钟/次"。横线上填写目前情况，横线下填写下次随访时应达到的目标。

摄盐情况：斜线前填写目前摄盐的咸淡情况。根据患者饮食的摄盐情况，按咸淡程度在列出的"轻、中、重"之一上划"√"分类，斜线后填写患者下次随访目标摄盐情况。

心理调整：根据医生印象选择对应的选项。

遵医行为：指患者是否遵照医生的指导去改善生活方式。

4．辅助检查：记录患者上次随访到这次随访之间在各医疗机构进行的辅助检查结果。

5．服药依从性："规律"为按医嘱服药，"间断"为未按医嘱服药，频次或数量不足，"不服药"即为医生开了处方，但患者未使用此药。

6．药物不良反应：如果患者服用的降压药物有明显的药物不良反应，具体描述哪种药物，何种不良反应。

7．此次随访分类：根据此次随访时的分类结果，由随访医生在4种分类结果中选择一项在"□"中填上相应的数字。"控制满意"是指血压控制满意，无其他异常，"控制不满意"是指血压控制不满意，无其他异常，"不良反应"是指存在药物不良反应、"并发症"是指出现新的并发症或并发症出现异常。如果患者同时并存几种情况，填写最严重的一种情况，同时结合上次随访情况确定患者下次随访时间，并告知患者。

8．用药情况：根据患者整体情况，为患者开具处方，并填写在表格中，写明用法、用量。同时记录其他医疗卫生机构为其开具的处方药。

9．转诊：如果转诊要写明转诊的医疗机构及科室类别，如××市人民医院心内科，并在原因一栏写明转诊原因。

10．下次随访日期：根据患者此次随访分类，确定下次随访日期，并告知患者。

11．随访医生签名：随访完毕，核查无误后随访医生签署其姓名。

6．转诊会诊记录 转诊会诊是全科医疗的重要任务之一，就是充分利用各种必要的医疗资源为患者服务。会诊记录是全科医生根据居民健康情况需要接受会诊服务时使用。转诊记录是全科医生在重要转诊时使用，由转诊医生填写。转诊可分为纵向转诊和横向转诊。双向转诊机制是解决我国目前"看病难""看病贵"问题的有效措施，使医疗资源得到合理有效的利用，实现"小病在社区，大病在医院，康复回社区"。会诊记录表见表11-8，双向转诊单见表11-9。

表11-8　会诊记录表

姓名：＿＿＿＿＿＿＿＿＿＿＿＿＿＿＿＿　　　　编号□□□-□□□□□

会诊原因：

会诊意见：

会诊医生及其所在医疗卫生机构：
　医疗卫生机构名称　　　　　　　　　　　　会诊医生签字
＿＿＿＿＿＿＿＿＿＿＿　　　＿＿＿＿＿＿＿＿＿＿＿
＿＿＿＿＿＿＿＿＿＿＿　　　＿＿＿＿＿＿＿＿＿＿＿
＿＿＿＿＿＿＿＿＿＿＿　　　＿＿＿＿＿＿＿＿＿＿＿

责任医生：＿＿＿＿＿＿

会诊日期：＿＿＿年＿＿月＿＿日

填表说明

1．本表供居民接受会诊服务时使用。

2．会诊原因：责任医生填写患者需会诊的主要情况。

3．会诊意见：责任医生填写会诊医生的主要处置、指导意见。

4．会诊医生及其所在医疗卫生机构：填写会诊医生所在医疗卫生机构名称并签署会诊医生姓名。来自同一医疗卫生机构的会诊医生可以只填写一次机构名称，然后在同一行依次签署姓名。

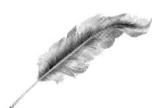

表 11-9　双向转诊单

存　根

患者姓名_____　性别_____　年龄_____　档案编号_____
家庭住址_____　联系电话_____
于_____年_____月_____日因病情需要，转入_____单位_____
科室_____接诊医生。

转诊医生（签字）：

年　月　日

双向转诊（转出）单

_____（机构名称）：
现有患者_____　性别_____　年龄_____　因病情需要，需转入贵单位，请予以接诊。
初步印象：

主要现病史（转出原因）：
主要既往史：
治疗经过：

转诊医生（签字）：
联系电话：
_____（机构名称）

年　月　日

填表说明
1．本表供居民双向转诊转出时使用，由转诊医生填写。
2．初步印象：转诊医生根据患者病情做出的初步判断。
3．主要现病史：患者转诊时存在的主要临床问题。
4．主要既往史：患者既往存在的主要疾病史。
5．治疗经过：经治医生对患者实施的主要诊治措施。

存　根

患者姓名_____　性别_____　年龄_____　病案号_____
家庭住址_____　联系电话_____
于_____年_____月_____日因病情需要，转回_____单位_____接诊医生。

转诊医生（签字）：

年　月　日

双向转诊（回转）单

_____（机构名称）：
现有患者_____因病情需要，现转回贵单位，请予以接诊。
诊断结果_____住院病案号_____
主要检查结果：

治疗经过、下一步治疗方案及康复建议：

转诊医生（签字）：
联系电话：
_____（机构名称）

年　月　日

填表说明
1．本表供居民双向转诊回转时使用，由转诊医生填写。
2．主要检查结果：填写患者接受检查的主要结果。
3．治疗经过：经治医生对患者实施的主要诊治措施。
4．康复建议：填写经治医生对患者转出后需要进一步治疗及康复提出的指导建议。

（二）以预防为导向的记录

以预防为导向的健康档案记录方式（prevent oriented health record，POHR）包括周期性健康检查、预防保健等记录资料，主要通过实施预防服务，达到早期发现相关危险因素并及时干预的目的。其中，周期性健康检查是全科医生运用格式化的健康筛查表格，针对这些居民在某些特殊阶段或时期所存在的危险因素，为个体设计并实施的健康检查；预防保健记录是乡镇卫生院和社区卫生服务中心（站）的全科医生针对辖区内儿童（主要为0～6岁儿童）和育龄妇女（包括孕产妇）的健康保健管理记录。

二、家庭健康档案

家庭健康档案是居民健康档案的重要组成部分，体现了全科医学"以家庭为单位照顾"这一特色，记录家庭健康相关资料，其内容包括家庭基本资料、家系图、家庭评估资料、家庭主要问题目录、问题描述和家庭各成员的健康记录。通过家庭健康档案，有利于全科医生全面了解和掌握家庭在疾病发生、发展、传播过程中的作用。

（一）家庭基本资料

家庭基本资料反映了家庭的基本情况，包括家庭住址、居住环境、家庭成员基本情况、家用设施、家庭经济、家庭生活史以及家庭的健康和信念行为等。

（二）家庭评估

家庭评估资料一般包括对家庭结构、家庭生活周期、家庭功能、家庭资源、家庭压力、家庭危机等方面的评估，通常以量表的形式完成。目前在全科医疗中广泛使用的家庭评估方法有：家庭圈、家系图、家庭关怀度指数测量表（APGAR问卷）等。

（三）家庭主要问题目录及描述

主要记录家庭生活周期各阶段存在或发生的较为重大的生理、心理和社会问题，以及家庭功能评估结果等。对于家庭问题的记录可参照基层医疗国际分类中关于社会问题的分类。对于家庭问题的描述依据问题编号，按照POMR中SOAP的方式描述（表11-10）。

表11-10 家庭主要问题目录及描述

序号	问题	发生时间	记录时间	问题描述（S-O-A-P）	备注

（四）家庭健康指导计划

根据上述各项收集的资料，分析家庭中存在的主要健康问题，制订相应的干预指导计划，包括解决问题的方法、措施、建议等。

（五）家庭成员健康记录

指家庭成员个人健康档案，即把个人健康档案纳入家庭健康档案就构成完整的健康档案。

三、社区健康档案

社区健康档案是全科医生提供的记录社区卫生资源、社区主要健康问题及居民健康状况等信息的系统性资料。其主要内容包括：社区基本资料、社区卫生服务资源、社区卫生服务状况、社区居民健康状况分析等。

（一）社区基本资料

1. 社区自然环境状况 包括社区的地理位置、范围、自然气候及环境状况、卫生设施及

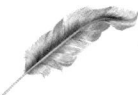

卫生条件、水源、交通情况、宗教、传统习俗等，可用社区地图的形式来表达。

2．社区的经济和组织状况　包括社区居民人均收入、消费水平，社区的各种组织机构，特别是和全科医疗服务关系密切的组织、机构，如街道办事处、居委会、志愿者协会等。

3．社区人口资料　包括人口数量、年龄、性别结构，社区14岁以下和65岁以上人口构成、文化构成、民族构成、职业分布、社区家庭构成等。

4．社区动员潜力　指社区内可被动员起来参与和支持社区居民健康服务的人力、物力和财力资源。

（二）社区卫生服务资源

1．卫生服务机构　指社区内现存的、直接或间接服务于居民的专业卫生机构，包括医院、社区卫生服务中心、私人诊所、妇幼保健院、疾病控制中心等，可在前述社区地图上用不同符号标出，并可注明每个机构的管辖范围、相互关系、医生人数、负责人姓名、地址、联系方式等信息。

2．卫生人力资源　指在社区中的各类医务人员及卫生相关人员的数量、年龄结构、职称结构和专业结构等。

（三）社区卫生服务状况

1．门诊统计　包括一定时期内门诊量、门诊疾病种类及构成等。

2．转/会诊统计　包括转/会诊的人次、转/会诊率、转/会诊的原因、转/会诊的问题分类及其处理。

3．家庭卫生服务统计　包括家庭病床、家庭访视、家庭问题分类及处理等。

4．住院统计　包括住院率、患病种类及构成、住院时间等。

（四）社区居民健康状况分析

1．社区患病资料　包括社区人群发病的发病率、患病率、疾病谱等内容，根据社区疾病谱可掌握与本辖区有关的主要疾病，以抓住疾病控制工作的重点。

2．社区死亡资料　包括各死亡专率（如不同年龄、性别、职业等）、死因谱等。根据社区死因谱，可找出威胁本地区居民生命的主要疾病，以明确卫生保健工作的重点。

3．危险因素调查与评价　通过问卷调查、个人健康档案资料的分析找出社区居民存在的主要危险因素，以便采取措施进行社区干预。

第三节　居民健康档案的信息化管理

在信息化高速发展的大背景下，我国医疗服务已经跨入了信息化时代。自2009年中共中央和国务院发布《中共中央国务院关于深化医药卫生体制改革的意见》，提出"大力推进医药卫生信息化建设"以来，《"健康中国2030"规划纲要》《国家信息化发展战略纲要》《"十三五"国家信息化规划》《"十三五"卫生与健康规划》和《"十三五"全国人口健康信息化发展规划》等文件都涉及卫生信息化建设相关内容。居民健康档案信息化是医疗系统信息化的必要举措，是贯彻落实"健康中国战略"的有力保障。居民健康档案的信息化快速发展，健康档案通常以电子化的形式出现，在我国《健康档案基本架构与数据标准（试行）》中将健康档案定义为："健康档案是居民健康管理（疾病预防、健康保护、健康促进等）过程的规范、科学记录。是以居民个人健康为核心，贯穿整个生命过程，涵盖各种健康相关因素，实现多渠道信息动态收集，满足居民自我保健和健康管理、健康决策需要的信息资源"。由于电子健康档案（electronic health records，EHR）具有操作快捷、节约存储空间、实现资源共享、资料存取查阅方便、便于进行数据统计分析，开展远程会诊与干预，追踪提示与疾病管理等优点，其必将成为居民健康档案管理发展的必然趋势。

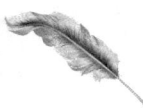

> **知识链接**
>
> **我国电子健康档案的发展现状**
>
> 我国电子健康档案的开展比较晚，是伴随着社区卫生信息化与卫生信息技术的进步而发展的。20世纪90年代，上海、北京、广州等城市就已经开始建立居民健康档案。1997年初随着《中共中央、国务院关于卫生改革与发展的决定》的颁布和信息化工作领导小组的建立，健康档案才一步步慢慢地在中国形成。卫生行业应用计算机技术和网络技术之后，信息系统才开始建设，借鉴了系统的应用经验后社区的卫生服务才开始出现并向前发展。
>
> 21世纪以后，国家重视社区的医疗卫生服务，才使其得以快速地进步，卫生管理信息平台随着社区服务的不断改进，也在逐渐提升，得到更新与维护。通过卫生医疗信息的维护、数据的管理、信息的统计分类等，卫生信息系统可以先收集纸质版的健康档案，再把健康信息录入到构建好的电子健康档案管理系统中。如前所述的北京、上海、广州、厦门、杭州、苏州等城市，均构建了自己的健康信息管理系统，这些以上海最为领先的管理信息系统都得到了相当大的发展，已初步见效。据有关调查数据统计，到2017年下半年，我国城市居民电子健康档案的建档率为76%。

一、居民健康档案信息系统的建立与使用

按照原卫生部颁布的《健康档案基本架构与数据标准（试行）》及相关标准，居民电子健康档案的系统架构是以人的健康为中心，以生命阶段、健康和疾病问题、卫生服务活动（或干预措施）作为3个维度构建的一个逻辑架构，用于全面、有效、多视角地描述健康档案的组成结构以及复杂信息间的内在联系（图11-1）。通过一定的时序性、层次性和逻辑性，将人一生中面临的健康和疾病问题、针对性的卫生服务活动（或干预措施）以及所记录的相关信息有机地关联起来，并对所记录的海量信息进行科学分类和抽象描述，使之系统化、条理化和结构化。因此，建立居民健康档案信息化系统要以居民个人健康档案为基础、家庭档案为单元、社区档案为区块、区域档案为中心，基本内容包括居民健康档案基础信息、孕产妇保健信息、儿童保健信息、疾病预防信息、疾病管理信息和医疗服务信息。

居民健康档案信息系统的重点及其价值点不在于建，而是在于用，建是基础，用是关键。当下很多社区卫生服务机构都在使用居民健康档案信息系统。对于居民健康档案的使用，一是应该对健康档案信息系统中的各项信息数据做到及时更新，并在数据库系统加以录入；当需要调取患者的档案信息时，也能够保证信息数据的准确性和完整性。二是在对患者进行治疗的过程中，应该对患者的各项信息进行详细记录，同时健康档案信息系统的服务对象也应该在就诊之前，将各类信息带齐，这样才能对患者的情况有一个全面的了解。三是对于需要转诊、会诊的患者，各类信息应该由专门人员进行集中处理，并加以归档，这样建立起来的健康档案信息系统才具有较为重要的价值。

随着医疗健康技术的发展，健康档案信息系统的应用还将进一步扩大。2018年6月20日，国家卫生健康委发布《关于做好2018年国家基本公共卫生服务项目工作的通知》，要求将电子健康档案逐步向居民开放，并与医保系统对接，居民可以利用客户端查阅档案、预约服务、缴纳费用，了解个人医疗费用相关信息等。通过把互联网信息技术嫁接到居民健康档案信息系统，可以让居民更加方便地查询相关信息状况，进一步提升社区居民公共健康服务水平，完善的居民健康档案信息系统可以为广大民众身体健康带来更多的益处。社区医院医生可以运用电

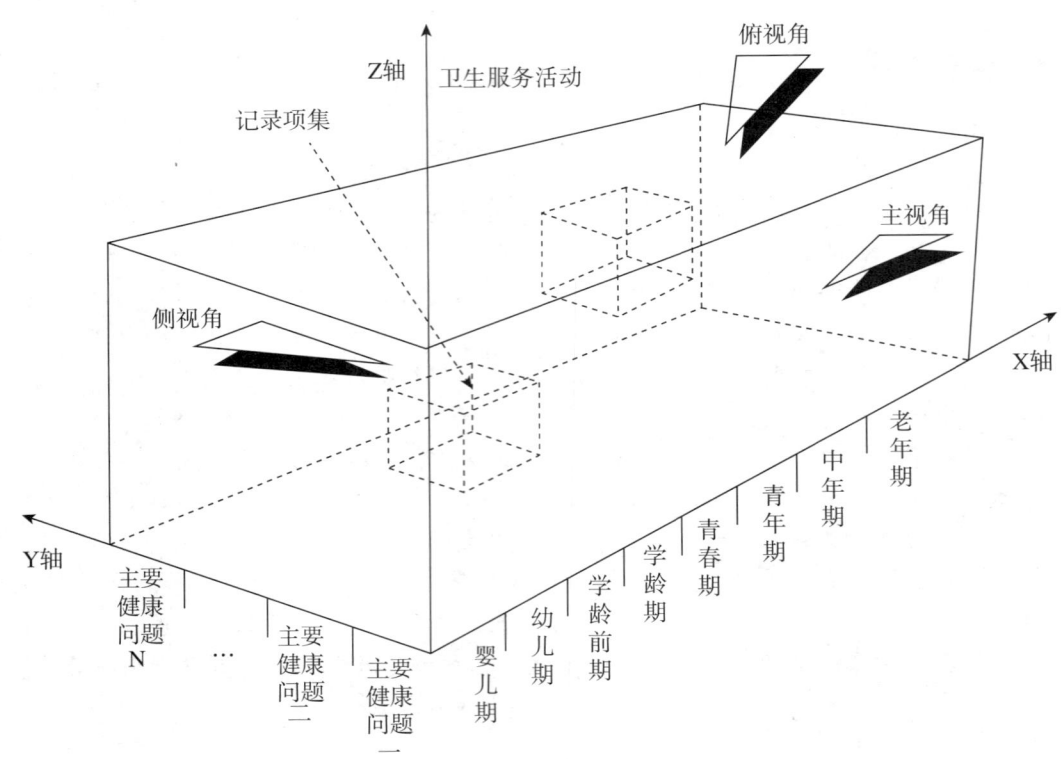

图 11-1　电子健康档案的系统架构

子档案网络信息平台对社区民众及时进行健康教育的普及。同时，民众还可以借助其他电子设备、智能网络设备，如手机、平板电脑等扫描社区卫生服务机构二维码，注册个人信息、输入有关账号就可以登录居民健康档案信息终端，通过终端可以向有关医务人员进行疾病咨询。

二、居民健康档案信息化管理的特征

居民健康档案信息化是通过计算机技术将居民的健康管理全过程信息汇集到计算机中，通过计算机对其进行归纳、分析、整理形成规范化的信息，从而提高社区卫生服务质量和业务水平，为临床教学、科研和信息管理提供帮助。

健康档案信息化管理具有两个基本特征。

（一）可传递性

健康档案信息化是以计算机可处理形式存在的，有关个人生命周期健康状态和医疗保健行为的信息资源库。随着现代计算机、通讯网络技术的发展，使得信息传递容量增加，从而为跨时空的信息传递提供了条件。因此，健康档案信息化的管理能及时、准确、全面地提供大量原始数据，汇总数据和各种分析数据，以满足各种使用者的不同需求，实现健康档案信息的互联互通。

（二）可测量性

按照信息论的基本思想，把社区卫生服务系统的全过程看作信息传递和转换的过程，通过对信息流程的分析和处理，达到对这一复杂系统全过程的规律性认识。

三、居民健康档案信息化管理的作用

目前，居民健康档案信息化管理在我国社区卫生服务工作中的广泛运用，使居民健康档案在建立方面，实现了从"静态管理"向"动态管理"的转变，避免了低水平重复建设及信息缺

乏的现象，实现了"实时控制"，方便了医疗卫生管理和临床诊疗决策，也方便了居民的诊疗。居民健康档案信息化管理的主要作用如下。

（一）内容全面，提高医疗服务质量

居民健康档案信息化不是简单地将纸质病历记载的各项内容输入计算机，而是记载居民平时生活中的点滴健康相关信息，在任何时间、任何地点收集居民的健康信息，完成以居民健康为中心的信息集成。医生可以随时随地提取有关信息，快速全面地了解情况，同时还可以掌握动态变化的资料，以便及时处理病情。通过居民健康档案的信息化管理，全科医生可以快速检索患者信息，掌握诊疗对象的整体健康情况、家族病史、过敏史、诊疗史等情况，既有连续性，又比较全面，可以辅助全科医生快速为其做出诊断，从而提高医疗服务质量。

（二）使用广泛，提高医疗服务效率

随着网络技术迅速发展，居民健康档案可以在网络环境下实现信息传递和资源共享，能够实现全科医生对社区居民健康信息的动态管理，完成对社区居民病情的实时跟进，并及时采取干预措施，完成对社区居民健康状况的改善。同时，通过网络形式快速传递居民健康信息，可以促进上下级医院之间的信息交流，对患者的病情以及病程做细致的了解，更好地为患者诊疗，使服务效率显著提高。

（三）检索方便，提高档案利用率

传统的档案查询必须先查找索引，然后通过相关索引一层层进入后才能进行翻阅，当查阅多个不同区域的健康档案时，不仅速度慢，劳动强度大，而且信息不够全面集中，容易出错和遗漏。居民健康档案信息化管理后，不仅有利于快捷输入，迅速检索查询、调用处理各种社区卫生服务信息为临床、教学、科研等提供大量集成资料，而且有利于信息资源共享和交流，同时也是统计分析、卫生管理的全面可靠的资料，可有效提高档案的利用效率。

（四）档案存储简单，易于保存

纸质居民健康档案的保存，必须有足够空间，规定保存期，同时还要解决纸张的磨损、老化以及防潮、防火、防蛀等问题，要消耗大量人力、物力。居民健康档案信息化管理后，有效的存储体系和备份方案能实现大量存储和实时存取的统一，占用空间小，保存容量大，能永久保存，且随着科技的发展，电子储存设备越来越便宜。

四、居民健康档案信息化管理中的问题

（一）信息标准化

信息标准化包括了信息表达的标准化和信息交换的标准化。在居民健康档案建立完善、信息系统开发、信息传输全过程中，应遵循国家统一的相关数据标准与规范。信息标准化是实现不同来源的信息整合、无障碍流动和共享利用、消除信息孤岛的必要保障。健康档案信息系统应与城乡居民基本医疗保险等医疗保障系统相衔接，逐步实现各医疗卫生机构间数据互联互通，实现居民跨机构、跨地域就医行为的信息共享。

（二）信息系统安全

由于患者的健康资料中涉及个人隐私信息，特别是全科医疗的特殊诊疗模式，使得记录内容涉及患者心理和家庭信息，而电子健康档案内容容易被泄密和修改，给居民健康档案信息化管理带来一定的困难。因此，居民健康档案信息系统的安全控制显得尤为重要。目前，居民健康档案管理系统主要从计算机技术上加强用权限和密码管理，例如使用匿名化服务，保护患者的隐私和安全，确保在信息平台中以及提供正常医疗服务以外的（例如医疗保险、管理，以及某种形式的研究）传递中使用的患者资料不向非授权用户泄露患者的身份。

（三）信息存储及备份

健康信息需要长期保存并累加，其数据量大，难以实现所有信息长期联机保存。要保证

信息数据的完整性，可综合运用多种预防性技术手段，如数据备份、建立镜像、网络监控、转储、系统自动恢复等。信息数据备份能在意外发生时有效地实现信息数据的恢复，可分为自动定时数据备份、程序备份和手动操作备份。

第四节 居民健康档案管理服务规范

居民健康档案是实现全科医疗的基础，具有人性化、综合性、持续性、协调性的特点，记录每个人整个生命周期和疾病周期的健康问题的发生、发展过程。对于全科医生来说，管理利用好居民健康档案是提高全科医生服务质量的关键。

一、服务对象

居民健康档案的服务对象是辖区内的常住居民。所谓常住居民，就是指人在户籍在和人在户籍不在这两种情况，不包括户籍在人不在的居民。只要在社区管辖范围内，居住半年以上的居民，都是建档对象，均需要进行建档，其中以三类重点人群，四种重点疾病的患者为重点。三类重点人群分别是0～6岁儿童、孕产妇、老年人；四种重点疾病分别是高血压、糖尿病、严重精神障碍患者和肺结核患者。

➢考点：居民健康档案的服务对象。

二、服务内容

（一）居民健康档案的建立

1. 健康档案的建立方式

（1）常规方式：辖区居民到乡镇卫生院、村卫生室、社区卫生服务中心（站）接受服务时，由医务人员负责为其建立居民健康档案，并根据其主要健康问题和服务提供情况填写相应记录，同时为服务对象填写并发放居民健康档案信息卡。

（2）多元化方式：通过入户服务（调查）、疾病筛查、健康体检等多种方式，由乡镇卫生院、村卫生室、社区卫生服务中心（站）组织医务人员为居民建立健康档案，并根据其主要健康问题和服务提供情况填写相应记录。

2. 电子健康档案的建立　已建立居民电子健康档案信息系统的地区应由乡镇卫生院、村卫生室、社区卫生服务中心（站）通过上述方式为居民个人建立居民电子健康档案，并按照标准规范上传区域人口健康卫生信息平台，实现电子健康档案数据的规范上报。

（二）居民健康档案的使用

1. 复诊　已建档居民到乡镇卫生院、村卫生室、社区卫生服务中心（站）复诊时，在调取其健康档案后，由接诊医生根据复诊情况，及时更新、补充相应记录内容。

2. 入户服务　入户开展医疗卫生服务时，应事先查阅服务对象的健康档案并携带相应表单，在服务过程中记录、补充相应内容。已建立电子健康档案信息系统的机构应同时更新电子健康档案。

3. 转诊、会诊　对于需要转诊、会诊的服务对象，由接诊医生填写转诊、会诊记录。

4. 其他情况　所有的服务记录由责任医务人员或档案管理人员统一汇总、及时归档。

（三）居民健康档案的终止和保存

1. 居民健康档案的终止　居民健康档案的终止缘由包括死亡、迁出、失访等，均需记录日期。对于迁出辖区的还要记录迁往地点的基本情况、档案交接记录等。

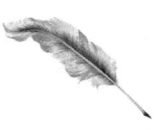

2. 居民健康档案的保存 纸质健康档案应逐步过渡到电子健康档案,纸质和电子健康档案,由健康档案管理单位(即居民死亡或失访前管理其健康档案的单位)参照现有规定中的病历的保存年限、方式负责保存。

三、居民健康档案的建立流程

居民健康档案管理服务规范中的两大重要环节,即确定建档对象(图11-2)和居民健康档案管理(图11-3)。

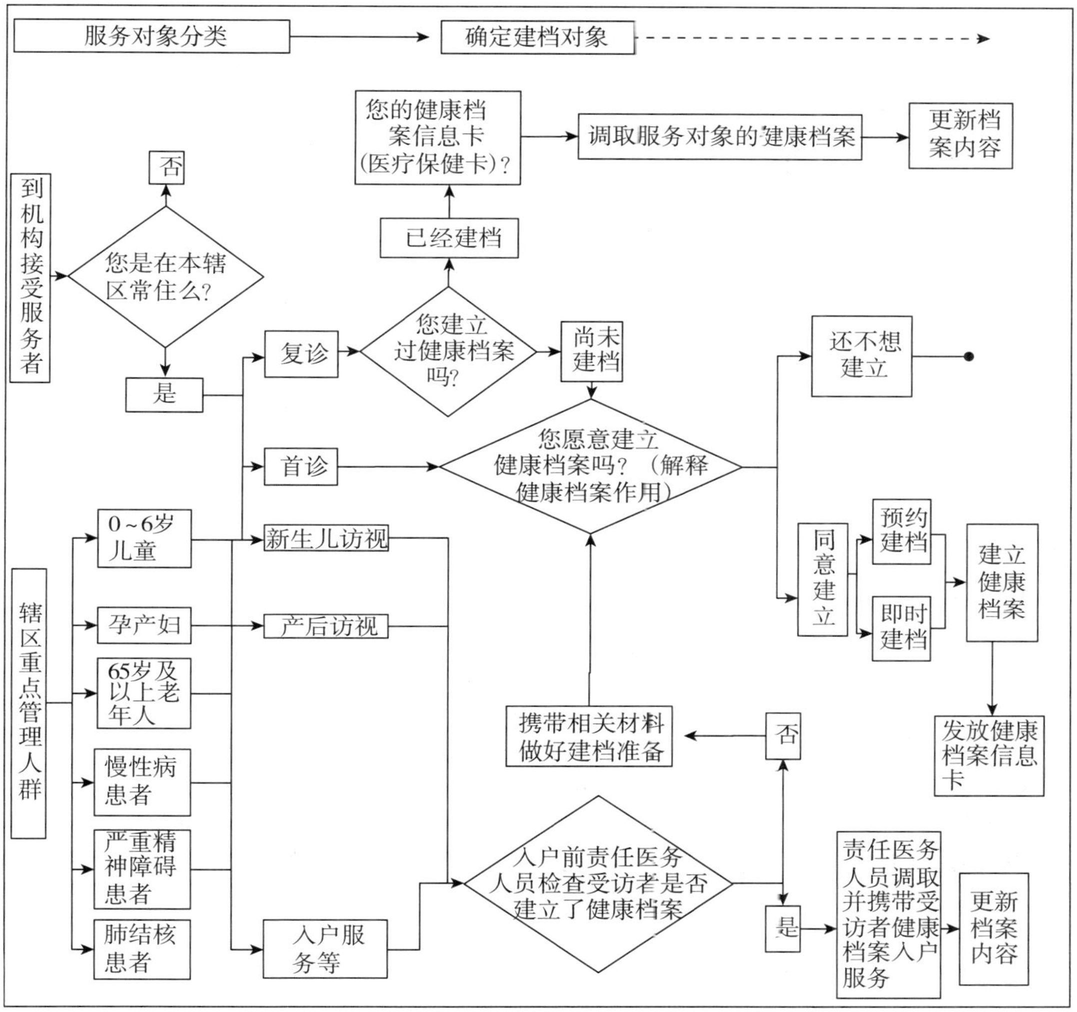

图 11-2 健康档案建档对象确定流程

(一)确定建档对象

确定建档对象的总体思路是把辖区内的人群分为一般人群和重点管理人群。不管是辖区内的一般人群,还是重点管理人群,都会到基层医疗机构首诊或者复诊,所以应该首先要询问居民是否建档。如果已经建档,需要居民调取档案更新。另外一种情况,辖区内的重点人群,他们没有到相关机构进行建档,机构的医务人员应该主动找到他们,比如新生儿访视。重点人群在做入户服务时,需要询问居民是否建档,如果已经建档,就调取档案更新,如果没有建档,就需要询问问居民是否愿意建档。在为居民建档的过程中,应当遵循自愿与引导建档相结合的原则,尽量引导居民建档。

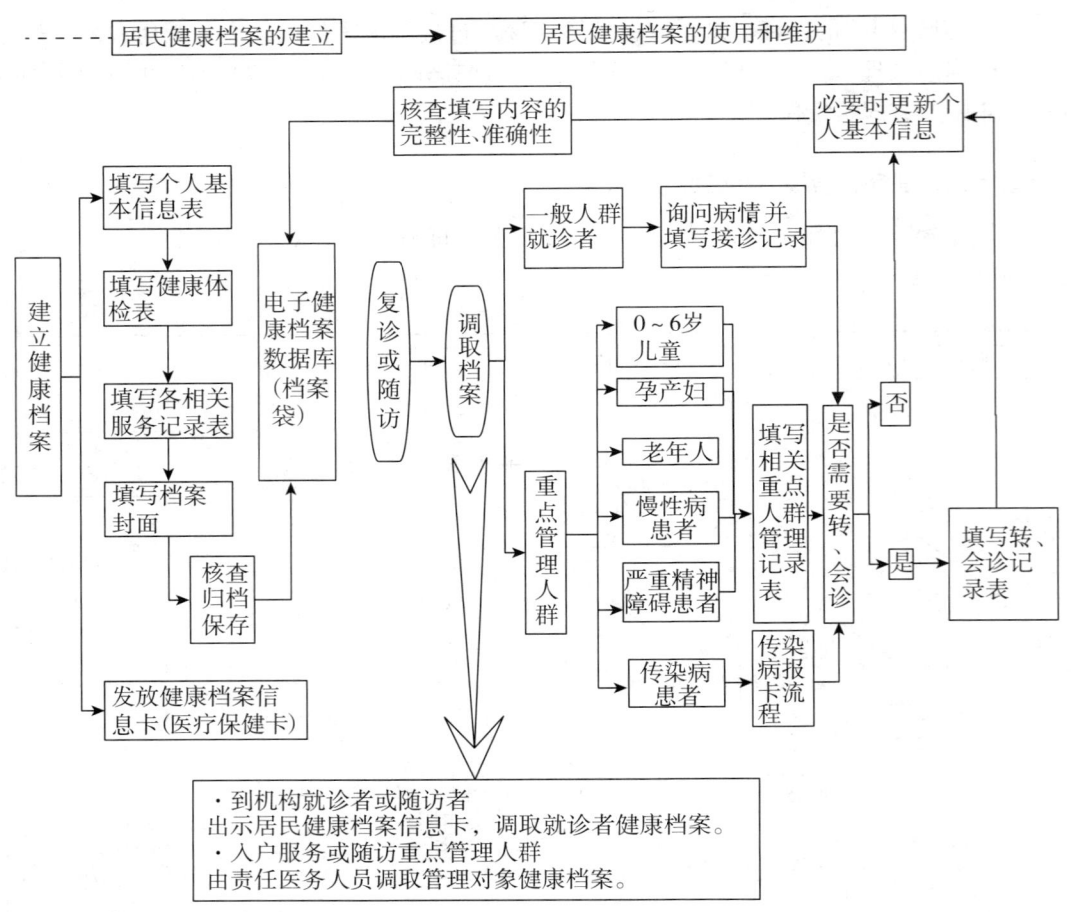

图 11-3　居民健康档案管理流程

（二）居民健康档案管理流程

居民首次建档最基础的内容包括填写个人基本信息表，填写档案的封面，发放健康档案信息卡。档案体检表和相关的服务记录，根据居民的健康情况、服务情况进行填写。居民健康档案的调取使用有两种方式：一种是到医疗机构进行就诊或者随访；另一种是入户服务或者是随访重点人群。如果是一般人群，就可以直接看医疗记录，询问病情，然后判断是不是需要转诊。如果是重点人群，那就填写相应的管理记录表。

➢考点：居民健康档案的建立。

四、居民健康档案的服务要求

（一）各级医疗卫生机构及卫生、计生行政部门的职责

1．乡镇卫生院、村卫生室、社区卫生服务中心（站）负责首次建立居民健康档案、更新信息、保存档案。

2．其他医疗卫生机构负责将相关医疗卫生服务信息及时汇总、更新至健康档案。

3．各级卫生、计生行政部门负责健康档案的监督与管理。

（二）健康档案的信息保护

健康档案的建立要遵循自愿与引导相结合的原则，在使用过程中要注意保护服务对象的个人隐私，建立电子健康档案的地区，要注意保护信息系统的数据安全。

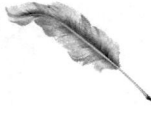

（三）健康档案的信息更新

乡镇卫生院、村卫生室、社区卫生服务中心（站）应通过多种信息采集方式建立居民健康档案，及时更新健康档案信息。已建立电子健康档案的地区应保证居民接受医疗卫生服务的信息能汇总到电子健康档案中，保持资料的连续性。

（四）健康档案的编码

统一为居民健康档案进行编码，采用17位编码制，以国家统一的行政区划编码为基础，以村（居）委会为单位，编制居民健康档案唯一编码。同时，将建档居民的身份证号作为身份识别码，为在信息平台上实现资源共享奠定基础。

（五）健康档案的相关记录内容

1. 按照国家有关专项服务规范要求记录相关内容，记录内容应齐全完整、真实准确、书写规范、基础内容无缺失。
2. 各类检查报告单据和转、会诊的相关记录应粘贴留存归档，如果服务对象需要可提供副本。
3. 已建立电子版化验和检查报告单据的机构，化验及检查的报告单据交居民留存。

（六）健康档案的保管

健康档案管理要具有必需的档案保管设施设备，按照防盗、防晒、防高温、防火、防潮、防尘、防鼠、防虫等要求妥善保管健康档案，指定专（兼）职人员负责健康档案管理工作，保证健康档案完整、安全。电子健康档案应有专（兼）职人员维护。

（七）中医药方法的应用

积极应用中医药方法为城乡居民提供健康服务，记录相关信息纳入健康档案管理。健康体检表的中医体质辨识内容由基层医疗卫生机构的中医医务人员或经过培训的其他医务人员填写。

（八）电子健康档案的应用标准与规范

1. 电子健康档案在建立完善、信息系统开发、信息传输全过程中应遵循国家统一的相关数据标准与规范。
2. 电子健康档案信息系统应与新型农村合作医疗、城镇基本医疗保险等医疗保障系统相衔接，逐步实现各医疗卫生机构间数据互联互通，实现居民跨机构、跨地域就医行为的信息共享。

（九）其他要求

对于同一个居民患有多种慢性疾病的患者其随访服务记录表可以通过电子健康档案实现信息整合，不需要重复询问。

自测题

1. 以问题为导向的健康档案记录方式要求每个问题按SOAP的形式描述，其中S代表
   A．客观资料
   B．主观资料
   C．计划
   D．评价
   E．计划与评价
2. 以问题为导向的健康档案记录方式简称为
   A．PROM
   B．POMR
   C．PRMO
   D．PMRO
   E．ORPM
3. 居民健康档案的服务重点对象不包括
   A．0~6岁儿童
   B．孕产妇

C．老年人
D．严重精神障碍患者和肺结核患者
E．辖区内常住居民

4．居民健康档案的主要问题目录不应记录
A．慢性活动性生理疾病
B．影响健康的重大生活事件
C．化验项目
D．心理疾患
E．长期影响健康的家庭问题

5．下列哪个选项不是个人健康档案的基本内容
A．健康问题目录
B．健康问题描述
C．病程流程表
D．家庭功能评估资料
E．个人基本资料

6．关于建立居民健康档案的意义，下列哪种说法是错误的

A．系统完整的健康档案可以为全科医生提供病人全面的基础资料
B．居民健康档案记录的内容和形式可以克服以往门诊病历过于简单、不规范等缺点
C．利用居民健康档案可以更好地开展社区卫生服务
D．居民健康档案记录与医生本身继续教育无关
E．居民健康档案是重要的医疗法律文书

7．哪个部门负责首次建立居民健康档案、更新信息、保存档案
A．乡镇卫生院、村卫生室、社区卫生服务中心（站）
B．县疾控中心
C．县卫健委
D．县卫生监督所
E．村卫生室

（李佳蔓）

第十二章

实训指导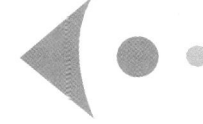

实习一 全科医疗服务模式与服务内容
——以人为中心问诊技能训练

【理论回顾】

以人为中心的健康照顾是全科医学的基本特征,全科医生应诊中有四项主要任务:①确认和处理现患问题(present problem);②连续性问题的管理(continue problem management);③预防性照顾(preventive care);④改善求医遵医行为。在应诊过程中全科医师需要一个简明且系统的问诊方式,以便迅速达到患者心理、社会问题的核心。常用的有 BATHE 问诊方法,而该方法对应的是 SOAP 记录格式。

【实习目标】

1. 掌握"以人为中心"应诊过程和内容,熟练掌握"以患者为中心"应诊的主要任务。
2. 掌握 BATHE 的问诊技巧,学会 SOAP 格式记录问诊结果。

【实习方法与步骤】

1. 引导学生分析下面编号一至四的 4 个全科医生接诊案例。
2. 让学生结合所学内容探讨全科医生接诊过程中每个角色的要求和注意事项。
3. 把学生分为 4 组,每组 8 人左右,每组同学从 4 个案例中任意抽取一个进行分角色情景模拟,每组选出两名同学分别扮演接诊全科医生和患者。
4. 给学生 15 分钟准备时间后开始情景模拟,每组 15 分钟内完成。先由第一组开始模拟。其他 3 组同学作为评委,通过小组讨论对第一组同学情景模拟的整体效果,以及扮演的全科医师的问诊技巧进行评分,分值采用 10 分制,学生评分的权限最低可给出 3 分,最高 5 分。同时,试验指导老师也给出一个评分,总分合计作为本组同学的试验成绩记入成绩册。以此类推,直至每个组都进行完,指导老师进行点评,并公布各组得分排名。
5. 最后 5 分钟,每组同学根据本组所选案例以及问诊过程,以 SOAP 的格式填写问诊记录,作为试验报告上交。

【案例】

案例一:男性,52 岁,工人。高血压史 10 余年。服用 2 种降压药物,但服药不规律,血压控制在 150/90 mmHg 左右。吸烟 20 支/天。近 1 年来出现过数次胸闷,心前区不适,至大医院门诊和急诊科就诊。心电图提示 ST 段压低,T 波倒置,提示心肌缺血。心脏彩超提示左室壁增厚。心内科医生诊断为冠心病,予以硝酸甘油、阿司匹林和丹参治疗。近半年来胸闷发作次数增多,血压也上升至 160/95 mmHg 左右。心内科医生建议患者住院进行冠状动脉造影,如冠状动脉狭窄需要放置支架,并增加一种降压药

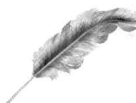

物。患者来到全科医生诊所就诊，全科医生详细询问了患者的胸闷和血压的情况，同时还询问了患者的工作、家庭和睡眠等情况。了解到患者平素性格内向，半年来出现睡眠差，经常觉得焦躁、担心，全科医生鼓励他倾诉所担心的事情，患者说妻子下岗多年，女儿在读大学，自己是家里唯一的收入来源，半年来，单位资产重组，人员调整，患者担心也会下岗，导致家庭收入减少，又闻专科医生诊断他为冠心病，既要增加药物，又要行手术放支架，还要花一大笔钱，全科医生给予患者心理疏导，主要让患者倾诉，表示理解，并给予安慰和鼓励。劝其戒烟，给予其适当缓解焦虑的药物，叮嘱患者坚持规律服药，数周后，患者血压降至正常，睡眠改善，焦虑情绪缓解，胸痛发作次数明显变少。请模拟情景对话。

案例二：女性，68岁，糖尿病史10年，高血压史20年，口服药物控制血糖和血压，偶尔测血糖空腹为9 mmol/L，血压在150/90 mmHg左右，近一个月因口干，体重下降而就诊。测空腹血糖168 mmol/L。患者来社区卫生服务中心就诊。你作为全科医生，如何接诊？请模拟情景对话。

案例三：一位38岁的农村进城务工人员，在酒店做厨师工作12年，吸烟史20年，30支/天，因反复头晕2个月来就诊，检查结果：血压160/100 mmHg，体重指数29 kg/m^2，有高胆固醇和高甘油三酯血症，空腹血糖6.6 mmol/L，假如患者来你诊所就诊，作为全科医生，你如何接诊？请模拟情景对话。

案例四：患者，中年妇女，纺织厂职工，胸闷、头晕3年余，呈规律性发病，多于情绪不稳或倒夜班时发病，曾到大医院做过多项检查，检查结果阴性。先后被诊断为"可疑冠心病，心脏神经症"，中西药治疗效果不佳。后来全科医生处就诊，医生通过人性化的问诊，发现她心情抑郁，工作劳累，通过心理调节，合理安排工作和生活，适当锻炼，连续一个月未服用任何药物，患者自觉症状消失。根据以上案例，模拟此人来诊的问诊过程。

作为全科医生，根据本组案例，按照SOAP的书写规范，填写本次接诊记录。

表12-1 POMR健康问题记录方式SOAP书写格式

健康问题	按ICPC分类命名
S	
O	
A	
P	

报告人：_____   班级：_____   学号：_____   实验得分：_____

实习二　医患沟通技巧训练

【理论回顾】

沟通是建立良好医患关系的主要途径，沟通的基础是医生对患者的同情心、关心。沟通的技巧分为语言性沟通和非语言性沟通技巧。除此之外，还要注意有一些需要特别沟通的患者，如儿童、青少年、老年人、预后不良者、疑虑病倾向者、骄傲自大的患者、依赖性强的患者、有诱惑倾向的患者等，应分别采取不同的沟通方式。

【实习目标】

1. 理解良好的医患关系对全科医学的重要性。

2．掌握建立良好医患沟通的技巧。

【实习方法与步骤】

1．提供案例，根据案例对话，安排两组学生进行案例演示或要求学生仔细阅读案例。

2．根据案例演示的情况或自己阅读的情况，分组讨论发言，阐述案例中交流沟通方面存在的问题。

3．指导老师于学生发言讨论之后，做总结点评。

【案例】

案例一

（某社区医疗诊室，一位老年慢性阻塞性肺疾病男性患者长期接受社区医生健康照顾）

医生：早晨好！

患者：早晨好！

医生：您最近怎样？

患者：最近不太舒服，咳嗽、喘憋有所加重。

医生：着凉了吗？

患者：前天寒流时外出未多穿衣服，可能有着凉，有点流鼻涕。

医生：发热吗？有没有胸痛？

患者：没有。

医生：晚上睡得怎样？

患者：除了有点憋，还可以。

医生：痰多吗？什么颜色？

患者：与平时差不多，白色黏痰。

（医生为患者做了体检）

医生：我建议您拍张胸片。

患者：不用了吧？老毛病了，开点药就行了。

医生：好吧。

（为患者开了处方，送患者出门。2天以后，同一诊室，同一患者复诊。）

医生：您好些了吗？

患者：不行。喘得越来越重了。

（医生再次为患者做胸部查体）

医生：您马上拍胸片，做心电图。

（心电图报告窦性心动过速，QRS 低电压。胸片报告左肺气胸，肺被压缩40%。）

医生：您现在发生气胸了，应马上到医院治疗，我叫救护车送您去。

（医生护送患者到上级医院就诊。）

案例二

（某社区诊室，一位中年妇女前来咨询）

医生：早晨好！

咨询者：早晨好！

医生：请坐。

咨询者：谢谢！大夫，您说乙肝是个什么样的病？

医生：是由乙肝病毒引起的，以肝炎和坏死性病变为主的传染病。

咨询者：是传染病呀！那患乙肝的人还能到处走吗？要不要隔离？

医生：当然要隔离。

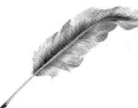

咨询者：我要告诉我闺女不准跟他男朋友接触了。她男朋友是乙肝！
（站起来欲向外走）

医生：请等一等。您把详细的情况说一下好吗？

咨询者：前几天我闺女单位组织查体，我闺女把他男朋友的化验单也带回来了。我邻居在医院做护士，就请她看了化验单，他说我闺女的化验单正常，那个男孩的乙肝表面抗原阳性，是乙肝。

医生：他的肝功正常吗？

咨询者：肝功是正常的。

医生：如果肝功正常，血清 HBsAg 阳性持续超过 6 个月以上者，称为乙肝病毒携带者。我国是乙肝病毒的高度流行区，乙肝病毒表面抗原携带率为 8%～20%，因此，我国至少有 1/10 的人血清乙肝表面病毒抗原阳性。

咨询者：乙肝病毒表面抗原阳性的人会传染别的人吗？

医生：乙肝病毒携带者是主要的乙肝传染源。传染性的大小与病毒在体内复制指标如 HBeAg（e 抗原）、HBVDNA（乙肝病毒 DNA）、HBVDNAP（乙肝病毒 DNA 聚合酶）是否阳性有关。

咨询者：怎么才能知道传染性大小呢？

医生：可到传染病医院或有条件做上述检测的上级医院做进一步检查，根据检测结果再做决定。

咨询者：谢谢医生。您这一说我明白了，这就回去告诉我闺女。

医生：再见！

指导老师点评案例一：由指导教师现场点评。
指导老师点评案例二：由指导教师现场点评。
指导教师点评应侧重于两点：一是总结点评案例中医患沟通存在的优缺点以及需要改进的地方；二是点评各讨论组同学的积极参与程度，分析问题是否到位，医患沟通技巧是否学会。

实习三　家庭访视与家庭评估

【理论回顾】

"以家庭为单位的健康照顾"是全科医学的核心和总体价值观。实施这一人性化的基层医疗，应该熟悉家庭医生服务的内容，其包括提供以家庭为背景的情境性健康照顾；在家庭生活周期的不同时段主动提供可预测性的健康照顾；处理家庭事件及家庭危机，实施家庭评估及家庭治疗；提供生命末期的体恤及团队式的临终服务。

【实习目标】

1. 掌握在全科医疗服务中对适宜健康问题进行家庭访视的程序。
2. 熟悉通过家庭访视完善家庭健康档案内容的方法。
3. 建立以家庭为单位提供健康照顾的理念。

【实习方法与步骤】

1. 提供一组适宜社区家庭访视的案例，规定家庭访视任务。
2. 要求学生根据规定的访视对象，模拟社区卫生服务场景下，进行家庭访视的前期准备工作，边做边阐述准备工作要点。
3. 学生两人为一组，分别扮演全科医生和受访的家庭成员，模拟实际家庭访视过程，模拟访视后进行记录，提出主要健康问题及解决方案，做出家庭结构描述（家系图、家庭圈、家庭资源）、家庭功能评估，填写家庭访视记录报告。

4. 每个教学班挑选2名学生随社区卫生服务中心工作人员实地进行家庭访视，将访视情况写成报告。

【案例】

案例一：女性，48岁，工人，3个月来，因胃痛腹胀、疲乏无力、失眠多梦多次到不同医院求诊，门诊化验检查未发现明显异常，医生给予慢性胃炎诊断，但治疗效果欠佳，这次来社区卫生服务中心找医师，要求再开点多潘立酮。全科医生通过仔细问诊，了解到她有一个儿子，16岁，初三学生，因学习困难，初二留级复读一年，临近"中考"，学习焦虑感上升，看书头痛，注意力不集中，解题逗度慢，学习成绩差，一学期五门功课不及格，自觉有精神障碍，要求退学，她曾带儿子去过医院，体格检查和神经、精神检查未发现明显异常，她为此十分苦恼。全科医生给她开了逍遥丸和维生素B，并预订了家访时间。

案例二：男性，78岁，高血压22年，1年前突发脑出血，现瘫痪卧床1年多，生活不能自理。目前在小区某栋楼4楼女儿家居住，由女儿照顾生活起居。女儿58岁，是退休的初中教师，患高血压5年余。近1个月来，女儿因头痛失眠、血压高多次到社区卫生服务中心就诊，头痛失眠症状始终不能缓解，血压控制不理想。医生决定进行家庭访视。

从家庭访视的现场观察中发现：家居环境尚可，但房间采光不足。其父精神意识可，说话缓慢，沉默寡言，体态肥胖，左下肢有部分活动能力，手臂不能上举，穿衣吃饭全靠女儿照顾。父亲的床低，女儿挪动父亲非常吃力。通过访谈得知女婿工作很忙，晚上回来很晚，几乎从不帮助妻子照顾岳父。有一个儿子在外地工作。平时家里只有父女两人，语言交流和沟通不多。父亲经常拒绝吃药，血压控制效果时好时坏。女儿很少参加社区高血压患者俱乐部的活动，出门买菜都担心家里的老父亲，久而久之，感到心力交瘁，但由于责任心和亲情的关系，依然每天坚持护理父亲。

【家庭访视报告】

户主姓名＿＿＿＿＿＿＿ 编号＿＿＿＿＿＿＿

家庭的住址：＿＿＿＿＿＿＿＿＿＿＿＿＿＿

联系电话：＿＿＿＿＿＿ 评估时间：＿＿＿＿＿＿

访视的目的（勾选）：

1. 家庭结构和功能评价□ 　　2. 家庭危机评价和解决□

3. 家庭健康教育□ 　　　　　4. 家庭治疗□

5. 个别成员家庭诊疗服务□

主要问题（个别成员的问题或家庭问题）：＿＿＿＿＿＿＿＿＿＿＿＿＿＿

主观资料：

家庭成员的基本情况：

姓名	与户主关系	出生日期	性别	婚姻	职业	文化	主要健康问题

家庭结构：
1. 内在结构（简要说明）

2. 外在结构（用家系图表示）

家庭经济状况：（主要经济来源）

家庭生活周期：

家庭圈：

对家庭圈的简要描述：

家庭关怀指数评分及家庭功能状态的评定：

表 12-2　家庭功能评估 Family APGAR

家庭档案编号：　　　　　　填表人：　　　　　填表日期：　　　　　　　　年　月　日

下面5个题目能够让我们更了解你的家庭，请就实际情况，在适当□内打√，若有更多资料请写在补充说明栏里，这里所谓的家人是与你住在一起的家人，或感情联系密切的人，如有问题请随时提出讨论。

问题	经常这样	有时这样	几乎很少
适应度　当我遇到问题时，可以向家人得到满意的帮助 补充说明：_____	□	□	□
合作度　我很满意家人与我讨论各种事情以及分担问题的方式 补充说明：_____	□	□	□
成熟度　希望从事新的活动或发展时，家人都能接受且给予支持 补充说明：_____	□	□	□
情感度　我很满意家人对我表达感情的方式以及对我的情绪的反应 补充说明：_____	□	□	□
亲密度　我很满意家人与我共度时光的方式 补充说明：_____ 签名：	□	□	□

家庭外资源的评估：（先做 ECO-MAP 图，然后做简略分析）

评估与治疗计划：
分析患病成员的健康状况及家庭功能状况，分析家庭内外的重大影响因素、家庭资源状况及患病成员和家庭应对能力，探讨患病成员的病因和发病机制，确定家庭功能障碍或家庭危机产生的原因和机制。家庭功能障碍或家庭危机的预后和追踪观察，提出改善其预后的建议。

实习四　社区健康教育案例讨论

一、社区健康教育实习之一——社区健康教育计划的制订

【理论回顾】

健康教育计划的制订是社区健康教育的第一步，它涉及健康教育计划设计的原则、健康教

育计划设计的步骤、健康教育计划的具体目标、健康教育计划实施中的质量控制、健康教育计划设施的过程以及健康教育计划的评估几个方面内容。

【实习目标】

1．通过制订社区健康教育计划，掌握制订社区健康教育计划的方法。

2．熟悉社区健康教育程序。

【实习方法与步骤】

1．实习带教老师对制订社区健康教育计划的技术要点进行回顾性讲解，要点包括：

1）社区健康教育计划的步骤：

①确定目标人口；

②进行社区健康教育评估；

③进行社区健康教育诊断；

④确定需要优先解决的健康教育问题；

⑤制订健康教育目标；

⑥选择健康教育方法；

⑦制订健康教育计划；

⑧评价健康教育计划。

2）选择健康教育内容注意事项：

①根据社区健康教育评估与诊断结果，重点选择符合教育对象需求的内容；

②健康教育形式必须让教育对象乐于接受，方便接受；

③内容具有针对性、科学性和指导性。

2．将学生分组，每组4人，分析社区案例和相关资料。

3．根据案例资料进行社区健康教育评估，从社区居民群体健康状况和社区环境等方面入手，整理和分析社区居民的一般状况、健康状况、生活方式、学习能力、健康知识掌握情况、社区环境、医疗卫生服务资源以及教育者等资料。

4．进行社区健康教育诊断，根据所收集的资料，确定需优先解决的健康教育问题。

5．制订一项社区健康教育计划，确定健康教育的长、短期目标，实施健康教育的时间、地点、方法和内容。

6．以小组为单位向全体同学汇报制订的计划，并解答同学和教师提出的问题。

7．实习带教老师进行点评、总结。

【社区案例】

某社区卫生服务站，服务半径内有5个高层楼房住宅区，10个多层楼房建筑（20年以上建筑）住宅区，一个某中学的教职工家属院，总人口6万多人，其中60岁以上老年人占11%，学龄前儿童占4%。服务小区内有3家幼儿园，入园幼儿人数均在500名以上。根据健康档案记录的数据，辖区居民的高血压患病人数为700多人，35岁以上人群高血压患病率达26%，比全国平均水平高。35岁以上颈肩腰腿痛患者发现有1万多人，因该病就诊的多为老年人，就诊率不到30%，大多数不来就诊的颈肩腰腿痛患者为上班族，且有职业分布特点，会计、软件工程师、科研工作者、服装加工、食品加工等生产一线操作工人居多。

本社区人口分布特点：①新建高层住宅居民多数为中年知识分子，以脑力劳动为主，收入稳定，工作繁忙。早7点到晚7点，小区内住户多为学龄前儿童及老人。②旧街区多层楼房建筑群的居民文化程度、经济状况参差不齐，职业分布多样化，年龄构成以中老年人口偏多，10个住宅区内，目前已经有4个小区在社区卫生服务工作人员帮助下，建立了"富贵病病友联谊会"，自2011年组织以来，参会会员已经发展到60人。2014年4个小区联谊会联合组织了广场舞比赛、健康膳食烹饪大赛等社区活动，反响热烈，吸引了部分其他小区的高血压、糖尿病

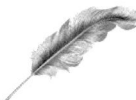

患者咨询，有的表示愿意参加进来。

根据上述案例制订一份年度健康教育计划。

二、社区健康教育实习之二——社区健康教育活动实践

【理论回顾】

实施一项健康教育计划的首要任务是建立实施工作的领导机构和执行机构，并确定协作实施人员应该掌握与实施计划有关的知识和技能。虽然培训是必要的，但实施人员原有的知识、技能和经验也是十分重要的。

【实习目标】

1. 能够落实健康教育计划，真正开展某项健康教育活动，并对活动效果进行评估。
2. 掌握面向社区人群进行健康教育的常用方法，并能够因地制宜、因人施教、灵活运用。

【实习方法与步骤】

1. 学生分组　沿用上次实习课分组办法，原组成员继续分在一组。
2. 拟定活动文案　根据上次实习课制订的健康教育计划，小组成员共同讨论、查找文献资料，撰写完成一次健康教育活动的文案。
3. 健康教育情景模拟　采取角色扮演方法，每组推荐1~2名同学上台，模拟演示健康教育场景进行健康教育。要求每组模拟过程中能够体现本次现场健康教育活动的效果评价环节。采用网络虚拟交流的健康教育方法，应展示制作的网络平台及实现方法。
4. 教师总结　实习结束时，实习指导老师对学生健康教育实践活动予以评价总结。

【情景模拟场景参考】

指导教师从上次课学生设计的健康教育计划中，挑选健康教育的目标人群。针对不同的目标人群，学生构思可能的健康教育场景，选取适宜的健康教育办法。

1. 社区高血压患者。
2. 社区幼儿园宝宝。
3. 社区学龄前儿童看护者。
4. 社区颈肩腰腿痛患者。
5. 社区参加联谊活动的"富贵病患者"。
6. 社区未参加联谊活动的"富贵病患者"。
7. 社区富贵病高危人群。

………

【健康教育方法参考】

一次讲座、健康教育宣传册、彩页、板报、寓教于乐的现场活动、网络交流群、网络社交平台等。

实习五　社区慢性病的管理

一、高血压的社区管理

【理论回顾】

高血压是社区常见慢性病之一，对社区高血压的管理应参照《中国高血压防治指南（2019版）》，其中包括对社区高血压防治要采取面对全人群、高血压易患（高危）人群和患者的综合防治策略，一级预防、二级预防与三级预防相结合的综合性一体化干预措施。

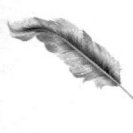

第十二章 实训指导

【实习目标】

1．学习并掌握高血压病例管理的基本方法和流程。

2．正确运用社区高血压病例管理流程图，对社区高血压病患者进行评估、分类和处理并制订随访和干预计划。

【实习方法与步骤】

1．实习指导教师回顾学习高血压病例管理流程和高血压社区管理要点。高血压的病例管理分为评估、分类和处理三个程序。

（1）评估：社区高血压病例管理的评估包括测量血压、检查有无危险体征以及检查是否有其他特殊情况（如妊娠、有不能处理的其他疾病），上述评估内容的目的在于早期发现急、危、重症患者，尤其是早期发现高血压并发症患者，如检查有无危险体征中的"一看七问"就主要是针对心、脑血管意外的。对于危重患者进行适当的处理并及时转诊，对于未达到转诊条件的患者继续进行病史、临床并发症和体格检查等检查与评估。

（2）分类：根据社区卫生服务机构的特点，对无须转诊的高血压患者，依据血压控制情况将其分为两组：血压控制满意组和血压控制不满意组。然后根据既往是否被确诊为高血压患者再分为两个亚组。

（3）处理：总的原则是对于无高血压的居民，要建议其定期测量血压；对于可能有高血压的居民，建议复查，必要时协助其上级医院进一步诊断；对于已确诊的高血压患者，要进行规范化管理。具体评估、分类和处理程序参见社区高血压患者管理流程图。

高血压的双向转诊：对上述评估中出现的四种情况应及时向上级医院转诊，而对于诊断明确、治疗方案确定、血压及伴随临床症状已稳定控制的应该转回社区医院，由全科医生进行治疗和管理。

高血压患者随访：对所有的高血压患者应制订个体化的随访和干预方案，监测患者的血压控制情况、危险因素、临床并发症和治疗效果等，并开展健康教育让患者了解自身病情和存在的危险因素，了解控制血压的重要性和终生治疗的必要性。指导其掌握自我管理的技巧，改变不良生活方式。在条件允许的情况下，对发生心脑血管意外等高血压并发症造成功能障碍的患者进行康复和护理，提高患者生命质量。

2．提供学生高血压案例。

3．要求学生每4人组成小组，讨论回答指导老师针对患者案例提出的问题。

4．学生在充分讨论后查找资料，完成指导老师规定的慢性病管理任务，即按要求为案例患者提供随访管理及干预方案。

【案例】

男性，53岁，因近一段时间血压控制不好前来全科医生处就诊。该患者2年前被诊断为高血压，但一直未规范治疗，间断服用复方利血平片。患者平素吸烟，每天1包，平时很少运动，口味偏咸，父亲有高血压史，测量血压165/100 mmHg，身高172 cm，体重78 kg，……

【问题及规定的任务】

问题1：如果你是该医生，请问还应补充哪些问诊内容？

问题2：该患者还需要做哪些方面的检查？

规定的实习任务：如果该患者的其他问诊和检查均未发现异常，请就以上信息给该患者制订随访管理及干预方案。

二、糖尿病的社区管理

【理论回顾】

一级预防

目的：提倡健康的生活方式，预防糖尿病。

针对人群：社区全体居民。

管理方法：面向人群的健康教育方法。

二级预防

目的：从高危人群中筛查糖尿病患者和糖尿病前期患者。

针对人群：高危人群。

管理方法：通过糖尿病筛查开展专项活动、健康体检、机会性就诊等所有途径对高危人群使用血糖监测筛查。

三级预防

目的：积极控制患者病情。

管理方法：随访管理和个性化干预措施。

【实习目标】

1. 掌握糖尿病患者的随访管理和转诊要求。
2. 熟悉糖尿病的个案调查与管理卡的使用。
3. 掌握糖尿病的预防保健措施。学习并掌握高血压病例管理的基本方法和流程。

【实习方法与步骤】

1. 回顾复习，阅读案例，进行讨论。
2. 根据案例提供的病情资料，模拟填写一份糖尿病管理卡。

【案例】

谢某，男性，62岁。

主诉：多尿多饮2个月，腹泻呕吐3天，不省人事4小时。

现病史：患者2个月前无原因出现多尿，每日小便达10多次，每次尿量同前，伴烦渴、多饮，每日饮水约5磅，食量无改变，易疲倦，因尚能胜任日常工作而未予重视。3天前进食不洁食物后出现恶心、频繁呕吐、腹痛、腹泻，每天5～6次，为水样便，无脓血、黏液大便。在外院拟诊"急性肠炎"而给予补液治疗。4小时前患者神志模糊，呼之不应而转入我院。

既往体健，其母患"糖尿病"。

体检：神志不清，发育正常，营养中等。皮肤黏膜干燥，弹性差，无黄染。眼眶凹陷，双瞳孔等大、等圆，光反射存在，心肺无异常。腹软，肝脾未触及，未见胃型，肠鸣音正常，压眶反射存在，未引出病理反射。

实验室检查：空腹血糖水平≥7.0 mmol/L（126 mg/dl）。

【问题及规定的任务】

问题1：本例患者的初步诊断是什么？有何依据？糖尿病的诊断标准是什么？

问题2：糖尿病的社区管理分为一般人群管理、高危人群管理和患者管理。高危人群管理的策略是什么？

任务：假设本患者为首次来社区卫生服务机构诊治，请为其建立一份糖尿病患者管理卡和随访情况记录表。

说明：为了对糖尿病患者进行持续有效的管理，除了健康档案外，经常需要全科医生为其

建立一份糖尿病管理卡，作用类似于健康档案里的病情流程表。不同的社区卫生服务机构，糖尿病患者的管理卡、随访表基本内容一致。本书提供两个版本的管理卡，供同学们参考使用。

糖尿病高危人群管理卡 A（首页）

高危人群信息卡号：　　　　　　　　　建档日期：　　　年　　月　　日

建档单位		建档医生	
基本信息			
患者姓名		出生日期		性　别	
婚姻状况		身份证号			
民　族		籍　贯		血　型	
职业状况		文化程度			
家庭住址		家庭电话			
工作单位		单位电话			
付费方式		定点医疗单位			
个人史：					
现病史：					
糖尿病家族史：					
过敏史：					
危险因素情况					
糖调节受损者*（IFG 和 IGT）者	是　否	有糖尿病家族史者（双亲或同胞患糖尿病）	是　否
肥胖和超重者（BMI ≥ 24 kg/m²）	是　否	妊娠糖尿病患者	是　否
高血压患者（血压 ≥ 140/90 mmHg）和（或）心脑血管病变者	是　否	曾经分娩巨大儿（出生体重 ≥ 4 kg）的妇女	是　否
年龄45岁以上且常年不参加体力活动者	是　否	有高密度脂蛋白胆固醇降低（≤ 35 mg/dl，即 0.91mmol/L）和（或）高甘油三酯血症（≥ 250 mg/dl，即 2.75 mmol/L）者	是　否
膳食不平衡	有　无	每天主食　　两	
体力活动不足	有　无	每周　　次　每次　　分钟	
吸烟	有　无	每天　　支	
最近一次检查结果			
身高	m	体重	kg	体重指数（BMI）	kg/m²
空腹血糖	mmol/L	餐后血糖	mmol/L
甘油三酯	mmol/L	总胆固醇	mmol/L
低密度脂蛋白胆固醇（LDL-C）	mmol/L	高密度脂蛋白胆固醇（HDL-C）	mmol/L
血压	mmHg	其他	

注：*IFG，impaired fasting glycemia，空腹血糖降低。
　　IGT，impaired glucose tolerance，葡萄糖耐量减低。

糖尿病高危人群管理卡 B（随访记录卡）

高危人群信息卡号：　　　　　　　　　　　　　建档日期：　　　年　　　月　　　日

建档单位		建档医生	
患者姓名			

随访内容							

糖尿病症状体征

多饮		多食		多尿		消瘦	
乏力		视力模糊		手脚麻木		手足疼痛	
四肢发凉		精神紧张		其他症状			

检查项目

身高	m	体重	kg
空腹血糖	mmol/L	餐后血糖	mmol/L
甘油三酯	mmol/L	总胆固醇	mmol/L
低密度脂蛋白胆固醇（LDL-C）	mmHg	高密度脂蛋白胆固醇（HDL-C）	mmol/L
血压	mmHg	其他	

危险因素进展情况

糖调节受损（IFG 和 IGT）者	是	否	有糖尿病家族史者（双亲或同胞患糖尿病）	是	否
肥胖和超重者（BMI ≥ 24 kg/m^2）	是	否	妊娠糖尿病患者	是	否
高血压患者（血压 ≥ 140/90 mmHg）和（或）心脑血管病变者	是	否	曾经分娩巨大儿（出生体重 ≥ 4 kg）的妇女	是	否
年龄 45 岁以上且常年不参加体力活动者	是	否	有高密度脂蛋白胆固醇降低（≤ 35 mg/dl，即 0.91 mmol/L）和（或）高甘油三酯血症（≥ 250 mg/dl，即 2.75 mmol/L）者	是	否

非药物治疗情况

体力活动	每周	次	每次	分钟
饮食	每天	餐	每餐平均主食	两
戒烟	每天吸烟	支	比上次减少	支
戒酒	每天饮酒	两	比上次减少	两
体重控制	比上次减少	kg		
自我血糖监测	有　　　无		多长时间测一次	周

干 预 处 方			

干预的主要目标	1.　　　　　　2.　　　　　　3.		
用药名称及用量			
饮食			
体力活动			
戒烟			
其他			

下次随访日期：　　　　　　　　　　　年　　　月　　　日

随访时要做的检查项目：　　　　　　　　　检测时间：

糖尿病患者个案调查表

标码□□□□□□　　　　　　　　　　　　　　　　　　病例编码□□□□

1．一般情况
1.1　姓名：_____
1.2　性别　（1）男　（2）女
1.3　出生日期：_____年_____月_____日
1.4　户籍　（1）常住　（2）暂住（满一年）
1.5　家庭住址：_____省_____市_____县（区）_____乡镇（街道）_____行政村（居委会、自然村）
1.6　民族　（1）汉族（2）满族（3）蒙古族（4）回族（5）藏族（6）苗族（7）壮族（8）维吾尔族（9）其他
1.7　婚姻状况　（1）未婚（2）已婚（3）离婚（4）丧偶
1.8　文化程度　（1）大学及以上（2）大中专（3）高中（4）初中（5）小学（6）文盲
2．身高：_____cm
3．体重：_____kg
4．血压：_____mmHg
5．糖尿病类型　（1）1型（2）2型（3）其他类型
6．首次确诊时间：_____年_____月_____日
7．现在（或曾经）是否吸烟　（1）否　（2）是
7.1　若吸烟，每天吸烟支数　（1）偶尔吸（2）1～5支（3）6～10支（4）10支以上
7.2　吸烟年限：_____年
7.3　是否戒烟：（1）否　（2）是
7.4　戒烟年限：_____年
8．现在（曾经）是否饮酒　（1）否　（2）是
8.1　若饮酒，每天饮酒：_____两，饮酒：_____年
8.2　是否戒酒　（1）否　（2）是
8.3　戒酒年限：_____年
9．请回忆过去5～10年的饮食情况
9.1　是否经常吃下列食物　（1）甜食（2）咸食（3）腌制食品（4）烤制（5）辣味
9.2　经常所食油脂　（1）动物油（2）植物油（3）两者兼有
9.3　是否经常吃下列食物（可多选）
（1）肉类（2）动物内脏（3）豆制品（4）鱼类（5）蛋类（6）奶类（7）蔬菜（8）水果（9）其他
10．是否患有下列疾病　（1）否（2）是_____疾病
10.1　高血压，患病_____年，服用药物_____
10.2　高脂血症，患病_____年，服用药物_____
10.3　冠心病，患病_____年，服用药物_____
10.4　脑梗死，患病_____年，服用药物_____
10.5　其他疾病，患病_____年，服用药物_____
11．是否有下列症状（可多选）
（1）无（2）视力下降（3）手足麻木、疼痛（4）下肢水肿（5）肢体疼痛（6）间歇性跛行（7）便秘（8）腹泻
12．是否患糖尿病并发症（可多选）
（1）无（2）糖尿病酮症酸中毒（3）高渗性昏迷（4）低血糖昏迷（5）神经病变（6）眼病（视网膜病变、白内障）（7）心脑血管病（8）下肢坏疽病变（9）性功能障碍
13．亲戚中有患糖尿病的吗　（1）无　（2）有
若有，与你的关系_____，现年_____岁，发病年龄_____岁
14．医生或护士对你进行过糖尿病相关知识介绍吗　（1）无（2）有
15．你知道低血糖的表现吗　（1）否　（2）是
16．你知道低血糖的处理吗　（1）否　（2）是
17．你知道糖尿病的控制标准吗　（1）否　（2）是
18．参加劳动或体育锻炼吗　（1）很少（2）有时（3）经常（几乎每天）
19．是否用过下列化学药物（可多选）
（1）无（2）苯妥英钠（3）噻嗪类利尿药（4）肾上腺皮质激素（5）避孕药（6）链霉素（7）烟酸药
20．是否服降糖药　（1）否（2）是
21．不服或不规律服药原因　（1）经济原因（2）忘记（3）不良反应（4）服用不方便（5）不需药物治疗
（6）不愿意服（7）其他

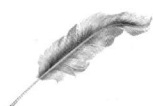

续表

22．是否定期检查 （1）有规律 （2）很少 （3）不检查
23．对治疗糖尿病有无信心 （1）无 （2）有
24．家庭成员督促你实施糖尿病控制吗？ （1）无 （2）有
25．患糖尿病以来是否采取措施控制糖尿病 （1）否 （2）是
26．采取下列哪些非药物方法治疗糖尿病（可多选）
（1）控制饮食 （2）有规律体育运动 （3）减轻体重 （4）限盐 （5）放松情绪 （6）减少膳食 （7）减少吸烟或戒烟 （8）减少饮酒或戒酒 （9）保健食品 （10）其他
27．小结：_____
_____

调查者单位：_____ 调查者：_____
审查者：_____ 调查时间：____年__月__日

实习六　社区居民健康档案的建立

【理论回顾】

建立健康档案是开展居民医疗保健服务中不可或缺的重要组成部分，它包括居民个体健康档案、家庭健康档案和社区健康档案。其中一份居民个体健康档案由基本资料、问题目录、问题描述、病情流程表（随访记录表）、转诊会诊记录五部分组成。

【实习目标】

1．熟悉某省居民健康档案的文本格式、结构及内容。

2．了解某省居民健康档案建立与管理的现状。

3．通过建立一份某省居民健康档案，熟悉建立健康档案的方法步骤。

【实习方法与步骤】

1．指导老师讲解某省城市社区卫生服务的最新政策文件，以及居民健康档案建立的现状，建立居民健康档案时的注意事项。

2．场景设计：假定有两个患者，一个是重感冒。一个是因不洁饮食导致腹泻的患者。他们都是首次走进社区卫生服务站看病。利用这个机会，全科医生决定为他们建立居民健康档案。

3．把学生分为若干实验组。每个组选定一个同学假定是上面的患者之一（任选其一），再选定一个同学作为他的亲戚朋友或家人，陪她/他同来，时间假定是春节期间，其他同学分别假定是社区卫生服务站的全科医生、社区护士、药剂师等。通过询问、检查等手段采集信息。

4．每组分别完成一份健康档案信息的采集和填写，作为实验报告上交。

【实习内容】

按照实验方法和步骤，完成如下一份包含个人基本信息表和健康体检表的居民个人健康档案。

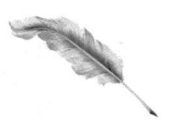

个人基本信息表

姓名：　　　　　　　　　　　　　　　　　　　　　　　　　编号 □□□-□□□□□

性　别	0 未知的性别　1 男　2 女　9 未说明的性别　□	出生日期	□□□□□□□□
身份证号		工作单位	
本人电话		联系人姓名		联系人电话	
常住类型	1 户籍　2 非户籍　　□	民　族	1 汉族 2 少数民族　　□
血　型	1 A型　2 B型　3 O型　4 AB型　5 不详 / Rh 阴性：1 否　2 是　3 不详　□/□		
文化程度	1 文盲及半文盲　2 小学　3 初中　4 高中 / 技校 / 中专　5 大学专科及以上　6 不详　□		
职　业	1 国家机关、党群组织、企业、事业单位负责人　2 专业技术人员　3 办事人员和有关人员　4 商业、服务业人员　5 农、林、牧、渔、水利业生产人员　6 生产、运输设备操作人员及有关人员　7 军人　8 不便分类的其他从业人员　□		
婚姻状况	1 未婚　2 已婚　3 丧偶　4 离婚　5 未说明的婚姻状况　□		
医疗费用支付方式	1 城镇职工基本医疗保险　2 城镇居民基本医疗保险　3 新型农村合作医疗　4 贫困救助　5 商业医疗保险　6 全公费　7 全自费　8 其他_____　□/□/□		
药物过敏史	1 无　有：2 青霉素　3 磺胺　4 链霉素　5 其他_____　□/□/□		
暴 露 史	1 无　有：2 化学品　3 毒物　4 射线　□/□/□		

既往史	疾病	1 无　2 高血压　3 糖尿病　4 冠心病　5 慢性阻塞性肺疾病　6 恶性肿瘤　7 脑卒中　8 重性精神疾病　9 结核病　10 肝炎　11 其他法定传染病　12 职业病　13 其他_____ □ 确诊时间　年　月 /□ 确诊时间　年　月 /□ 确诊时间　年　月 □ 确诊时间　年　月 /□ 确诊时间　年　月 /□ 确诊时间　年　月
	手术	1 无　2 有：名称1_____　时间_____/ 名称2_____　时间_____　□
	外伤	1 无　2 有：名称1_____　时间_____/ 名称2_____　时间_____　□
	输血	1 无　2 有：名称1_____　时间_____/ 名称2_____　时间_____　□

家族史	父　亲	□/□/□/□/□____	母　亲	□/□/□/□/□____
	兄弟姐妹	□/□/□/□/□____	子　女	□/□/□/□/□____
	1 无　2 高血压　3 糖尿病　4 冠心病　5 慢性阻塞性肺疾病　6 恶性肿瘤　7 脑卒中　8 重性精神疾病　9 结核病　10 肝炎　11 先天畸形　12 其他			

遗传病史	1 无　2 有：疾病名称　　　　　　　　　　　　　　　□
残疾情况	1 无残疾　2 视力残疾　3 听力残疾　4 言语残疾　5 肢体残疾　6 智力残疾　7 精神残疾　8 其他残疾　□/□/□/□/□/□

生活环境*	厨房排风设施	1 无　2 油烟机　3 换气扇　4 烟囱　□
	燃料类型	1 液化气　2 煤　3 天然气　4 沼气　5 柴火　6 其他　□
	饮水	1 自来水　2 经净化过滤的水　3 井水　4 河湖水　5 塘水　6 其他　□
	厕所	1 卫生厕所　2 一格或二格粪池式　3 马桶　4 露天粪坑　5 简易棚厕　□
	禽畜栏	1 单设　2 室内　3 室外　□

健康体检表

姓名：　　　　　　　　　　　　　　　　　　　　　　　　　　　编号 □□□-□□□□□

体检日期	年　月　日	责任医生	

内容	检查项目			
症状	1 无症状　2 头痛　3 头晕　4 心悸　5 胸闷　6 胸痛　7 慢性咳嗽　8 咳痰　9 呼吸困难　10 多饮　11 多尿　12 体重下降　13 乏力　14 关节肿痛　15 视物模糊　16 手脚麻木　17 尿急　18 尿痛　19 便秘　20 腹泻　21 恶心呕吐　22 眼花　23 耳鸣　24 乳房胀痛　25 其他_____ □/□/□/□/□/□/□/□/□			
一般状况	体　温	℃	脉率	次/分钟
	呼吸频率	次/分钟	血压	左侧　　　/　　　mmHg 右侧　　　/　　　mmHg
	身　高	cm	体　重	kg
	腰　围	cm	体重指数（BMI）	kg/m²
	老年人健康状态自我评估*	1 满意　2 基本满意　3 说不清楚　4 不太满意　5 不满意 □		
	老年人生活自理能力自我评估*	1 可自理（0~3分）2 轻度依赖（4~8分） 3 中度依赖（9~18分）4 不能自理（≥19分）□		
	老年人认知功能*	1 粗筛阴性 2 粗筛阳性，简易智力状态检查，总分_____ □		
	老年人情感状态*	1 粗筛阴性 2 粗筛阳性，老年人抑郁评分检查，总分_____ □		
生活方式	体育锻炼	锻炼频率	1 每天　2 每周一次以上　3 偶尔　4 不锻炼 □	
		每次锻炼时间	分钟	坚持锻炼时间　　　年
		锻炼方式		
	饮食习惯	1 荤素均衡　2 荤食为主　3 素食为主　4 嗜盐　5 嗜油　6 嗜糖　　□/□/□		
	吸烟情况	吸烟状况	1 从不吸烟　2 已戒烟　3 吸烟 □	
		日吸烟量	平均　　　支	
		开始吸烟年龄	岁	戒烟年龄　　　岁
	饮酒情况	饮酒频率	1 从不　2 偶尔　3 经常　4 每天 □	
		日饮酒量	平均　　　两	
		是否戒酒	1 未戒酒　2 已戒酒，戒酒年龄：　　岁 □	
		开始饮酒年龄	岁	近一年内是否曾醉酒　1 是　2 否 □
		饮酒种类	1 白酒 2 啤酒 3 红酒 4 黄酒 5 其他　□	
	职业病危害因素接触史	1 无　2 有（工种_____从业时间_____年） 毒物种类　粉尘_____　　　　防护措施　1 无　2 有_____ □ 　　　　　　放射物质_____　　　防护措施　1 无　2 有_____ □ 　　　　　　物理因素_____　　　防护措施　1 无　2 有_____ □ 　　　　　　化学物质_____　　　防护措施　1 无　2 有_____ □ 　　　　　　其他_____　　　　防护措施　1 无　2 有_____ □		
脏器功能	口腔	口唇　1 红润　2 苍白　3 发绀　4 皲裂　5 疱疹　□ 齿列　1 正常　2 缺齿├┤　3 龋齿├┤　4 义齿（假牙）├┤ □ 咽部　1 无充血　2 充血　3 淋巴滤泡增生 □		
	视力	左眼_____　右眼_____ （矫正视力：左眼_____　右眼_____）		
	听力	1 听见　2 听不清或无法听见 □		
	运动功能	1 可顺利完成　2 无法独立完成其中任何一个动作 □		

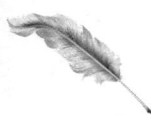

续表

查体	眼　　底*	1 正常　2 异常_____	☐
	皮　　肤	1 正常　2 潮红　3 苍白　4 发绀　5 黄染　6 色素沉着　7 其他_____	☐
	巩　　膜	1 正常　2 黄染　3 充血　4 其他_____	☐
	淋巴结	1 未触及　2 锁骨上　3 腋窝　4 其他_____	☐
	肺	桶状胸：1 否　2 是	☐
		呼吸音：1 正常　2 异常_____	☐
		啰音：1 无　2 干啰音　3 湿啰音　4 其他_____	☐
	心　　脏	心率_____次/分钟　心律：1 齐　2 不齐　3 绝对不齐	☐
		杂音：1 无　2 有_____	☐
	腹　　部	压痛：1 无　2 有_____	☐
		包块：1 无　2 有_____	☐
		肝大：1 无　2 有_____	☐
		脾大：1 无　2 有_____	☐
		移动性浊音：1 无　2 有_____	☐
	下肢水肿	1 无　2 单侧　3 双侧不对称　4 双侧对称	☐
	足背动脉搏动	1 未触及　2 触及双侧对称　3 触及左侧弱或消失　4 触及右侧弱或消失	☐
	肛门指诊	1 未及异常　2 触痛　3 包块　4 前列腺异常　5 其他	☐
	乳　　腺*	1 未见异常　2 乳房切除　3 异常泌乳　4 乳腺包块　5 其他_____	☐
	妇科* 外阴	1 未见异常　2 异常_____	☐
	阴道	1 未见异常　2 异常_____	☐
	宫颈	1 未见异常　2 异常_____	☐
	宫体	1 未见异常　2 异常_____	☐
	附件	1 未见异常　2 异常_____	☐
	其　　他*		
辅助检查	血常规*	血红蛋白_____g/L　白细胞_____×10⁹/L 血小板_____×10⁹/L 其他_____	
	尿常规*	尿蛋白_____尿糖_____尿酮体_____ 尿潜血_____ 其他_____	
	空腹血糖*	_____mmol/L 或_____mg/dl	
	心电图*	1 正常　2 异常	☐
	尿微量白蛋白*	_____mg/dl	
	大便潜血*	1 阴性　2 阳性	☐
	糖化血红蛋白*	_____%	
	乙型肝炎表面抗原*	1 阴性　2 阳性	☐
	肝功能*	血清谷丙转氨酶_____U/L　　血清谷草转氨酶_____U/L 白蛋白_____g/L　　　　　　总胆红素_____μmol/L 结合胆红素_____μmol/L	
	肾功能*	血清肌酐_____μmol/L　　　血尿素氮_____mmol/L 血钾浓度_____mmol/L　　　血钠浓度_____mmol/L	
	血　脂*	总胆固醇_____mmol/L　　甘油三酯_____mmol/L 血清低密度脂蛋白胆固醇_____mmol/L 血清高密度脂蛋白胆固醇_____mmol/L	
	胸部 X 线片*	1 正常　2 异常	☐
	B 超*	1 正常　2 异常	☐
	宫颈涂片*	1 正常　2 异常	☐
	其　　他*		

续表

中医体质辨识*	平和质	1 是　2 基本是	□
	气虚质	1 是　2 倾向是	□
	阳虚质	1 是　2 倾向是	□
	阴虚质	1 是　2 倾向是	□
	痰湿质	1 是　2 倾向是	□
	湿热质	1 是　2 倾向是	□
	血瘀质	1 是　2 倾向是	□
	气郁质	1 是　2 倾向是	□
	特禀质	1 是　2 倾向是	□
现存主要健康问题	脑血管疾病	1 未发现　2 缺血性卒中　3 脑出血　4 蛛网膜下腔出血 5 短暂性脑缺血发作　6 其他_____	□/□/□/□
	肾脏疾病	1 未发现　2 糖尿病肾病　3 肾衰竭　4 急性肾炎　5 慢性肾炎 6 其他_____	□/□/□/□/□
	心脏疾病	1 未发现　2 心肌梗死　3 心绞痛　4 冠状动脉血运重建 5 充血性心力衰竭 6 心前区疼痛　7 其他_____	□/□/□/□/□
	血管疾病	1 未发现　2 夹层动脉瘤　3 动脉闭塞性疾病　4 其他	□/□/□
	眼部疾病	1 未发现　2 视网膜出血或渗出　3 视乳头水肿　4 白内障 5 其他_____	□/□/□
	神经系统疾病	1 未发现　2 有_____	□
	其他系统疾病	1 未发现　2 有_____	□

住院治疗情况	住院史	入/出院日期	原　因	医疗机构名称	病案号
		/			
		/			
	家庭病床史	建/撤床日期	原　因	医疗机构名称	病案号
		/			
		/			

主要用药情况	药物名称	用法	用量	用药时间	服药依从性：1 规律 2 间断　3 不服药
	1				
	2				
	3				
	4				
	5				
	6				

非免疫规划预防接种史	名称	接种日期	接种机构
	1		
	2		
	3		

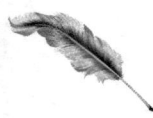

续表

健康评价	1 体检无异常 2 有异常 异常1_____ 异常2_____ 异常3_____ 异常4_____	□
健康指导	1 纳入慢性病患者健康管理 2 建议复查 3 建议转诊　　　　　□/□/□/□	危险因素控制：　　　　　□/□/□/□/□/□ 1 戒烟　2 健康饮酒　3 饮食　4 锻炼 5 减体重（目标_____） 6 建议接种疫苗_____ 7 其他_____

（崔琳林）

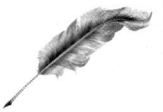

中英文专业词汇索引

1 型糖尿病（type1 diabetes mellitus，T1DM） 163
2 型糖尿病（type 2 diabetes mellitus，T2DM） 163

A
艾滋病（acquired immunodeficiency syndrome，AIDS） 124

B
百白破三联混合制剂（diphtheria-pertussis-tetanus，DPT） 107
并行式转诊（collateral referral） 19
病例发现（case finding） 109
病原携带者（carrier） 181

C
长期照顾（long-term care） 20
尘埃传播（dust transmission） 182
虫媒传播（vector transmission） 183
初级卫生保健（primary health care） 28, 118
传播途径（route of transmission） 181
传染病（communicable diseases） 180
传染病流行过程（epidemic process） 180
传染期（communicable period） 180, 181
传染源（source of infection） 180
垂直传播（vertical transmission） 181, 183

D
电子健康档案（electronic health records，EHR） 226
定期健康检查（periodical health examination） 106

E
二级预防（secondary prevention） 102, 153

F
飞沫传播（droplet transmission） 181
飞沫核传播（droplet nucleus transmission） 182
分离式转诊（split referral） 19

G
高血压（hypertension） 156
共同参与型（mutual participation model） 196
姑息医学（palliative medicine） 20
顾问医生（consultant doctor） 19
归纳法（inductive method） 60
国际公共卫生紧急事件（Public Health Emergency of International Concern，PHEIC） 179
国际疾病分类系统（international classification of diseases，ICD） 219
国际糖尿病联盟（International Diabetes Federation，IDF） 163
国家医疗服务体系（National Health Service，NHS） 28

H
核心家庭（nuclear family） 67
化学预防（chemoprevention） 108
患者教育（patient education） 104
皇家全科医师学院（Royal College of General Practitioners，RCGP） 7
恢复期（convalescent period） 181
恢复期病原携带者（convalescent carrier） 181
会诊（consultation） 19

J
机会性筛检（opportunistic screening） 109
机械性传播（mechanical vector） 183
基层医疗国际分类（international classification of primary care，ICPC） 219
计划免疫（planning immunization） 106
继发性高血压（secondary hypertension） 156
家庭病床（family sickbed） 19
家庭出诊（home visit） 19
家庭关怀度指数（family APGAR index） 80
家庭生活周期（family life cycle） 22, 75
家庭医疗（family practice） 18
家庭医生（family doctor） 27

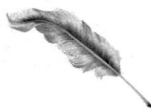

家庭医师（family physician）27
家庭医学（family medicine）1
家系图（family tree）79
假说-演绎法（hypothetic-deductive approach）60
间接接触传播（indirect contact transmission）183
健康保护（health protection）153
健康病原携带者（healthy carrier）181
健康城市（healthy city）117
健康促进（health promotion）153
健康维护组织（Health Maintenance Organization，HMO）22
接触传播（contact transmission）182
结核病（tuberculosis）191

K

可得性（accessibility）24
可用性（useability）24
空气传播（air-borne transmission）181
口服葡萄糖耐量试验（oral glucose tolerance test，OGTT）163
跨越式转诊（cross referral）19
扩展家庭（extended family）67

L

连续性服务（continuity of care）23
连续性问题的管理（continue problem management）235
联合家庭（joint family）67
临床症状期（clinical stage）180
临终关怀（hospice care）20, 145
流行病学（infectious diseases epidemiology）180

M

媒介节肢动物传播（arthropod borne transmission）183
美国家庭医疗专科委员会（American Board of Family Practice，ABFP）7
美国家庭医师学会（American Academy of Family Physicians，AAFP）2, 7
美国家庭医学专科委员会（American Board of Family Medicine，ABFM）7
美国医学专科委员会（American Board of Medical Specialties，ABMS）7
门诊服务（ambulatory care）19
免疫接种（immunization）106
模型辨认（pattern recognition）59
末期照顾（terminal care）145

Q

潜伏期（incubation period）180
潜伏期病原携带者（incubatory carrier）181
穷尽推理（process of exhaustion）60
全科医疗（general practice，GP）18
全科医生（general practitioner，GP）27
全科医学（general practice）1
全科医学继续教育（continuing education in general practice）35
全科医学住院医师培训（residency training program on general practice）35
群体免疫力（herd immunity）183

R

人际关系（interpersonal relationship）194
人群易感性（herd susceptibility）183
妊娠糖尿病（gestational diabetes mellitus，GDM）163

S

三级预防（tertiary prevention）102, 154
筛检（screening）105
社区（community）86
社区健康教育（community health education）112
社区卫生服务（community health service）93, 115
生活变化单位（life change units，LCU）73
生物性传播（biological vector）183
时段式转诊（interval referral）19
食物传播（food-borne transmission）182
世界家庭医生组织（World Organization of National Colleges，Academies and Academic Associations of General Practitioners/Family Physicians；WONCA）7
双向转诊（round referrals）19
水传播（water-borne transmission）182
水平传播（horizontal transmission）181

T

糖尿病（diabetes mellitus，DM）163
通科医生（general practitioner，GP）6, 7
突发公共卫生事件（public health emergency）176
土壤传播（soil-borne transmission）183
团队合作工作方式（team work）22

X

现患问题（present problem）235
消毒（disinfection）188
心理生理障碍（psychophysiological disorder）168
心身疾病（psychosomatic disease）168
性传播疾病（sexually transmitted disease，STD）124

Y

一级预防（primary prevention） 101，153
医患沟通（doctor-patient communication） 202
医患关系（doctor-patient relationship） 195
医联体（medical treatment alliance） 29
医学环境（medical environment） 22
医学模式（medical model） 41
医源性传播（iatrogenic transmission） 183
以疾病为导向的记录方式（disease oriented system，DOS） 212
以疾病为中心的健康照顾（disease-centered care） 40
以家庭为保健单位（family as a vital unit of care） 21
以社区为导向的基层医疗（community oriented primary care，COPC） 4，96
以问题为导向的健康档案记录方式（problem oriented medical record，POMR） 212
以预防为导向的健康档案记录方式（prevent oriented health record，POHR） 225
疫源地消毒（disinfection of epidemic focus） 188
预防性消毒（preventive disinfection） 188
预防性照顾（preventive care） 235
原发性高血压（essential hypertension） 156

Z

照顾医学（care medicine） 25
整体医学（holistic medicine） 12
直接接触传播（direct contact transmission） 182
指导 - 合作型（guidance-cooperation model） 196
治愈医学（cure medicine） 25
周期性健康检查（periodic health examination） 106
主动 - 被动型（activity-passivity model） 196
主干家庭（stem family） 67
转诊（referral） 19
综合性照顾（comprehensive care） 23

主要参考文献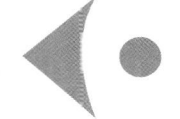

1. 林斌松. 全科医学导论. 北京：北京大学医学出版社, 2016.
2. 陈建中, 陆涛, 刘金宝. 全科医学基础. 北京：北京大学医学出版社, 2019.
3. 于晓松. 全科医学. 北京：人民卫生出版社, 2018.
4. 赵拥军. 全科医学导论. 2 版. 北京：人民卫生出版社, 2014.
5. 杨友谊, 王立义. 全科医学概论. 北京：中国科学技术出版社, 2014.
6. 王家骥. 全科医学概论. 3 版. 北京：人民卫生出版社, 2014.
7. 祝墡珠. 全科医学概论. 4 版. 北京：人民卫生出版社, 2013.
8. 崔树起. 全科医学概论. 2 版. 北京：人民卫生出版社, 2012.
9. 李晓阳, 周德华. 健康教育与健康促进. 北京：北京大学医学出版社, 2019.
10. 杨柳清. 基层公共卫生服务技术. 武汉：华中科技大学出版社, 2018.
11. 于晓松, 路孝琴. 全科医学概论. 5 版. 北京：人民卫生出版社, 2018.
12. 路孝琴, 席彪. 全科医学概论. 北京：中国医药科技出版社, 2016.
13. 路孝琴. 全科医学概论. 北京：北京大学医学出版社, 2013.
14. 葛均波, 徐永健, 王辰. 内科学. 北京：人民卫生出版社, 2018.
15. 何坪, 夏晓萍. 全科医学概论. 3 版. 北京：高等教育出版社, 2012.
16. 刘学政, 周文敬. 全科医学概论. 北京：科学出版社, 2016.
17. 中国老年医学学会高血压分会, 国家老年疾病临床医学研究中心中国老年心血管病防治联盟. 中国老年高血压管理指南 2019. 中国心血管杂志, 2019, 24（1）：1-23.
18. 中国高血压防治指南修订委员会, 高血压联盟（中国）, 中华医学会心血管病学分会等. 中国高血压防治指南（2018 年修订版）. 中国心血管杂志, 2019, 24（1）：24-56.
19. 中华医学会糖尿病学分会. 中国 2 型糖尿病防治指南（2017 年版）. 中国实用内科杂志, 2018, 38（4）：34-86.
20. 中华人民共和国国家卫生健康委员会. 严重精神障碍管理治疗工作规范（2018 年版）. 中国实用乡村医生杂志, 2018, 25（7）：11-22.
21. 国家基本公共卫生服务项目基层高血压管理办公室. 国家基层高血压防治管理指南. 中国循环杂志, 2017, 32（11）：1041-1048.
22. 刘会范. "3+2" 助理全科医生人才培养模式构建探索. 中国继续医学教育, 2019, 11（33）：56-59.
23. 全国卫生专业技术资格考试用书编写专家委员会. 2019 全科医学. 北京：人民卫生出版社, 2018.
24. 段丽萍, 崔爽, 迟春花, 等. 高层次全科医学人才培养体系的构建与实践. 中华医学教育杂志, 2018, 38（1）：32-35.

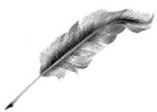